忍冬化学成分及生物活性研究

马俊利　索　炜　著

U0285202

哈尔滨工程大学出版社

Harbin Engineering University Press

内 容 简 介

本书较全面地介绍了忍冬化学成分及生物活性研究进展，包括金银花、忍冬叶化学成分的提取、分离和结构鉴定，并基于网络药理学理论，对金银花、忍冬叶的抗炎活性、保肝机制进行了研究，总结了金银花、忍冬叶质量控制的研究进展。

本书数据翔实，可供从事植物资源开发利用的科研、管理人员及大专院校相关专业师生参考借鉴。

图书在版编目（CIP）数据

忍冬化学成分及生物活性研究/马俊利，索炜著
. —哈尔滨：哈尔滨工程大学出版社，2022. 10
ISBN 978 - 7 - 5661 - 3749 - 4

Ⅰ. ①忍… Ⅱ. ①马… ②索… Ⅲ. ①忍冬 - 中药化学成分 - 研究②忍冬 - 生物活性 - 研究 Ⅳ. ①R282.71

中国版本图书馆 CIP 数据核字（2022）第 194340 号

忍冬化学成分及生物活性研究
RENDONG HUAXUE CHENGFEN JI SHENGWU HUOXING YANJIU

选题策划　刘凯元
责任编辑　张　彦　秦　悦
封面设计　李海波

出版发行　哈尔滨工程大学出版社
社　　址　哈尔滨市南岗区南通大街 145 号
邮政编码　150001
发行电话　0451 - 82519328
传　　真　0451 - 82519699
经　　销　新华书店
印　　刷　黑龙江天宇印务有限公司
开　　本　787 mm ×1 092 mm　1/16
印　　张　11.75
字　　数　289 千字
版　　次　2022 年 10 月第 1 版
印　　次　2022 年 10 月第 1 次印刷
定　　价　68.00 元
http://www.hrbeupress.com
E-mail：heupress@ hrbeu. edu. cn

前　言

忍冬是我国传统的药用植物,夏初时节开花,其花蕾称为金银花。金银花味甘、性寒,归肺心胃经,具有清热解毒、疏散风热、利胆保肝的功效,可用于丹毒、肿痛、感冒、发热和血热痢疾等疾病的治疗,有"中药抗生素"之称。金银花常以饮片或复方药使用,年需求量大,依靠人工栽培满足需要。在金银花的采摘过程中,忍冬叶全部被丢弃,造成了严重的资源浪费和环境压力。基于此,本书在前人工作的基础上,结合著者多年系统深入的研究,对忍冬化学成分及生物活性等方面的研究工作进行了系统的整理和总结,为进一步开发和利用忍冬全植株提供了有价值的信息。

本书著者对忍冬化学成分及生物活性研究进行了概述,并利用溶剂分步萃取和各种色谱分离纯化手段(反复硅胶柱色谱、大孔吸附树脂柱色谱、制备薄层、凝胶色谱和反复重结晶技术等),分别对金银花、忍冬叶的 75 % 乙醇提取物进行了系统研究。根据化合物的理化性质分析、波谱解析(NMR、MS 等)及与对照品或文献比较,从金银花的提取物中鉴定出 41 种化合物,从忍冬叶的提取物中鉴定出 45 种化合物,各化合物分属于黄酮类、有机酸类、环烯醚萜苷类和三萜皂苷类。从金银花与忍冬叶得到的化合物比较来看,二者所含化学成分、结构类型十分相近,这与中医古籍所载"二者功用皆同"一致。但在获得量上,忍冬叶中的忍冬苷和木犀草素 $-7-O-\beta-D-$ 吡喃葡萄糖苷的含量较花蕾高,此亦提示忍冬叶是制备上述两种黄酮的理想原料。基于网络药理学理论,著者分别对金银花、忍冬叶的抗炎活性、抗病毒、保肝机制进行了研究,并总结了金银花、忍冬叶质量控制的研究进展。

本书由马俊利负责第一章、第三章、第四章、第六章内容的撰写(共计约 18 万字);由索炜负责第二章、第五章、第七章、第八章内容的撰写(共计约 11 万字)。

由于著者水平有限,书中不当之处在所难免,敬请读者批评指正。

著　者

2022 年 7 月

目　　录

第一章 忍冬概述

第一节 植物学基础

忍冬科(Caprifoliaceae)忍冬属(*Lonicera* L.)植物,全世界约有 200 种,分布在北半球温带和亚热带地区,该属植物多为直立或攀缘状,落叶或常绿、半常绿灌木。我国有忍冬属植物 98 种,广布于全国各省,以西南部种类最多,其中可供药用的达 47 种,是常用中药金银花和山银花的植物来源。《中华人民共和国药典》(简称《中国药典》)论述金银花的来源为忍冬科忍冬属植物忍冬 (*L. japonica* Thunb.)的干燥花蕾或带初开的花;山银花的来源为忍冬科植物灰毡毛忍冬 (*L. macranthoides* Hand. – Mazz.)、红腺忍冬 (*L. hypoglauca* Miq.)、华南忍冬 (*L. confusa* DC.)或黄褐毛忍冬 (*L. fulvotomentosa* Hsu et S. C. Cheng)的干燥花蕾或带初开的花。

迄今为止,国内外很多研究人员对多种忍冬属植物的化学成分及生物活性进行了研究,如表 1 -1 所示。

表 1 -1　忍冬属植物

序号	名称	序号	名称
1	华西忍冬(*L. alpigena*)	12	忍冬(*L. japonica*)
2	越橘忍冬(*L. angustifolia*)	13	(*L. korokovii*)
3	西南忍冬(*L. bournei*)	14	柳叶忍冬(*L. landeolata*)
4	*L. caulis*	15	淡黄新疆忍冬(*L. morrowii*)
5	金花忍冬(*L. chrysantha*)	16	灰毡毛忍冬(*L. macranthoides*)
6	蓝靛果忍冬(*L. coerulea*)	17	黑果忍冬(*L. nigra*)
7	华南忍冬(*L. confuse*)	18	香忍冬(*L. nitida periclymenum*)
8	黄褐毛忍冬(*L. fulvotomentosa*)	19	五室忍冬(*L. quinquelocularis*)
9	*L. gracilipes var glandulosa*	20	袋花忍冬(*L. saccata*)
10	菰腺忍冬(*L. hypoglauca*)	21	细毡毛忍冬(*L. similis Hemsl*)
11	*L. implexa*	22	红花矮小忍冬(*L. syringantha*)

第二节　金银花与忍冬藤本草研究

金银花为忍冬科忍冬属植物忍冬的花蕾,其茎叶为忍冬藤。金银花和忍冬藤均为临床常用清热解毒药。

一、关于忍冬藤和金银花的药名出处

金银花药名的出处存在数种说法。全国统编第5版教材《中药学》认为出自《名医别录》,而第6版教材《中药学》则认为出自《新修本草》;《中药大辞典》(1986年)和《简明中医辞典》(1979年)认为出自《履巉岩本草》(1220年);《中国药物大全》认为出自《本草拾遗》(739年);《中药志》和《中药大全》认为出自《本草纲目》(1578年);《新华本草纲要》认为出自《救荒本草》(1406年)。在梁代陶弘景所集《名医别录》卷首见忍冬;《本草经集注》亦有"今处处皆有,似藤生,凌冬不凋,故名忍冬";但《名医别录》在忍冬项下载有"十二月采,阴干",这说明当时仅仅用了忍冬的茎叶(忍冬藤),并没有用忍冬的花,因为金银花是在夏初采摘的。《本草拾遗》所载忍冬也是引自《名医别录》,未见金银花药名。至宋代医书如《苏沈良方》《备急灸法》等均有关于忍冬藤的记载。《苏沈良方》详细描述了藤及花的性状,尤其是对花的描述:"……四月开花,极芬,香闻数步,初开色白,数日则变黄,每黄白相间,故一名金银花。"《备急灸法》尚有忍冬藤图(无花)。在南宋王介所编《履巉岩本草》中,首次收录了鹭鸶藤(忍冬藤别名)和金银花名称。可见,忍冬(藤)出自《名医别录》,而其花的药用部位和金银花药名在宋代已出现。

二、关于忍冬藤和金银花的应用沿革

唐以前,忍冬(藤)多被采用,但应用范围局限。如《名医别录》记载治寒热身肿;《本草拾遗》记载治热毒血痢、水痢。吴其浚称"古方罕用,至宋而大显"。宋元年间,二者较多应用于外科疮痈疔疽诸证。药用部位较多用忍冬的茎叶,有的去茎单用叶;有的茎、叶、花同用。如《太平惠民和剂局方》中的神效托里散,主治痈疽发背、肠痈、奶痈、无名肿毒等,方中用忍冬草(去梗)。宋代陈自明《外科精要》中记载,主治痈疽发背,用忍冬藤(生用);同书中记载的忍冬丸,治消渴病愈后,预防发痈疽,用忍冬草(根、茎、花、叶皆可)。北宋《苏沈良方》中记载当时在江西、江苏一带流传治痈疮之秘方,实际上均是以忍冬藤或金银花为主药。《履巉岩本草》是一本地方性民间药草图谱,有精美的药图,书中也收载了宋代运用此药的经验。至明清时期,忍冬藤与金银花被分别应用,且大多应用的是金银花,对金银花的效用认识也更加深入全面。例如,明代陈实功《外科正宗》托里消毒散、疔毒复生汤等,均应用了金银花。清代中医外科及温病学家也基本应用的是金银花,忍冬藤的应用已较少,其用途也较局限。

明代李时珍《本草纲目》认为"忍冬茎叶及花功用皆同"。现代研究证明,忍冬藤的有效成分及药理作用与金银花相似,多用于热痹证。从忍冬藤与金银花的应用沿革来看,忍冬藤功用,尤其是清热解毒方面不亚于金银花。而忍冬藤的药源远比金银花丰富,采集容易,价格低,应得到充分利用。现代的一些成药,如复方银菊感冒片、抗感冒片、新抗感冒片、银柴合剂等,均用忍冬藤代替金银花来治疗流行性感冒、上呼吸道感染、急性咽炎或急性扁桃体炎等。

三、关于忍冬藤和金银花的药性功治

《名医别录》记载忍冬性味"甘,温,无毒";《本草拾遗》定为"小寒";《本草再新》认为"味甘苦,性微寒"。忍冬藤和金银花皆以清热解毒见长,性属寒凉无疑。《本草经集注》载有"人惟取煮汁以酿酒,补虚疗风"。酒性温热,若以忍冬煮汁酿酒,其性自然转为温热。从忍冬藤和金银花的攻治来考察,忍冬藤清热解毒,宣通经络;金银花体轻气芳,具有散发透热作用。若风热在表,或毒热在肌腠,则能轻宣透邪,宣散肺卫之表热;或清热解毒,透解肌腠之热毒。若热毒深入营血,一方面可清热解毒;另一方面又能透热转气,引邪外出。所以,忍冬藤和金银花既可通过寒凉之性清解热毒,又可通过散邪、透邪、托毒外出而达解毒作用,是一味透邪毒之良药。中药的性味是临床疗效的总结,又能指导临床用药。基于此,忍冬藤和金银花性味可定为辛甘寒,辛味的作用是发表散邪,寒的作用是清热解毒,符合其临床攻治。古代医家也有认为应有辛味,如《药性论》记载其"味辛"。清代《本草正义》也支持这一说法,有"甄权则称其味辛,盖惟辛能散,乃以解除热毒,权说是也"。

清代温病学家正是利用金银花辛凉透表、轻宣透邪、散热解毒的作用,发探其轻以去实之效能,在温热病的治疗中大显身手。如温病学家吴鞠通尤其擅长运用金银花,他在《温病条辨》中创制了数首以金银花为主的方剂,应用于温热病治疗。例如,著名的银翘散,治温热病初起发热无汗或有汗不畅、微恶风寒等。原方为散剂,提示如作为汤剂,煎煮时间不宜过久,否则易减低药效。其他如邪初入营的清营汤,用金银花等透热转气,引邪外出,验证了叶天士"入营犹可透热转气"的理论。

明清医家著述还记载了大量以金银花为主的方剂,应用于临床各科,尤其是在中医外科,用于治疗疮肿毒、内痈外疡,正是取其散邪、透邪、托毒外出、清解热毒之效。如清代陈士铎《洞天奥旨》载方580余个,治疮疡痈疽的个剂达342个,其中有金银花的130个,占38.3%,且以金银花命名的就有21个,在每个有金银花的方剂中,金银花的用量都大于其他药物。他认为大剂量金银花能清散火毒、败毒托里、散气和血,火毒消则阴血存;他还认为金银花在阴阳疮疡的不同阶段起着不同的治疗作用,如阳证初起能散毒、止痛;溃脓时能托毒、定眩;收口时可生肌、起陷。其他如《医宗金鉴》之五味消毒饮,《验方新编》之四妙勇安汤等至今仍为临床所常用。金银花的透邪解毒作用,诚如《得宜本草》所载"清中寓有宣散之功"。《本草正》进一步阐明"金银花,善于化毒,故治痈疽、肿毒、疮癣、梅毒、风湿诸毒,诚为要药。毒未成者能散,毒已成者能溃……"

总之,金银花能散太阳风热,善解阳明肌肉热毒,凡有风、温、毒邪者,均为常用之品。针对金银花的大量研究表明,其内主要含有木犀草素、绿原酸、异绿原酸等黄酮、有机酸类化合物,以及芳樟醇、双花醇等挥发油,具有抗病原微生物及抗炎、解热、降血脂、抗生育、中枢兴奋等多种药理作用,还对细胞免疫有抑制作用。

金银花临床广泛应用于急性热病及外科感染性疾病,以其为主的古方正在扩展新用途,并通过实验研究和临床实践创制新方,以适应临床治疗的需求。另外,剂型也在不断改进。如银黄注射液用于上呼吸道感染、急性扁桃体炎、咽炎等,金银花露用于暑热烦渴、疮症、痱子、小儿胎毒等。金银花气味芳香,味甘,药源丰富,可制成多种剂型,尤适宜散剂冲服,或制成茶剂泡服,或制露服用。

第二章　忍冬化学成分及生物活性研究概述

忍冬为忍冬科忍冬属植物,金银花(忍冬的花)和忍冬藤(忍冬的干燥茎枝)是临床常用中药。李时珍《本草纲目》记载:"忍冬茎叶及花功用皆同。昔人称其治风、除胀、解痢为要药……后世称其消肿、散毒、治疮为要药。"现代药理研究表明,金银花具有广谱抗菌、抗病毒、抗肿瘤、增强免疫及解热抗炎等多种生物活性。忍冬藤对于疖、疮、痈、肿、虫蛇咬伤、无名肿痛及风湿、类风湿、跌打损伤等都有一定的治疗效果。忍冬叶为金银花和忍冬藤的副产物,产量较高。现代研究表明,忍冬茎叶有抗氧化、抗菌、抗禽流感病毒等活性,临床上用单味鲜忍冬叶治疗急性腹泻效果显著。

第一节　忍冬化学成分研究

为了扩大药源,目前人们对忍冬化学成分的研究不再局限于金银花,对忍冬藤和忍冬叶也有大量的研究。研究发现,该植物中含有大量的以绿原酸为代表的有机酸类、黄酮类、环烯醚萜苷类、三萜皂苷类、挥发油类等化合物。为了比较忍冬各部位化学成分的差异性,更好地开发利用忍冬资源,本书对忍冬花、藤、叶的化学成分研究进行了归纳和总结。本节主要介绍有机酸类、黄酮类和三萜皂苷类化合物。

一、有机酸类

有机酸类化合物是忍冬属植物主要的活性成分之一。目前,从忍冬属植物中分离得到的化合物包括简单酚酸类、苯丙素类、咖啡鞣质类等。其代表化合物主要为绿原酸类,包括单咖啡酰基类(1~7)和双咖啡酰基绿原酸类(8~19),如表 2-1 所示,其基本结构如图 2-1 所示。除此之外,还有部分其他类有机酸,如咖啡酸、肉桂酸、咖啡酸 $-4-O-\beta-D-$ 葡萄糖苷、阿魏酸、对羟基苯甲酸、原儿茶酸、3-(3,4-二羟基苯基)丙酸、4-羟基桂皮酸、4-羟基桂皮酸甲酯、咖啡酸甲酯、琥珀酸、棕榈酸、肉豆蔻酸、2(E)-3-乙氧基丙烯酸、反式桂皮酸、2,5-二羟基苯甲酸 $-5-O-\beta-D-$ 吡喃葡萄糖苷、香草酸 $4-O-\beta-D-(6-O-$ 苯甲酰吡喃葡萄糖苷)、咖啡酸乙酯。

表 2-1　忍冬中分离得到的绿原酸类化合物

序号	化合物名称	来源部位
1	新绿原酸	花
2	$4-O-$咖啡酰基奎宁酸	花
3	绿原酸丁酯	花
4	绿原酸	花、茎、叶

表 2 - 1(续)

序号	化合物名称	来源部位
5	3 - O - 咖啡酰基奎宁酸甲酯	花
6	5 - O - 咖啡酰基奎宁酸甲酯	叶
7	5 - O - 咖啡酰基奎宁酸丁酯	花
8	3,4 - O - 双咖啡酰基奎宁酸	花、叶、藤
9	3,5 - O - 双咖啡酰基奎宁酸	花
10	3,5 - O - 双咖啡酰基奎宁酸甲酯	花
11	4,5 - O - 双咖啡酰基奎宁酸	花
12	3,4 - O - 双咖啡酰基奎宁酸甲酯	花、叶
13	4,5 - O - 双咖啡酰基奎宁酸甲酯	花
14	3,4 - O - 双咖啡酰基奎宁酸乙酯	花
15	3,5 - O - 双咖啡酰基奎宁酸乙酯	花
16	灰毡毛忍冬素 G	花、藤
17	3,5 - O - 双咖啡酰基奎宁酸丁酯	花
18	1,3 - O - 二咖啡酰基奎宁酸	叶
19	1,5 - O - 二咖啡酰基奎宁酸	叶

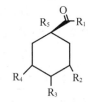

1　$R_1 = R_2 = R_3 = R_5 = OH$, $R_4 = caffeoyl$
2　$R_1 = R_2 = R_4 = R_5 = OH$, $R_3 = caffeoyl$
3　$R_1 = CH_3(CH_2)_2CO$, $R_2 = caffeoyl$, $R_3 = R_4 = R_5 = OH$
4　$R_1 = OH$, $R_2 = caffeoyl$, $R_3 = R_4 = R_5 = OH$
5　$R_1 = OCH_3$, $R_2 = caffeoyl$, $R_3 = R_4 = R_5 = OH$
6　$R_1 = OCH_3$, $R_2 = R_3 = OH$, $R_4 = caffeoyl$, $R_5 = OH$
7　$R_1 = O(CH_2)_3CH_3$, $R_2 = R_3 = OH$, $R_4 = caffeoyl$, $R_5 = OH$
8　$R_1 = OH$, $R_2 = R_3 = caffeoyl$, $R_4 = R_5 = OH$
9　$R_1 = OH$, $R_2 = R_4 = caffeoyl$, $R_3 = R_5 = OH$
10　$R_1 = OCH_3$, $R_2 = R_4 = caffeoyl$, $R_3 = R_5 = OH$
11　$R_1 = R_2 = R_5 = OH$, $R_3 = R_4 = caffeoyl$
12　$R_1 = OCH_3$, $R_2 = R_3 = caffeoyl$, $R_4 = R_5 = OH$
13　$R_1 = OCH_3$, $R_2 = R_5 = OH$, $R_3 = R_4 = caffeoyl$
14　$R_1 = OCH_2CH_3$, $R_2 = R_3 = caffeoyl$, $R_4 = R_5 = OH$
15　$R_1 = OCH_2CH_3$, $R_2 = R_4 = caffeoyl$, $R_3 = R_5 = OH$
16　$R_1 = OCH_3$, $R_2 = R_4 = caffeoyl$, $R_3 = R_5 = OH$
17　$R_1 = O(CH_2)_3CH_3$, $R_2 = R_4 = caffeoyl$, $R_3 = R_5 = OH$
18　$R_1 = OH$, $R_2 = R_5 = caffeoyl$, $R_3 = R_4 = OH$
19　$R_1 = R_2 = R_3 = OH$, $R_4 = R_5 = caffeoyl$

图 2 - 1　忍冬中分离得到的绿原酸类化合物的基本结构

二、黄酮类

黄酮及其苷类化合物是金银花中另一类具有抗菌活性的化合物,《中国药典》把木犀草苷的含量作为金银花的质量检测指标之一。从忍冬中分离出的50种黄酮类化合物中,大部分为黄酮和黄酮醇类(20～61),如表2-2所示,其基本结构如图2-2所示;另外,还有1个异黄酮:5,4′-二羟基-7-甲氧基异黄酮,5个双黄酮:金连木双黄酮、金连木黄酮-4′-O-甲醚、金连木双黄酮-7-O-β-D-葡萄糖苷、3′-O-甲基长叶烯、长叶烯,2个其他类黄酮:大风子素、大风子素D。

表2-2 忍冬中分离得到的黄酮类化合物

编号	化合物名称	编号	化合物名称
20	5-羟基-3′,4′,7三甲氧基黄酮	41	忍冬苷
21	5-羟基-7,3′,4′,5′-四甲氧基黄酮	42	槲皮素
22	5-羟基-7,4′-二甲氧基黄酮	43	槲皮素-7-O-β-D-葡萄糖苷
23	5,7,3′,4′-四羟基黄酮醇-3-O-β-D-葡萄糖苷	44	苜蓿素-7-O-新橙皮糖苷
24	3′,4′,5′,5,7-五甲氧基黄酮	45	苜蓿素7-O-β-D-葡萄糖苷
25	5,7,4′-三羟基-8-甲氧基黄酮	46	苜蓿素
26	木犀草素-7-O-β-D-葡萄糖苷	47	芹菜素-5-O-β-D-葡萄苷
27	木犀草素-7-O-新橙皮糖苷	48	芹菜素
28	木犀草素-5-O-β-D-葡萄糖苷	49	芹菜素-7-O-β-D-葡萄糖苷
29	木犀草素-7-O-β-D-半乳糖苷	50	芹菜素7-O-α-L-鼠李糖苷
30	木犀草素	51	金圣草素
31	3′-甲氧基木犀草素	52	金圣草素-7-O-新橙皮糖苷
32	5,3′-二甲氧基木犀草素	53	野漆树苷
33	木犀草素3′-O-L-鼠李糖苷	54	黄槲寄生苷B
34	芦丁	55	香叶木素-7-O-β-D-葡萄糖苷
35	山奈酚-3-O-芸香糖苷	56	香叶木素
36	山奈酚-7-O-β-D-葡萄糖苷	57	香叶木苷
37	山奈酚-3-O-β-D-葡萄糖苷	58	白杨素
38	槲皮素-3-O-β-D-葡萄糖苷	59	异鼠李素-3-O-芸香糖苷
39	金丝桃苷	60	异鼠李素-7-O-β-D-葡萄糖苷
40	金圣草素7-O-β-D-葡萄糖苷	61	异鼠李素-3-O-β-D-葡萄糖苷

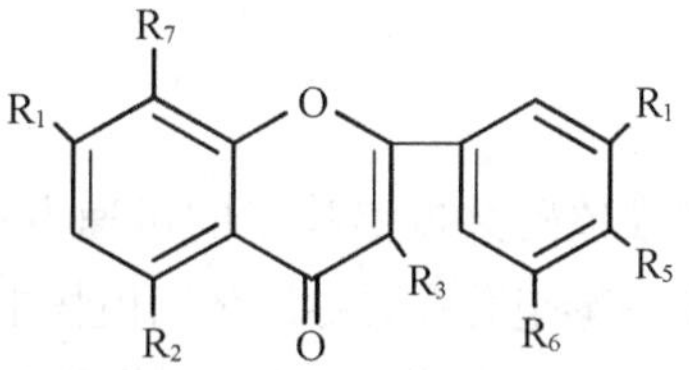

20	$R_1 = R_4 = R_5 = OCH_3$, $R_2 = OH$, $R_3 = R_6 = R_7 = H$
21	$R_1 = R_4 = R_5 = R_6 = OCH_3$, $R_2 = OH$, $R_3 = R_7 = H$
22	$R_1 = R_5 = OCH_3$, $R_2 = OH$, $R_3 = R_4 = R_6 = R_7 = H$
23	$R_1 = R_2 = R_4 = R_5 = OH$, $R_3 = OGlc$, $R_6 = R_7 = H$
24	$R_1 = R_2 = R_4 = R_5 = R_6 = OCH_3$, $R_3 = R_7 = H$
25	$R_1 = R_2 = R_5 = OH$, $R_3 = R_4 = R_6 = H$, $R_7 = OCH_3$
26	$R_1 = OGlc$, $R_2 = R_4 = R_5 = OH$, $R_3 = R_6 = R_7 = H$
27	$R_1 = ONeo$, $R_2 = R_4 = R_5 = OH$, $R_3 = R_6 = R_7 = H$
28	$R_1 = R_4 = R_5 = OH$, $R_2 = OGlc$, $R_3 = R_6 = R_7 = H$
29	$R_1 = OGal$, $R_2 = R_4 = R_5 = OH$, $R_3 = R_6 = R_7 = H$
30	$R_1 = R_2 = R_4 = R_5 = OH$, $R_3 = R_6 = R_7 = H$
31	$R_1 = R_2 = R_5 = OH$, $R_3 = R_6 = R_7 = H$, $R_4 = OCH_3$
32	$R_1 = R_5 = OH$, $R_2 = R_4 = OCH_3$, $R_3 = R_6 = R_7 = H$
33	$R_1 = R_2 = R_5 = OH$, $R_3 = R_6 = R_7 = H$, $R_4 = ORa$
34	$R_1 = R_2 = R_4 = R_5 = OH$, $R_3 = ORut$, $R_6 = R_7 = OH$
35	$R_1 = R_2 = R_5 = OH$, $R_3 = ORut$, $R_4 = R_6 = R_7 = H$
36	$R_1 = OGlc$, $R_2 = R_3 = R_5 = OH$, $R_4 = R_6 = R_7 = H$
37	$R_1 = R_2 = R_5 = OH$, $R_3 = OGlc$, $R_4 = R_6 = R_7 = H$
38	$R_1 = R_2 = R_3 = R_4 = OH$, $R_5 = OGlc$, $R_6 = R_7 = H$
39	$R_1 = R_2 = R_3 = R_4 = OH$, $R_5 = OGal$, $R_6 = R_7 = H$
40	$R_1 = OGal$, $R_2 = R_5 = OH$, $R_3 = R_6 = R_7 = H$, $R_4 = OCH_3$
41	$R_1 = ONeo$, $R_2 = R_4 = R_5 = OH$, $R_3 = R_6 = R_7 = H$
42	$R_1 = R_2 = R_3 = R_4 = R_5 = OH$, $R_6 = R_7 = H$
43	$R_1 = OGlc$, $R_2 = R_3 = R_4 = R_5 = OH$, $R_6 = R_7 = H$
44	$R_1 = ONeo$, $R_2 = R_5 = OH$, $R_3 = R_7 = H$, $R_4 = R_6 = OCH_3$
45	$R_1 = OGlc$, $R_2 = R_5 = OH$, $R_3 = R_7 = H$, $R_4 = R_6 = OCH_3$
46	$R_1 = R_2 = R_5 = OH$, $R_3 = R_7 = H$, $R_4 = R_6 = OCH_3$
47	$R_1 = R_5 = OH$, $R_2 = OGlc$, $R_3 = R_4 = R_6 = R_7 = H$
48	$R_1 = R_2 = R_5 = OH$, $R_3 = R_4 = R_6 = R_7 = H$
49	$R_1 = OGlc$, $R_2 = R_5 = OH$, $R_3 = R_4 = R_6 = R_7 = H$
50	$R_1 = ORha$, $R_2 = R_5 = OH$, $R_3 = R_4 = R_6 = R_7 = H$
51	$R_1 = R_2 = R_5 = OH$, $R_3 = R_6 = R_7 = H$, $R_4 = OCH_3$
52	$R_1 = ONeo$, $R_2 = R_5 = OH$, $R_3 = R_6 = R_7 = H$, $R_4 = OCH_3$
53	$R_1 = ONeo$, $R_2 = R_5 = OH$, $R_3 = R_4 = R_6 = R_7 = H$
54	$R_1 = R_6 = OCH_3$, $R_2 = OH$, $R_3 = R_4 = R_7 = H$, $R_5 = OGlc$
55	$R_1 = OGlc$, $R_2 = R_4 = OH$, $R_3 = R_6 = R_7 = H$, $R_5 = OCH_3$
56	$R_1 = R_2 = R_4 = OH$, $R_3 = R_6 = R_7 = H$, $R_5 = OCH_3$
57	$R_1 = ORut$, $R_2 = R_4 = OH$, $R_3 = R_6 = R_7 = H$, $R_5 = OCH_3$
58	$R_1 = R_2 = OH$, $R_3 = R_4 = R_5 = R_6 = R_7 = H$
59	$R_1 = R_2 = R_5 = OH$, $R_3 = ORut$, $R_4 = OCH_3$, $R_6 = R_7 = H$
60	$R_1 = OGlc$, $R_2 = R_3 = R_5 = OH$, $R_4 = OCH_3$, $R_6 = R_7 = H$
61	$R_1 = R_2 = R_5 = OH$, $R_3 = OGlc$, $R_4 = OCH_3$, $R_6 = R_7 = H$

图 2-2 忍冬中分离得到的黄酮类化合物的基本结构

三、三萜皂苷类

近年来,随着分离技术和多维核磁共振谱技术的迅速发展,越来越多的三萜皂苷从该属植物中分离得到。相关研究表明,三萜皂苷在忍冬属药用植物中不仅含量高,而且具有多种生物活性。如《中国药典》在山银花含量测定项中新增了皂苷类成分的测定。

目前,从忍冬属植物中分离得到的三萜皂苷及其苷元成分共 54 种,三萜皂苷主要有齐墩果烷型、羽扇豆烷型和乌苏烷型,苷元分别有常春藤三萜皂苷元、齐墩果酸、白桦脂酸和坡模酸等。糖链接在皂苷元的 C−3 位或 C−28 位,构成糖链的单糖有 α−L−呋喃阿拉伯糖、α−L−吡喃鼠李糖、β−D−吡喃葡糖糖、β−D−吡喃木糖。忍冬属植物中三萜皂苷及三萜皂苷元化合物如表 2−3 至表 2−7 所示,其基本结构如图 2−3 所示。

表 2−3　忍冬属植物中的常春藤三萜皂苷元型三萜皂苷(元)成分

序号	化合物名称	取代基	植物来源
1	leontoside A(akeboside Stb)	R₁ = Ara, R₂ = H, R₃ = H	黑果忍冬、忍冬
2	HN−saponin K	R₁ = Glc, R₂ = H, R₃ = H	黑果忍冬
3	木通皂苷 D(akebiasaponin D)	R₁ = Ara, R₂ = H, R₃ = Glc−(1→6)−Glc	黑果忍冬、忍冬
4	葳岩仙皂苷 C(cauloside C)	R₁ = Glc−(1→2)−Ara, R₂ = H	黑果忍冬、忍冬、红花忍冬、灰毡毛忍冬
5	木通皂苷 F(akebiasaponin F)	R₁ = Glc−(1→2)−Ara, R₂ = H	黑果忍冬、忍冬
6	α−常春藤皂苷(α−hederin)	R₃ = Glc−(1→6)−Glc R₁ = Rha−(1→2)−Ara, R₂ = H, R₃ = H	忍冬、华南忍冬
7	3−O−α−L−rhamnopyranosyl−(1→2)−α−L−arabinopyranosyl hederagenin−28−O−β−D−glucopyranoside	R₁ = Rha−(1→2)−Ara, R₂ = H, R₃ = Glc	忍冬
8	川续断皂苷乙(dipsacoside B)	R₁ = Rha−(1→2)−Ara, R₂ = H, R₃ = Glc−(1→6)−Glc	忍冬、灰毡毛忍冬、华南忍冬、毛花柱忍冬
9	3−O−α−L−rhamnopyranosyl−(1→2)−α−L−arabinopyranosyl hederagenin−28−O−6−acetyl−β−D−glucopyranosyl−(1→6)−β−D−glucopyranoside	R₁ = Rha−(1→2)−Ara, R₂ = H, R₃ = (6−O−Ac)−Glc−(1→6)−Glc	忍冬

表 2-3(续1)

序号	化合物名称	取代基	植物来源
10	无患子皂苷 B(sapindoside B)	$R_1 = Xyl - (1 \rightarrow 3) - Rha - (1 \rightarrow 2) - Ara$, $R_2 = H$, $R_3 = H$	黄褐毛忍冬
11	黄褐毛忍冬皂苷甲 (fulvotomentosdie A)	$R_1 = Xyl - (1 \rightarrow 3) - Rha - (1 \rightarrow 2) - Ara$, $R_2 = H$, $R_3 = Glc - (1 \rightarrow 6) - Glc$	黄褐毛忍冬
12	灰毡毛忍冬皂苷甲 (macranthoidin A)	$R_1 = Glc - (1 \rightarrow 3) - Rha - (1 \rightarrow 2) - Ara$, $R_2 = H$, $R_3 = Glc - (1 \rightarrow 6) - Glc$	灰毡毛忍冬、忍冬、华南忍冬、菰腺忍冬
13	灰毡毛忍冬皂苷乙 (macranthoidin B)	$R_1 = Glc - (1 \rightarrow 4) - Glc - (1 \rightarrow 3) - Rha - (1 \rightarrow 2) - Ara$, $R_2 = H$, $R_3 = Glc - (1 \rightarrow 6) - Glc$	红腺忍冬、毛花柱忍冬、灰毡毛忍冬、忍冬、华南忍冬
14	忍冬苦苷 A(loniceroside A)	$R_1 = Ara$, $R_2 = H$, $R_3 = Rha - (1 \rightarrow 2) - [Xyl - (1 \rightarrow 6)] - Glc$	忍冬
15	忍冬苦苷 B(loniceroside B)	$R_1 = Rha - (1 \rightarrow 2) - Ara$, $R_2 = H$, $R_3 = Rha - (1 \rightarrow 2) - [Xyl - (1 \rightarrow 6)] - Glc$	忍冬
16	$3 - O - \alpha - L - $ rhamnopyranosyl $- (1 \rightarrow 2) - \alpha - L - $ arabinopyranosyl hederagenin $28 - O - \beta - D - $ xylopyranosyl $- (1 \rightarrow 6) - \beta - D - $ glu - copyranosyl ester	$R_1 = Rha - (1 \rightarrow 2) - Ara$, $R_2 = H$, $R_3 = Xyl - (1 \rightarrow 6) - Glc$	忍冬 22
17	$3 - O - \beta - D - $ glucopyranosyl $- $ hederagenin $- 28 - O - \beta - D - $ glucopyranosyl ester	$R_1 = Glc$, $R_2 = H$, $R_3 = Glc$	西南忍冬 23
18	hederoside I	$R_1 = Glc - (1 \rightarrow 2) - Glc$, $R_2 = Glc - (1 \rightarrow 6) - Glc$	西南忍冬
19	忍冬苦苷 C(loniceroside C)	$R_1 = Glc$, $R_2 = H$, $R_3 = Rha - (1 \rightarrow 2) - [Xyl - (1 \rightarrow 6)] - Glc$	忍冬
20	2hederagenin $- 28 - O - \beta - D - $ glucopyranosyl $- (1 \rightarrow 6) - \beta - D - $ glucopyranosyl ester	$R_1 = H$, $R_2 = H$, $R_3 = Glc - (1 \rightarrow 6) - Glc$	华南忍冬、灰毡毛忍冬
21	灰毡毛忍冬次皂苷甲 (macranthoside A)	$R_1 = Glc - (1 \rightarrow 3) - Rha - (1 \rightarrow 2) - Ara$, $R_2 = H$, $R_3 = H$	华南忍冬、灰毡毛忍冬

表 2－3（续 2）

序号	化合物名称	取代基	植物来源
22	灰毡毛忍冬次皂苷乙（macranthoside B）	$R_1 = Glc - (1\rightarrow4) - Glc - (1\rightarrow3) -$ Rha $- (1\rightarrow2) - Ara$, $R_2 = H, R_3 = H$	华南忍冬、灰毡毛忍冬
23	常春藤皂苷元（hederagenin）	$R_1 = H, R_2 = H, R_3 = H$	红花忍冬
24	忍冬苦苷 D（loniceroside D）	$R_1 = Glc, R_2 = H$, $R_3 = Glc - (1\rightarrow2) - [Xyl - (1\rightarrow6)] - Glc$	忍冬
25	HN – saponin F	$R_1 = Ara, R_2 = H, R_3 = Glc$	灰毡毛忍冬
26	23 – O – acetyl, 28 – O – β – D – glucopyranosyl – (1→6) – O – β – D – glucopyranosyl ester of hederagenin 3 – O – β – D – glucopyranosyl – (1→3) – O – α – L – rhamnopyranosyl – (1→2) – O – α – L – arabinopyranoside	$R_1 = Glc - (1\rightarrow3) - Rha - (1\rightarrow2) - Ara$, $R_2 = Ac$, $R_3 = Glc - (1\rightarrow6) - Glc$	灰毡毛忍冬
27	fulvotomentoside B	$R_1 = Xyl - (1\rightarrow3) - Rha - (1\rightarrow2) - Ara$, $R_2 = H$, $R_3 = Xyl - (1\rightarrow6) - Glc$	黄褐毛忍冬
28	lonimacranthoide Ⅲ	$R_1 = Glc - (1\rightarrow4) - Glc - (1\rightarrow3) -$ Rha $- (1\rightarrow2) - Ara$, $R_2 = H, R_3 = Glc$	灰毡毛忍冬
29	3 – O – β – D – xylopyranosyl – (1→3) – α – L – rhamno – pyranosyl – (1→2) – α – L – arabinopyranosyl hederagenin – 28 – O – β – D – glucopyranosyl – (1→ 286) – (3 – O – caffeoyl) – β – D – glucopyranoside	$R_1 = Xyl - (1\rightarrow3) - Rha - (1\rightarrow2) - Ara, R_2 = H, R_3 = Glc - (1\rightarrow6) - [(3 - O - caffeoyl)] - Glc$	毛花柱忍冬
30	lonimacranthoide Ⅰ	$R_1 = Glc - (1\rightarrow4) - Glc - (1\rightarrow3) -$ Rha $- (1\rightarrow2) - Ara$, $R_2 = chlorogenoyl$, $R_3 = Glc - (1\rightarrow6) - Glc$	灰毡毛忍冬
31	lonimacranthoide Ⅳ	$R_1 = Glc - (1\rightarrow3) - Rha - (1\rightarrow2) - Ara$, $R_2 = chlorogenoyl$, $R_3 = Glc$	灰毡毛忍冬
32	lonimacranthoide Ⅴ	$R_1 = Glc - (1\rightarrow4) - Glc - (1\rightarrow3) -$ Rha $- (1\rightarrow2) - Ara$, $R_2 = H$, $R_3 = Glc - (1\rightarrow6) - [(4 - O - sulfo)] - Glc$	灰毡毛忍冬

表 2－4　忍冬属植物中的齐墩果酸型三萜皂苷（元）成分

序号	化合物名称	取代基	植物来源
33	androseptoside A	R_1 = Glc, R_2 = H	黑果忍冬
34	oleanolic acid － O － β － D － glucopyranosyl －（1→2）－ α － L － arabinopyranoside	R_1 = Glc －（1→2）－ Ara, R_2 = H	灰毡毛忍冬
35	3 － O － β － D － glucopyranosyl －（1→2）－ α － L － arabin － opyranosyl oleanolic acid － 28 － O － β － D － glucopy － ranosyl －（1→6）－ β － D － glucopyranoside	R_1 = Glc －（1→2）－ Ara, R_2 = Glc －（1→6）－ Glc	灰毡毛忍冬
36	3 － O － α － L － arabinopyranosyl oleanolic acid － 28 － O － β － D － glucopyranosyl －（1→6）－ β － D － glucopyranoside	R_1 = Ara, R_2 = Glc －（1→6）－ Glc	灰毡毛忍冬
37	3 － O － α － L － rhamnopyranosyl －（1→2）－ α － L － ara － binopyranosyl oleanolic acid － 28 － O － β － D － glucopyranosyl －（1→6）－ β － D － glucopyranoside	R_1 = Rha －（1→2）－ Ara, R_2 = Glc －（1→6）－ Glc	灰毡毛忍冬
38	oleanolic acid 28 － O － α － L － rhamnopyranosyl －（1→2）－［β － D － xylopyranosyl －（1→6）］－ β － D － glucopyranosyl ester	R_1 = H, R_2 = Rha －（1→2）－［Xyl －（1→6）］－ Glc	忍冬、灰毡毛忍冬
39	忍冬苦苷 E（loniceroside E）	R_1 = Glc, R_2 = Rha －（1→2）－［Xyl －（1→6）］－ Glc	灰毡毛忍
40	oleanolic acid － 28 － O － β － D － glucopyranosyl －（1→6）－ β － D － glucopyranoside	R_1 = H, R_2 = Glc －（1→6）－ Glc	灰毡毛忍冬
41	lonimacranthoide Ⅱ	R_1 = Glc －（1→4）－ Glc －（1→3）－ Rha －（1→2）－ Ara, R_2 = Glc －（1→6）－ Glc	灰毡毛忍冬

表2-4(续)

序号	化合物名称	取代基	植物来源
42	$3-O-\beta-D-$ glucopyranosyl $-(1\rightarrow 3)-\alpha-L-$ rhamn opyranosyl $-(1\rightarrow 2)-\alpha-L-$ arabinopyranosyl $-$ oleanolic acid $28-O-\beta-D-$ glucopyranosyl $-(1\rightarrow 6)-\beta-D-$ glucopyranosyl ester	$R_1 = $ Glc $-(1\rightarrow 3)-$ Rha $-(1\rightarrow 2)-$ Ara, $R_2 = $ Glc $-(1\rightarrow 6)-$ Glc	灰毡毛忍冬

表2-5　忍冬属植物中的羽扇豆烷型三萜皂苷(元)成分

序号	化合物名称	取代基	植物来源
43	西南忍冬皂苷 A(bourneioside A)	$R_1 = $ Glc, $R_2 = $ OH, $R_3 = $ Glc	西南忍冬
44	西南忍冬皂苷 B(bourneioside B)	$R_1 = $ Glc, $R_2 = $ OH, $R_3 = $ Glc $-(1\rightarrow 6)-$ Glc	西南忍冬
45	西南忍冬皂苷 C(bourneioside C)	$R_1 = $ Glc $-(1\rightarrow 2)-$ Glc, $R_2 = $ OH, $R_3 = $ Glc $-(1\rightarrow 6)-$ Glc	西南忍冬
46	西南忍冬皂苷 D(bourneioside D)	$R_1 = $ Glc $-(1\rightarrow 6)-$ Glc $-(1\rightarrow 2)-$ Glc, $R_2 = $ OH, $R_3 = $ Glc	西南忍冬
47	西南忍冬皂苷 E(bourneioside E)	$R_1 = $ Glc $-(1\rightarrow 2)-$ Glc, $R_2 = $ H, $R_3 = $ Glc $-(1\rightarrow 6)-$ Glc	西南忍冬
48	熊果酸(ursolic acid)	$R_1 = $ H, $R_2 = $ H, $R_3 = $ H	红花忍冬
49	地榆皂苷Ⅱ(ziyuglycoside Ⅱ)	$R_1 = $ Ara, $R_2 = $ OH, $R_3 = $ H	菰腺忍冬

表2-6　忍冬属植物中的羊齿烷型-1三萜成分

序号	化合物名称	取代基	植物来源
50	ferna -7, $9(11)-$ diene -3α, $16\alpha-$ diol	$R_1 = H_2$, $R_2 = $ H	*L. gracilipes*
51	3α, $16\alpha-$ dihydroxyferna -7, $9(11)-$ dien $-12-$ one	$R_1 = $ O, $R_2 = $ H	*L. gracilipes*
52	ferna -7, $9(11)-$ diene -3α, 16α, $19\alpha-$ triol	$R_1 = H_2$, $R_2 = $ OH	*L. gracilipes*

表2-7 忍冬属植物中的羊齿烷型-2三萜成分

序号	化合物名称	取代基	植物来源
53	3α, 16α - dihydroxyfern - 8 - en - 11 - one	R = H₂	*L. gracilipes*
54	3α, 16α - dihydroxyfern - 8 - ene - 7,11 - dione - α - L - arabinopyranoside	R = O	*L. gracilipes*

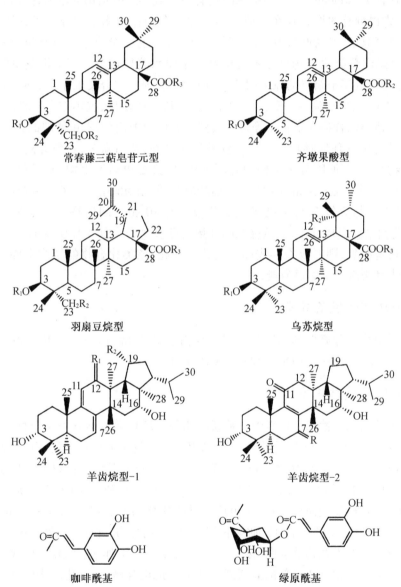

常春藤三萜皂苷元型

齐墩果酸型

羽扇豆烷型

乌苏烷型

羊齿烷型-1

羊齿烷型-2

咖啡酰基

绿原酰基

图2-3 忍冬属植物中的三萜皂苷及三萜皂苷元的基本结构

第二节　环烯醚萜苷类、挥发油类及其他化学成分研究

一、环烯醚萜苷类

环烯醚萜苷类(iridoids)是一类特殊的具有缩醛或半缩醛结构的单萜化合物,因此其苷元不稳定,常常以糖苷的形式存在。环烯醚萜类化合物在植物中的分布很有特征性,主要存在于茜草科等双子叶植物中,因此该类化合物在植物化学分类学中也有重要意义。比较有意思的是环烯醚萜类化合物是忍冬属植物的主要水溶性成分。而金银花不管是在传统的方剂中,还是在近年来新兴的凉茶用药中,均为水煎剂。结合文献报道,环烯醚萜类化合物具有保肝利胆、抗炎镇痛、抗氧化、抗肿瘤、抗动脉粥样硬化、抗焦虑等多种药理活性,可以断定环烯醚萜类化合物在金银花等忍冬属植物的药效中,有着不可或缺的重要意义。

忍冬科植物中的环烯醚萜类成分以苷的形式存在,数目众多,目前分离得到的环烯醚萜苷类化合物有上百种,因分子结构中有环烯醚键,又是单萜衍生物,所以称为环烯醚萜。环烯醚萜往往由一个五元环和一个六元的烯醚环组成,五元环的 C－6、C－7、C－8 位可以有取代基,其中 6 与 7 位、7 与 8 位、8 与 9 位或 8 与 10 位之间均易形成碳碳双键,其 1－OH 易与葡萄糖结合形成苷键,天然存在的环烯醚萜多为苷。如果环戊烷的 C－7 位、C－8 位之间的共价键断裂,则形成裂环式环烯醚萜。据此,该类化合物的结构主要可分为闭环环烯醚萜苷类和裂环环烯醚萜苷类。

(一)闭环环烯醚萜苷类

从忍冬属植物中分离得到的闭环环烯醚萜苷类化合物均为 C－4 位有取代基的化合物,常见的取代基主要有—COOCH$_3$和—COOH 两种。

(二)裂环环烯醚萜苷类

分离金银花的水溶性部分可得到 3 种新的偶联裂环环烯醚萜苷类化合物,其是由闭环环烯醚萜苷的 C－7、C－8 键断裂而产生的,从忍冬属植物中分离得到的环烯醚萜苷多数属于此类化合物。Tomassini 等从金银花正丁醇萃取液中分离得到 7 种裂环环烯醚萜苷类化合物,并证明其中的 5 种可能是在分离过程中由 secologanin 和 secologanic acid 与作为溶剂或萃取剂的醇类物质反应而得,由此说明环烯醚萜化合物不稳定。Kashi－wada 等从金银花的甲醇提取物中共分离鉴定出 11 种裂环环烯醚萜类化合物,有意思的是其报道的化合物 1 和化合物 2 分别与酚性葡萄苷偶联,化合物 3 和化合物 4 分别与尼克酸偶联;Wei 等从金银花的水溶性部分分离得到 3 种新的偶联裂环环烯醚萜化合物,这些化合物由 N－取代烟酸骨架的 C－5 位与裂环环烯醚萜苷的 C－7 位偶联形成。Yang 等从金银花花蕾的水溶性部位中分离得到 15 种新的环烯醚萜和裂环环烯醚萜类衍生物,其中的 4 种为苯丙酮酸衍生物与环烯醚萜或裂环环烯醚萜偶联,剩余的 11 种为 N－取代烟酸骨架的 C－5 位与裂环环烯醚萜苷的 C－7 位偶联形成。

历年来,从忍冬属植物中分离得到的裂环环烯醚萜苷类化合物来源如表 2－8 所示,其主要结构如图 2－4 所示。

表 2 - 8 环烯醚萜苷类化合物的来源

序号		化合物名称	植物来源
1	闭环环烯醚萜苷类	马钱苷	A、C、D、E、F、G、K、M、N、O、P
2		马钱子苷酸	E、K、M、O
3		著名忍冬苷	M
4		著名忍冬苷酸	D
5		7 - 酮番木鳖苷	A、D
6		8 - 表马钱苷	A
7		7 - 阿魏酰马钱素	I
8		7 - 表马钱苷	A
9		7S - O - 甲基莫罗忍冬苷	K、O
10		金银花苷 L	A
11	裂环环烯醚萜苷类	当药苷	A、C、D、F、G、H、N、P
12		金银花忍冬碱	P
13		金银花忍冬定 A	P
14		金银花忍冬定 B	P
15		莫罗忍冬苷	A、B、E、M
16		金吉苷	AB
17		高山忍冬苷	B
18		裂环马钱子苷	A、D、E、G、K、M
19		裂环氧化马钱素	A、F、G、M
20		secologanoside	A、M
21		裂环马钱子苷酸	A、D、K、O
22		沃格花闭木苷	A、E、G、H
23		epi - vogeloside	A、E、H
24		裂马钱素二甲基乙缩醛	A、E、K
25		kinginoside	L
26		secologanic dibutylacetal	A
27		7 - O - 丁基裂环马钱子苷酸	A
28		蓝果忍冬苷 C	D
29		大花花闭木苷	F、H
30		忍冬缩醛酯 A	A
31		忍冬缩醛酯 B	A
32		四乙酰开联番木鳖苷 7 - 甲基酯	A
33		6' - O 书 - 呋喃芹糖基獐牙菜苷	C、K、N、O

表2-8(续)

序号		化合物名称	植物来源
34	裂环环烯醚萜苷类	L-phenylalaninosecologanin	A
35		7-O-(4-Q-glucopyranosyloxy-3-methoxybenzoyl) secologanolic acid	A
36		dehydromorroniside	A
37		8-表金吉苷	A、E
38		dimethyl secologanoside	A
39~49		金银花苷A、B、C、D、E、F、G、H、I、J、K	A
50	二聚环烯醚萜苷类	蓝果忍冬苷A	D
51		蓝果忍冬苷B	D
52		科洛忍冬苷	J
53		6-O-Ia-羟基当药酰氧番木鳖苷	A
54	鳖苷	(Z)-aldosecologanin	A
55		(E)-aldosecologanin	A
56		金花忍冬素	E
57	非苷环烯醚萜	瓶子草素	E

注:A—*L. japonica*;B—*L. alpigena*;C—*L. angustifolia*;D—*L. caerulea*;E—*L. chrysatha*;F—*L. dasystyla*;
G—*L. hypoglauca*;H—*L. implexa*;I—*L. insularis*;J—*L. korolkowi*;K—*L. macckii*;L—*L. morrowi*;
M—*L. periclymenum*;N—*L. quinquelocularis*;O—*L. ruprechtiana*;P—*L. xylosteum*。

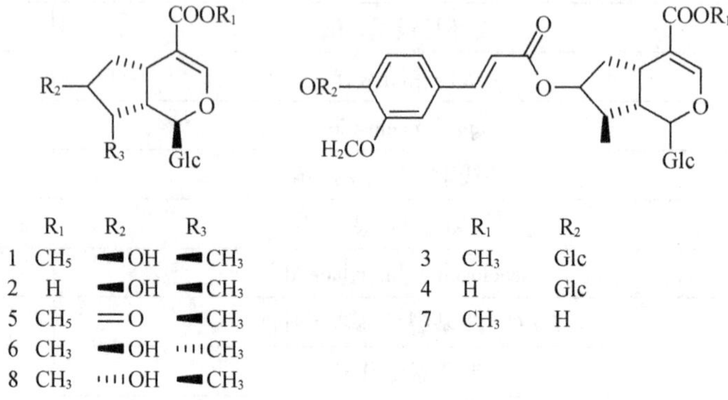

	R_1	R_2	R_3
1	CH_5	◄OH	◄CH_3
2	H	◄OH	◄CH_3
5	CH_5	=O	◄CH_3
6	CH_3	◄OH	⫶CH_3
8	CH_3	⫶OH	◄CH_3

	R_1	R_2
3	CH_3	Glc
4	H	Glc
7	CH_3	H

图2-4 忍冬属植物中环烯醚萜类化合物的结构

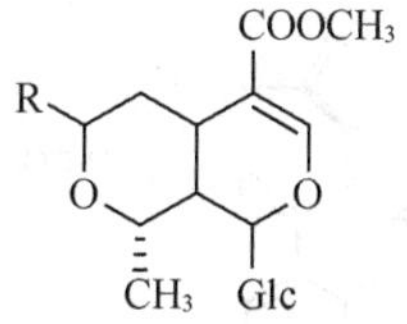

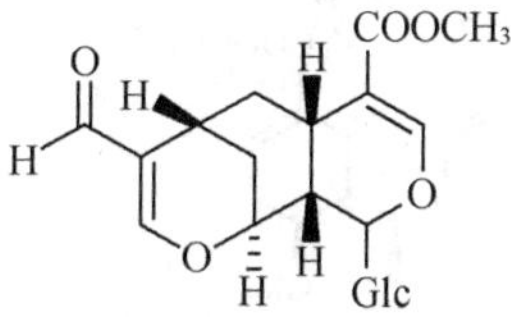

COOCH₃ structure

9 R=OCH₃
15 R=OH
16 R= ═O

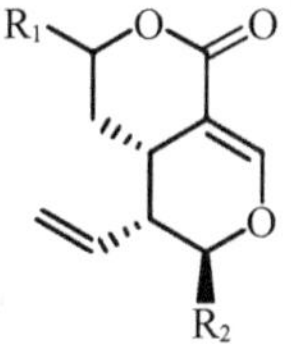

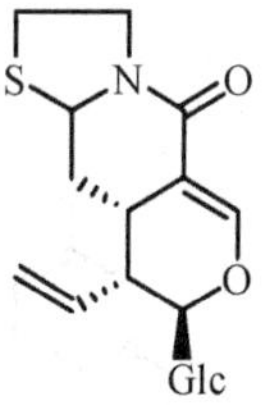

10

	R₁	R₂
11	H	Glc
21	OH	Glc
22		Glc
23	β-OCH₃	Glc
25	H	-Glc-Glc-O- (咖啡酰基)
27	—O— (丁基)	Glc
33	H	-Glc-O- (呋喃糖)
49	CH₃COOH	Glc

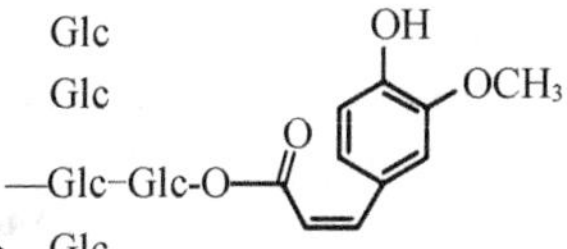

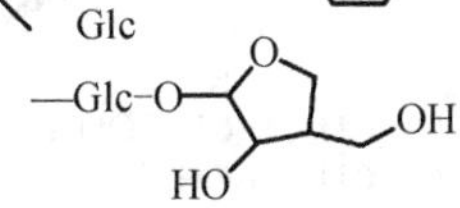

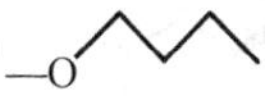

12

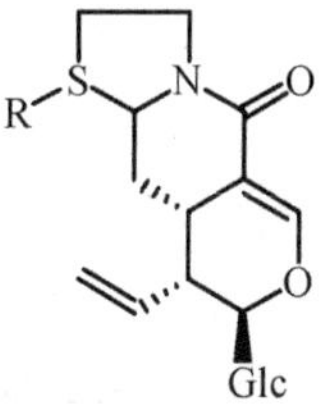

13 R=β-O
14 R=α-O

	R₁	R₂	R₃
17	CH₃	COOH	—CH(CH₃)OH
18	CH₃	CHO	
19	CH₃	COOH	
20	H	COOH	
24	CH₃	—C(OCH₃)₂	
26	CH₃	—C(OBu)₂	
28	CH₃	(二氧戊环)	
29	H	—C—O—(二羟苯丙基)	
30	CH₃	(二氧戊环甲基)	
31	CH₃	(二氧戊环甲基)	

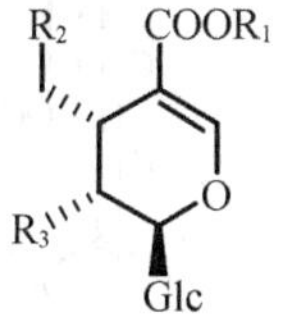

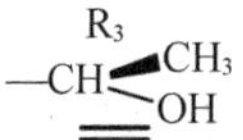

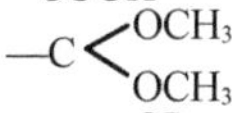

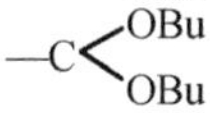

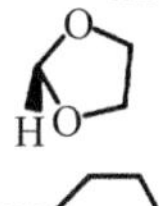

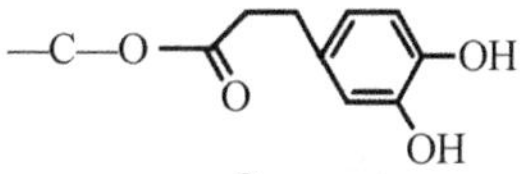

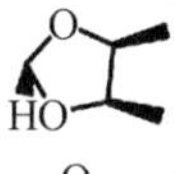

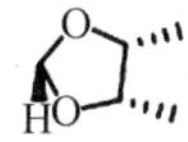

图 2 - 4(续 1)

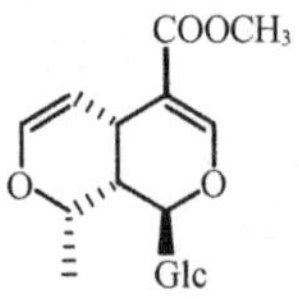

36   37   47 R=H   55

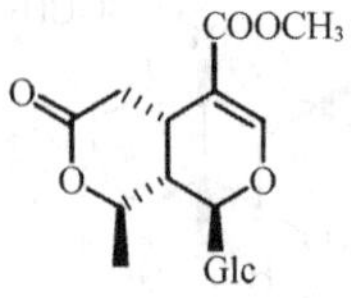

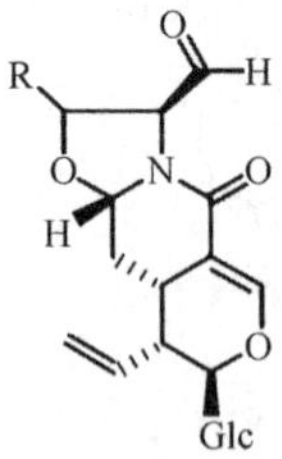

48 R=ıɪııCH₃

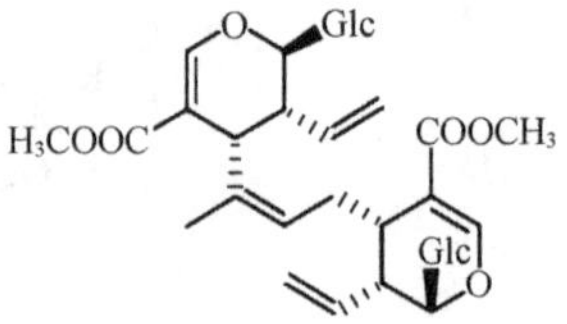

36   37   55

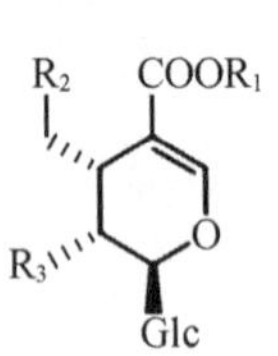

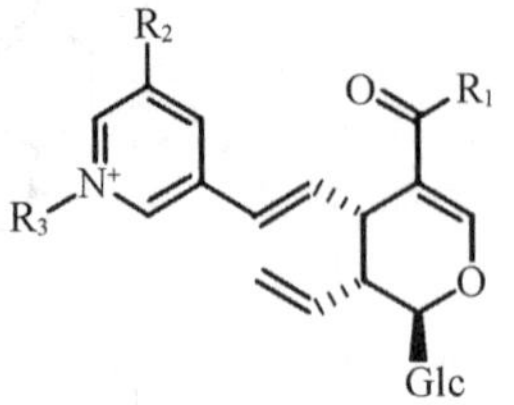

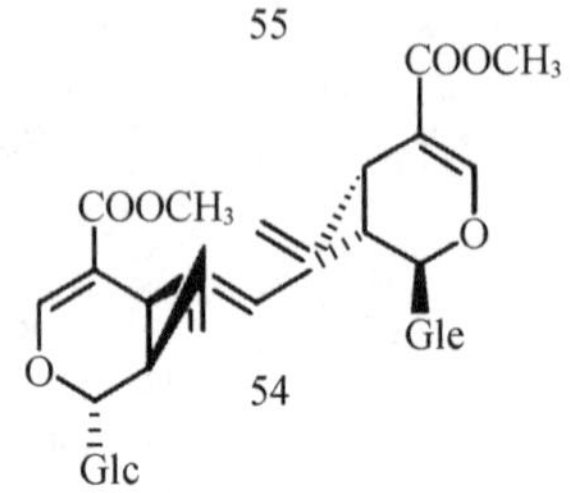

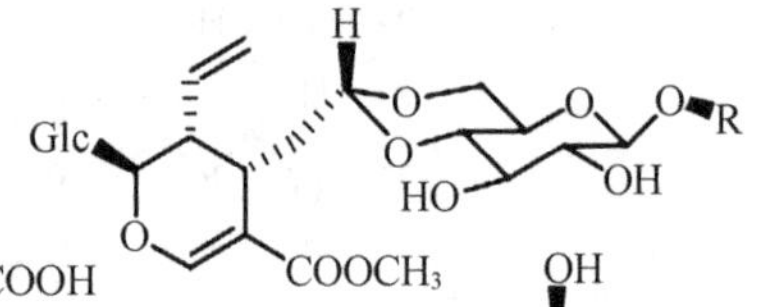

54

	R₁	R₂		R₁	R₂	R₃
32	H	COOCH₃	39	OCH₃	COO	CH₂CH₂CH₂COOH
34	H	NH	40	OCH₃	COO	CH₂CH₂OH
			41	OH	COO	CH₂CH₂OH
			42	OCH₃	COO	CH₂CH₂CH₂CONH₂
35	CH₃		43	O⁻	H	CH₂CH₂CH₂COOH
			44	O⁻	H	CH₂CH₂COOH
			45	O⁻	H	CH₂COOH
			46	NH₂	H	CHCH₂CH₂COOH
38	CH₃	COOCH₃				

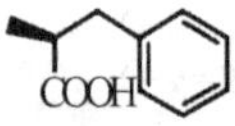

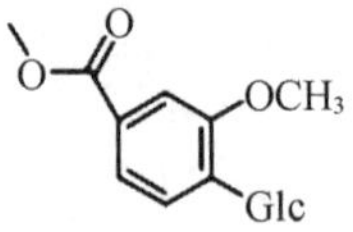

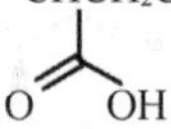

50 R=ıɪı

51 R=ıɪı

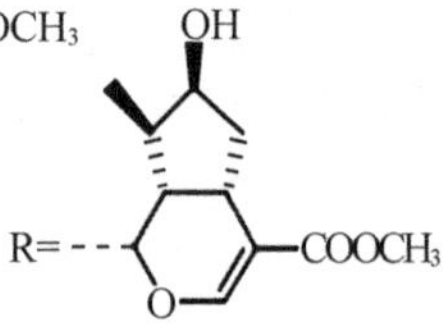

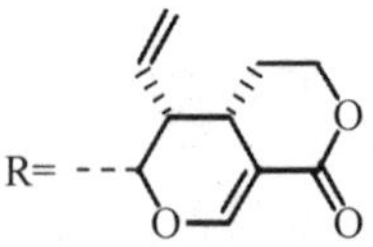

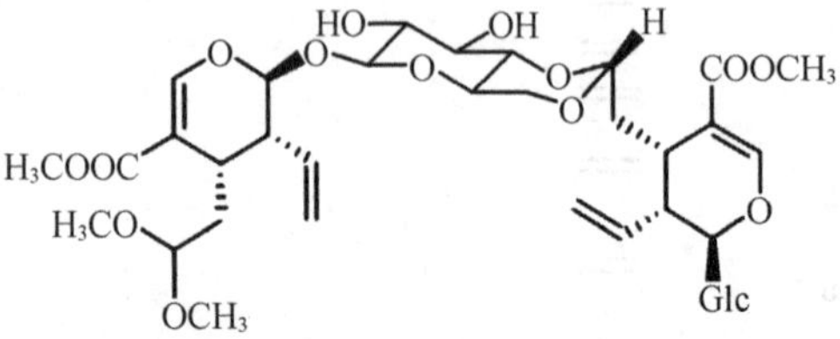

52   56

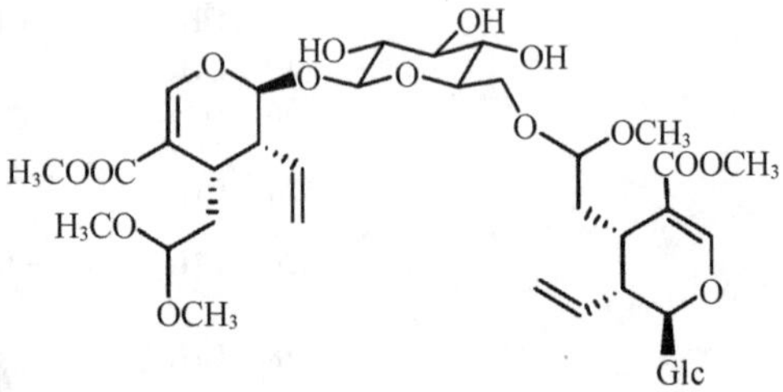

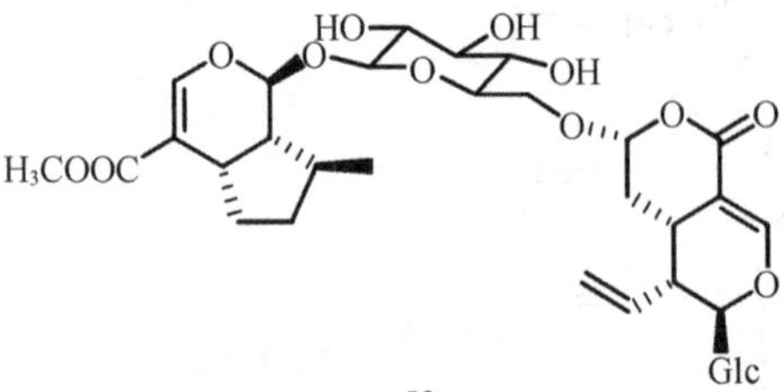

53   57

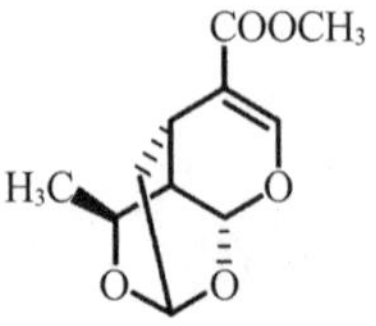

图 2 −4(续2)

二、挥发油类

金银花、忍冬茎叶中的挥发油都有人研究,不同产地金银花挥发油的成分、含量都不同。林凯采用蒸馏萃取法提取福建金银花的挥发油,从挥发油中共检出 40 种化合物,其中质量分数超过 5% 的为十六酸、亚麻酸甲酯、十六酸甲酯,占总量的 55.36%。化合物种类最多的是醛类,共 12 种,但质量分数较低,总计为 10.15%;酸类虽仅有 4 种,但质量分数高达 48.24%;酯类有 8 种,质量分数总计为 27.74%;醇类、酮类、烯类质量分数总计分别达到 7.83%、3.81%、1.43%。张玲等研究了山东产金银花主流栽培品种鸡爪花挥发油,测定其质量分数为 0.025 2%。通过气相色谱 – 质谱(GC – MS)联用法分析其挥发油成分,共鉴定出了 65 种化合物,主要成分为棕榈酸,质量分数占全油的 26.36%。其余含量较高的化合物有十八碳二烯酸乙酯(9.86%)、二十四碳酸甲酯(8.44%)。刑学锋等从河南密县产金银花挥发油中共鉴定出了 21 种成分,其中有机酸和有机酸酯含量较高,十六烷酸、十六烷酸甲酯、9,12,15 – 十八碳三烯酸甲酯的质量分数分别为 39.35%、8.64%、8.16%。肖敏等研究忍冬茎叶挥发油水蒸气蒸馏提取工艺,确立了忍冬茎叶挥发油的最佳提取工艺,挥发油得率为 0.011 3%。GC – MS 鉴定结果表明,提取的挥发油中含有 26 种成分,其中有机酸和有机酸酯含量较高,十六烷酸、9,12,15 – 十八碳三烯酸甲酯、9,12 – 十八碳二烯酸乙基酯、十六烷酸乙基酯、亚油酸、二十五烷的质量分数分别为 20.65%、9.16%、6.32%、5.09%、4.18%、4.12%。

三、其他化学成分

从金银花中分离得到的化合物还有白果醇、对羟基苯酚、1,2,4 – 苯三酚、β – 谷甾醇、蔗糖、三十五醇、二十五醇、2 – (2 – 丙烯氧基) – 乙醛、苄醇、β – D – 吡喃葡萄糖、苄基 – 2 – O – β – D – 吡喃葡萄糖基 – 2,6 – 二羟基苯甲酸酯、丁香油酚 – β – D – 吡喃葡萄糖苷、β – 谷甾醇 3 – O – β – D – 葡萄糖苷 – 6′ – O – 棕榈酸酯、5 – 甲氧基尿嘧啶、对羟基苯甲醛、(–) – 南烛木树脂酚 9 – O – β – D – 吡喃葡萄糖苷、(+) – 南烛木树脂酚 9 – O – β – D – 吡喃葡萄糖苷、1 – O – 甲基 – 肌 – 肌醇、二十九烷、葡萄糖、大黄素、大黄素 – 1 – O – β – D – 葡萄糖、东莨菪素、花椒毒素、异茴香芹内酯、噢洛内酯、(E – 2 – hexeny – α – L – arabinopyranosyl – (1→6)) – β – D – gluco pyranoside、benzylalcohol – O – α – L – arabinopyranosyl – (1→6) – O – β – D – glucopyrancoside、丁香酚 – β – D – 木糖 – (1→6) – β – D – 葡萄糖苷、胡萝卜苷、大豆脑苷Ⅱ、十八烷醇、二十八烷醇、原儿茶醛、5 – hydroxyl – methyl – 2 – furfural、(+) – N – (3 – 甲基丁酰 – β – D – 葡萄糖基)烟酸内盐、(+) – N – (3 – 甲基丁 – 2 – 烯酰 – β – D – 葡萄糖基)烟酸内盐、丁香苷、5′ – O – 甲基腺嘌呤腺苷、鸟嘌呤腺苷、腺嘌呤腺苷、2,6 – dimethyl – 6 – hydroxyl – 2,7 – diene – 1 – octylalcoholglucopyranoside、($2E$) – ($6S$) – 8 – [α – L – arabinopyranosyl – (1″→6′) – β – D – glucopyran – osyloxy] – 2,6 – dimethyloct – 2 – eno – 1,2″ – lactone、lonijaposide A1、lonijaposide A2、lonijaposide A3、lonijaposide A4、lonijaposide B1、lonijaposideB2、三十三烷、二十九烷 – 10 – 醇、芳樟醇、双抗素。从忍冬枝叶中分离得到 dihydrodehydrodiconiferyl acohol 4′ – O – β – D – glucoside。从忍冬藤中分离得到肌醇、尿嘧啶核苷、2 – 甲氧基对苯二酚 – 4 – O – β – D – 葡萄糖苷、(+)松脂酚 – 4 – O – β – D – 葡萄糖苷、七叶内酯、忍冬醇。

第三节 忍冬生物活性研究

一、黄酮类的生物活性

（一）抗菌及抗病毒作用

金黄色葡萄球菌对忍冬属药材中的总黄酮最敏感（最低抑菌浓度（MIC）≤0.5 g/L）。进一步研究证明，总黄酮中的木犀草素可提高抗菌药物在菌体内的蓄积浓度，逆转细菌的耐药性。木犀草苷和木犀草素还具有较强的抗呼吸道病毒作用，木犀草苷抗呼吸道合胞体病毒、副流感 3 型病毒和流感 A 型病毒的作用比木犀草素强。王林青等采用浊点萃取法（CPE）测得忍冬黄酮类提取物对 Vero 细胞的最大安全浓度为 1.954 g/L，山银花黄酮类提取物对 Vero 细胞的最大安全浓度为 3.125 g/L。在安全浓度范围内，忍冬和灰毡毛忍冬黄酮类提取物均具有明显的抗病毒作用，体外对伪狂犬病病毒（PRV）分别具有明显的阻断、抑制和中和作用，其中，灰毡毛忍冬对 PRV 体外的抑制作用强于忍冬，而阻断作用和中和作用，二者差异不明显。

（二）抗氧化作用

黄酮类化合物具有多酚结构，能够提供活泼的氢质子，其与油脂氧化产生的自由基结合成稳定的产物，从而阻断油脂的自动氧化过程，对 O_2^-、·OH 自由基的消除有明显效果。另外，从忍冬中提取总黄酮，通过烘箱储藏法及 H_2O_2 – CTMAB – 鲁米诺发光体系也证明了总黄酮提取物有很好的抗氧化作用，其对油脂抗氧化作用呈量效关系。

（三）保肝作用

以猪血清诱导的肝纤维化大鼠为模型，观察金银花总黄酮对大鼠各项血清学指标的影响，结果表明金银花总黄酮能降低肝纤维化程度，有效减轻肝细胞损伤，对免疫性肝纤维化具有较好的防治作用。同时，总黄酮中的金丝桃苷在体内可通过抗氧化途径减少炎症介质的释放，从而保护由四氯化碳诱导的肝损伤。

（四）其他作用

黄酮类成分还具有调节免疫、调节血脂的作用，能明显降低动脉粥样硬化指数，降低血清总胆固醇，并有较弱的降血脂作用。提取自忍冬中的金连木黄酮还具有潜在的抗炎活性；体外实验显示，木犀草素具有抗多种肿瘤细胞株的作用，可诱导 DNA 破坏导致肿瘤细胞凋亡。

二、有机酸类的生物活性

(一)抗菌及抗病毒作用

绿原酸对多种革兰氏阳性菌(如金黄色葡萄球菌、白色葡萄球菌、溶血性链球菌等)和革兰氏阴性菌(如脑膜炎双球菌、伤寒杆菌、大肠杆菌等)均有一定的抑制作用。其抗菌机制与非竞争性抑制细菌体内的芳基胺乙酰转移酶(NAT)有关。同时,绿原酸能够明显抑制呼吸道中最常见的合胞病毒、柯萨奇 B 组 3 型病毒、腺病毒 7 型等。

二咖啡酰奎宁酸(dicaffeoylquinic acids, DCQ)对乙型肝炎病毒抗原表达、病毒 DNA 复制及 DNA 聚合酶活性有较强的抑制作用。美国加利福尼亚大学就 DCQ 对人类免疫缺陷病毒 HIV-1 的作用进行了较全面的研究,发现 DCQ 能够抑制培养组织中 HIV-1 的复制及整合酶的催化活性,抑制浓度分别为 $1 \sim 4$ g/L 和 $0.06 \sim 0.66$ g/L;也能够抑制 T 细胞株中 HIV-1 的复制,浓度为 $1 \sim 6$ mmol/L;其抑制整合酶的浓度可达更低。可以预见,DCQ 有可能成为开发抗 HIV 药物重要的先导化合物,那么作为含有 DCQ 的忍冬属药材便具有相当大的开发利用价值,尤其是含量较高的山银花。

(二)抗炎作用及免疫调节作用

杨斌等通过体外抗炎实验证明,绿原酸能够抑制 TNF-α、IL-6,低浓度抑制 6-keto-PGF1α 生成,高浓度则诱导 6-keto-PGF1α 生成,对 COX-2 活性有抑制作用,且呈剂量依赖性,这说明绿原酸具有体外抗炎活性。文献报道,咖啡酸是核转录因子 NF-κB 抑制剂,具有调节炎性介质释放和免疫功能的活性,通过抑制 NF-κB 和 5-脂氧合酶,下调诱导型一氧化氮合酶(iNOS),减少一氧化氮的合成,也可通过此途径抑制多种炎性介质的合成和释放,从而有效控制炎症反应造成的神经元氧化损伤,减轻炎性痛。

(三)清除体内自由基作用

绿原酸属于小分子化合物,能与过氧自由基快速反应,继而转化成低活性产物。因此,其可终止链自由基反应,是潜在的重要生物抗氧化剂。张伟敏等对灰毡毛忍冬提取纯化物绿原酸进行了研究,发现绿原酸的还原能力要明显强于抗坏血酸($P < 0.05$),表明绿原酸具有较好的抗氧化能力。同时,绿原酸对·OH 和 Fe^{3+} 分别具有较好的清除能力和还原作用,并与其浓度呈正相关。作为多酚类化合物,咖啡酸在反应中可提供氢原子,并具有芳环羟化作用,有较强的还原性,能通过清除具有反应活性氧的物质和以 C、N、S 为中心的次级自由基,而保护皮肤的胶原蛋白不受自由基的损害,还可以抑制脂质的氧化、炎症的发展及防止由自由基引起的Ⅲ型胶原蛋白的退化。由于机体内源性氧化剂涉及多种病变过程,包括炎症、溶血、肿瘤、衰老和缺血/再灌注损伤等,因此可以预见作为含有咖啡酸的忍冬属药材具有广阔的开发利用前景。

(四)降血糖及降血脂作用

绿原酸被确认为是葡萄糖-6-磷酸位移酶第一个新型特异性抑制剂,可以减少肝糖原的输出,降低血糖水平,这有助于降低非胰岛素依赖性糖尿病患者出现的较高的肝糖排泄速度,因此其在治疗糖尿病方面具有良好前景。梁秀慈等通过高脂乳剂诱导小鼠产生胰岛素抵抗作用,给予绿原酸(20 mg/kg)干预,也证明了绿原酸具有降血糖和降血脂的作用,能够有效缓解高脂乳剂诱导的小鼠形成胰岛素抵抗作用。

(五)抑制透明质酸酶

透明质酸是动物组织基质中具有限制水分及其他细胞外物质扩散作用的成分,而透明质酸酶(HAase)能使透明质酸产生低分子化作用,降低体内透明质酸的活性,这关系到血管系统的通透性和炎症反应。研究证明,3,5 − O − 二咖啡酰奎宁酸(IC_{50}为1.85 mmol/L)有较强的抑制HAase激活的作用,间接表明了3,5 − O − 二咖啡酰奎宁酸可能具有治愈创伤、使皮肤润湿健康、润滑关节和防止炎症等作用。

(六)其他作用

Chlopcikova等的研究发现,绿原酸能保护心肌细胞免受多柔比星(doxorubicin,DOX)引起的氧化应激损伤,明显抑制铁离子依赖性DOX诱导的心肌细胞内微粒体及线粒体膜的脂质过氧化。此外,绿原酸对胃癌及结肠癌具有预防及抑制作用;能明显增加胃肠蠕动,促进胃液及胆汁分泌;具有较强的抗血小板聚集作用和一定的免疫调节活性。

利用改进型的Ames试验方法、鼠伤寒沙门菌的变异种TA系列菌株、直接致突变物的1 − 硝基芘和间接致突变物的色氨酸热解产物(Trp − P − 1)对酚酸类物质进行抗突变效果的测试,发现咖啡酸有抗突变活性。同时,咖啡酸是金银花的主要止血成分,能使凝血和出血时间缩短;对金黄色葡萄球菌、伤寒杆菌、大肠杆菌等多种致病菌有极强的抑制作用;具有抗缺氧和抗心肌缺血作用;还可以抑制致癌物质亚硝基胺的产生,其衍生物(如咖啡酸苯乙酯)也能抑制致癌基因的表达,一定程度上避免恶性肿瘤的发生。

异绿原酸对大鼠具有较强的促进前列腺环素(PGI_2)释放和抗血小板聚集作用,大剂量使用时具有抑制血压过低的作用。此外,3,5 − O − 二咖啡酰奎宁酸对脑缺血/再灌注损伤有较好的保护作用,其作用机制可能与抗自由基生成有关。

三、三萜皂苷的生物活性

(一)对肝脏的保护作用

黄褐毛忍冬总皂苷能显著降低CCl_4、D − 半乳糖胺(D − Gal)、乙酰氨基酚(Par)中毒小鼠的血清谷丙转氨酶(SGPT)、肝脏三酰甘油(GT)水平,并明显减轻肝脏的病理损伤。进一步研究显示,黄褐毛忍冬总皂苷中α − 常春藤皂苷与无患子皂苷B的混合物对乙酰氨基酚所致小鼠肝脏损伤具有保护作用。当大量Par进入小鼠体内,经肝细胞色素P450代谢活化产生的中间产物N − 乙酰基 − 对 − 苯醌亚胺(NAPQI)增加时,肝内大量的谷胱甘肽(GSH)便与之结合。与此同时,该混合物能使小鼠肝脏细胞色素P450量下降,进入体内的Par被细胞色素P450代谢活化减少,因此两种皂苷的混合物可以增强肝脏对Par的解毒功能,使小鼠肝脏损伤减轻。α − 常春藤皂苷和无患子皂苷B质量分数均为20 mg/kg时,两者的混合物均能在体内抑制苯巴比妥引起的细胞色素P450的升高。另外,黄褐毛忍冬总皂苷质量分数为150 mg/kg时,对由镉(Cd)引起的肝损伤的保护作用比对由CCl_4、D − Gal、Par等引起的肝损伤的保护作用明显,其作用机制为诱导肝脏合成大量金属巯基蛋白(MT),MT 结合 Cd 于细胞质中,从而减少 Cd 在核、线粒体、微粒体及细胞质中的高分子蛋白质中的分布,由此减轻 Cd 对肝细胞的毒性。灰毡毛忍冬总皂苷及其总次苷能不同程度地降低由 CCl_4 和 D-Gal 引起的 SGPT 和 GT 水平的升高,降低由 CCl_4 引起的 MDA 量升高。齐墩果酸为 100 mg/kg 时,可明显降低花生四烯酸(AA)、CCl_4、Cd 引起的肝脏毒性,但对于稀丙醇引起的肝损伤,未显示保护作用。

(二)抗炎及抗菌作用

忍冬苦苷 A、C 具有抗由巴豆油所致小鼠耳郭肿胀的作用。常春藤皂苷元、忍冬苦苷 A、α-常春藤皂苷、无患子皂苷 B、川续断皂苷乙对革兰氏阳性金黄色葡萄球菌、表皮葡萄球菌、革兰氏阴性绿脓杆菌、大肠杆菌、阴沟肠杆菌、肺炎克雷伯氏菌均具有抗菌活性,抑菌浓度范围为 $1.8 \sim 2.5$ μg/mL,其中无患子皂苷 B 和川续断皂苷乙显示出与奈替米星相似的抗菌活性。

刘杰等研究发现黄褐毛忍冬总皂苷对角叉菜胶性大鼠足趾肿胀和小鼠巴豆油耳郭肿胀均有明显的抑制作用,并能抑制由多种致炎剂引起的毛细血管通透性增加,但对摘除肾上腺的大鼠无抗炎作用,也不能延长摘除肾上腺幼鼠的生存时间,这提示其抗炎作用是通过促进肾上腺皮质激素释放来实现的。Lee 等报道了忍冬苦苷 A 具有抗炎止痛的作用。

(三)免疫调节和抗过敏作用

黄褐毛忍冬总皂苷质量分数为 200 mg/kg 时,可抑制小鼠足垫肿胀反应,降低血清中卵清蛋白(OVA)特异性 IgE 水平,缓解肠道及肠系膜中肥大细胞的聚集和脱颗粒现象,减轻小肠绒毛炎症,但对小肠黏液总 IgA 和 OVA 特异性 IgA 无明显影响。黄褐毛忍冬总皂苷可同时缓解 OVA 致敏小鼠 IgE 介导的和细胞介导的超敏反应。黄褐毛忍冬总皂苷为 200 mg/kg 时,亦可诱导 OVA 致敏小鼠脾脏中 $CD4^+CD25^+Foxp3^+T$ 细胞,增强 Treg 反应,并相对削弱 Th2 反应,改善 Th1/Th2 失衡状态,从而对 IgE 介导的超敏反应起到缓解作用。发生食物过敏时,肠道内存在以白细胞介素-6(IL-6)、IL-17A 表达增高为主的炎症反应,黄褐毛忍冬总皂苷为 200 mg/kg 时,可有效降低 OVA 致敏小鼠肠道炎症因子 IL-6、IL-17A 的过度表达,并显著增强 $CD4^+CD25^+$ 调节性 T 细胞特异性转录因子 Foxp3 的表达,这可能是黄褐毛忍冬总皂苷缓解肠道炎性病理变化的机制之一。HN-saponin F、灰毡毛忍冬皂苷甲、木通皂苷 D、hederagenin-28-O-β-D-glucopyranosyl-(1→6)-β-D-glucopyranosyl ester、常春藤皂苷元对补体的经典激活途径显示出较强的抗补体活性,同时 HN-saponin F、hederagenin-28-O-β-D-glucopyranosyl-(1→6)-β-D-glucopyranosyl ester、木通皂苷 D 既不抑制溶血也不诱发溶血。研究表明,C-3 位连接单糖的常春藤皂苷在 30 μg/mL 的质量浓度时能激活 90% 的免疫溶血。皂苷元 C-28 位连接单糖和 C-3、C-28 位连接双糖的常春藤皂苷具有抗补体活性。

(四)抗肿瘤作用

体外实验表明,灰毡毛忍冬次皂苷乙在 IC_{50} 为 $10 \sim 20$ μmol/L 时对多种肿瘤细胞均具有抑制增殖的作用,并且经肿瘤移植的裸鼠的肿瘤体积和质量显著降低。进一步研究表明灰毡毛忍冬次皂苷乙可诱导 HepG2 细胞凋亡,其机制与聚腺苷二磷酸 - 核糖聚合酶(PARP)降解、细胞凋亡蛋白酶级联反应的激活,以及 Bax/Bcl - 2 蛋白比升高有关。

木通皂苷 D 可剂量依赖性地诱导 U937 细胞凋亡,对人和鼠类白血病细胞显示较强的细胞毒性,能明显增加 SubG1 细胞的数量及 p53 和 bax 的基因表达。此外,木通皂苷 D 可以提高 RAW264.7 巨噬细胞 NO 的水平。

leontoside A、α - 常春藤皂苷、无患子皂苷 B 对癌细胞株具有抑制活性作用,尤其是对白血病细胞株 K562 作用明显,IC_{50} 分别为 4 $\mu mol/L$、9 $\mu mol/L$ 和 11 $\mu mol/L$ 时,实验结果显示自由羧基的存在与其抗白血病活性有关。lonimacranthoide Ⅰ 是一种天然的结构新颖的复杂皂苷,由三萜皂苷与绿原酸骈合而成,对抗肿瘤转移靶点基质金属蛋白酶 9(MMP - 9)和环氧合酶 2(COX - 2)有显著抑制作用,IC_{50} 分别为 11.2 $\mu mol/L$ 和 2.2 $\mu mol/L$,其中绿原酸酰基是化合物抗肿瘤活性的关键基团。

(五)治疗老年痴呆

阿尔茨海默病患者脑内老年斑的形成主要是由于 β - 淀粉样蛋白(β - amyloid peptide,Aβ)过度积聚造成。研究发现,木通皂苷 D 对 Aβ_{25-35} 引起的 PC12 细胞损伤具有很好的神经保护作用,而常春藤皂苷元无此作用。这提示木通皂苷 D 在治疗阿尔茨海默病方面具有开发价值。

(六)杀虫、灭螺作用

leontoside A、葳岩仙皂苷 C、α - 常春藤皂苷、HN - saponin K、androseptoside A、oleanolic acid - 3 - O - β - D - glucopyranosyl - (1→2) - α - L - arabinopyranoside 对具有血吸虫病传染性的光滑双脐螺显示出很强的灭螺作用,而双糖链皂苷没有此活性。木通皂苷 F 对尖孢镰刀菌菌丝体的体外增长有很强的抑制作用,且呈剂量依赖性,HN - saponin F、3 - O - β - D - glucopyranosyl - hederagenin - 28 - O - β - D - gluco - pyranosyl ester 对菌丝体体外增长的抑制作用较弱。

四、环烯醚萜类的生物活性

环烯醚萜类成分是一些动植物的自身防御物质,是很多植物药中的有效成分,具有广泛的生物活性,包括抗炎、抗肿瘤、抗病毒、抗氧化、抗菌、保肝利胆、降血糖、调血脂、解痉等。关于忍冬属植物中环烯醚萜苷类有效部位药理作用的研究尚不多见,有必要对其药理作用进行深入研究,为忍冬属植物的质量控制和应用提供依据和参考。

(一)抗炎、抗水肿作用

Lee 等研究证实,与阿司匹林相比,马钱素对雄性小鼠耳郭肿胀模型显示出抗炎活性,他认为马钱素是金银花抗炎的有效成分之一。宋卫霞对金银花水溶性成分进行了研究,发现环烯醚萜类成分能够明显抑制由二甲苯所致的小鼠耳郭肿胀,对非特异性炎症有显著的抑制作用。开联番木鳖苷酸和以环烯醚萜苷类为主要成分的金银花提取物均能够明显抑制由二甲苯所致的小鼠耳郭肿胀及由角叉菜胶所致的小鼠足趾肿胀,且开联番木鳖苷酸的作用效果优于金银花提取物。韩国学者 Song 等通过小鼠耳郭肿胀急性炎症模型和佐剂诱导性关节炎(AIA)慢性炎症模型,以阿司匹林和泼尼松龙为阳性对照,证明从金银花水溶性部位分离得到的 loniceroside A 等化合物具有抗炎止痛的作用。通过抗炎活性对比,发现 loniceroside A 的抗炎活性虽弱于泼尼松龙,但却与等剂量的阿司匹林相当;100 mg/(kg·d)剂量的 loniceroside A 也可抑制小鼠佐剂性关节炎,而作为对照药的泼尼松龙在 20 mg/(kg·d)计量时就表现出强有效的活性。由此也可以说明 loniceroside A 等化合物为金银花抗炎活性的有效成分。Kwak 等通过小鼠耳郭肿胀模型研究了从金银花忍冬茎中分离鉴定的獐牙菜苷的抗炎作用,证明口服或静脉注射的獐牙菜苷对由巴豆油或花生四烯酸诱发的小鼠耳郭肿胀均具有显著抑制作用。

以当药苷(质量分数 23.1%)和马钱苷(质量分数 16.7%)为主要成分的金银花水提物对由巴豆油和花生四烯酸所致的小鼠耳郭肿胀模型均有抑制作用,与阳性对照药(双氯芬酸)相比,金银花水提物在较低剂量下即显示出较强的抗炎作用;采用蛋白质印迹(western blotting)分析法对鼠源性巨噬细胞系 RAW264.7 中由脂多糖(LPS)诱导表达的环氧化酶-2(COX-2)和诱导型一氧化氮合酶(GNOS)进行测定,结果表明金银花水提物能够抑制由 LPS 诱导的 COX-2 和 iNOS 的表达,且抑制作用与药物浓度相关。对 RAW264.7 中 COX-2 荧光素报道基因的测定进一步表明,金银花水提物能够显著抑制 COX-2 mRNA 表达。另一种重要的水肿酶 5-脂氧化酶(5-LO)也能被金银花水提物所抑制,表明金银花水提物对水肿酶的活性有普遍的抑制作用。

研究人员以由巴豆油诱导的小鼠耳郭肿胀为药理模型,对忍冬中环烯醚萜类成分的抗水肿作用进行了研究,分别从忍冬全株、藤茎、叶中提取环烯醚萜类成分,采用尾静脉给药,结果表明,忍冬茎提取物的抗水肿作用优于全株,全株优于叶;等剂量的忍冬藤粗提物抗水肿作用优于阳性药物 marobiven,粗提物经进一步精制后给药量显著减少,水肿抑制率显著升高,抗水肿作用优于阳性对照药物;将提取物进一步纯化后得到当药苷,尾静脉注射 10 mg/kg 和灌胃 100 mg/kg 对由巴豆油诱导的小鼠耳郭肿胀的抑制率分别为 65.7% 和 57.8%,对由花生四烯酸诱导的小鼠耳郭肿胀的抑制率分别为 69.1% 和 45.7%。

(二)抗菌及抗病毒作用

以开联番木鳖苷酸和以环烯醚萜苷类为主要成分的金银花提取物均能够明显抑制由呼吸道合胞病毒(RSV)所致体外培养 HeLa 细胞的病变,开联番木鳖苷酸的作用效果优于金银花提取物。二者对感染流感病毒肺适应株(FM1)的 ICR 小鼠的肺指数有抑制作用,开联番木鳖苷酸的作用效果优于金银花提取物。

马双成等采用细胞病变法进行了环烯醚萜苷抗呼吸道病毒(RSV、PIV3、FluA)感染的研究,确认环烯醚萜苷类成分具有中等强度的抗呼吸道病毒感染的作用,其为金银花中的一类有效成分。其中药苷、马钱苷等 10 种环烯醚萜苷类化合物均具有中等强度的抗 RSV 和抗 PIV3 活性,活性最强的为 secoxyloganin,其抗 RSV 和抗 PIV3 的 SI 分别为 10.4 和 32.0,抗 PIV3 的 SI 高于阳性对照药利巴韦林(ribavirin)。

(三)镇痛作用

以开联番木鳖苷酸和以环烯醚萜苷类为主要成分的金银花提取物能够明显抑制由醋酸所致小鼠疼痛扭体,10 mg/kg 开联番木鳖苷酸及 25 mg/kg 金银花提取物的镇痛百分率分别为 57% 和 61%,这与模型组有显著性差异($P<0.05$),金银花提取物的作用效果优于

开联番木鳖苷酸。以当药苷(质量分数23.1%)和马钱苷(质量分数16.7%)为主要成分的金银花水提物静脉注射可降低由醋酸所致的小鼠疼痛扭体次数,与阳性对照药双氯芬酸相比,金银花水提物在较低剂量下即显示出镇痛作用;与阳性对照药对乙酰氨基酚相比,静脉注射较低剂量金银花水提物对由角叉菜胶所致的大鼠爪痛觉过敏模型即显示出镇痛作用。

忍冬藤中环烯醚萜类成分的镇痛研究表明,尾静脉注射 10 mg/kg 对由醋酸所致小鼠疼痛扭体的抑制率为 76.9%,优于阳性对照药 marobiven(抑制率 56.5%);将提取物进一步纯化后得到当药苷,尾静脉注射 10 mg/kg 对由醋酸所致小鼠疼痛扭体的抑制率为 89.7%,饭后给药 100 mg/kg 时的抑制率为 87.9%。

(四)保肝作用

苏慧从金银忍冬果实的乙醇提取物中分离得到环烯醚萜总苷,并研究了该提取物对 CCl_4 致小鼠急性肝损伤的作用。实验组分为高、中、低 3 个剂量组,经灌胃给药,肝损伤小鼠血清中升高的谷丙转氨酶(ALT)、谷草转氨酶(AST)水平均降低,且与模型组差异具有显著性。从忍冬花蕾中分离得到的单体化合物马钱素、7 - 初 - loganin 和 secoxyloganin(20 mg/kg)对 CCl_4 致肝损伤小鼠均显示出显著的保肝活性。

(五)降血糖作用

苏慧从金银忍冬果实的乙醇提取物中分离得到环烯醚萜总苷,并研究了该提取物的降血糖作用。结果表明,高剂量组(提取物 4 g/kg)可显著降低正常小鼠的血糖水平;高剂量组(提取物 4 g/kg)、中剂量组(提取物 2 g/kg)可明显拮抗由肾上腺素引起的血糖升高,且高剂量组显示出更强的拮抗作用;高剂量组、中剂量组及马钱素(0.1 g/kg)可明显缓解四氧嘧啶糖尿病小鼠血糖升高,高剂量组作用效果较好,单体马钱素的作用效果不如环烯醚萜总苷。随后,苏慧又对金银忍冬果实的乙醇提取物中的环烯醚萜总苷进行了糖耐受实验。实验组分为高、中、低 3 个剂量组,低剂量组(提取物 1 g/kg)在给糖后 30 min 能使血糖值显著降低,表明环烯醚萜总苷低剂量能提高正常小鼠的糖耐量,对由外源性葡萄糖引起的高血糖有一定的抑制作用。

(六)解热作用

An 等学者从金银花中分离、鉴定出其主要成分裂环马钱子苷酸,并通过药理实验观察裂环马钱子苷酸和以环烯醚萜苷类为主要成分的金银花提取物对由酵母菌悬液所致发热大鼠体温的影响,以研究它们的解热作用。实验结果表明,裂环马钱子苷酸和金银花提取物对酵母所致大鼠发热模型均具有明显的抑制作用,说明它们具有一定的解热作用,并且裂环马钱子苷酸作用效果强于金银花提取物。

(七)其他作用

宋卫霞从金银花水溶性部分分离得到环烯醚萜类成分,并对其进行了药理活性筛选,发现金银花苷 C、D、G、H、J,裂环氧化马钱素,裂环马钱素,马钱素 - 7 - 酮,7a - 莫诺苷,7p - 莫诺苷,裂环马钱酸,金吉苷,8 - 表金吉苷,裂环马钱苷在浓度为 5 ~ 10 mol/L 时,具有较明显的抑制 PAF 刺激的大鼠多形核白细胞 6 - 葡萄糖苷酶释放作用,抑制率为 50.5% ~

88.2%；金银花苷 E、金吉苷、8 - 表金吉苷在浓度为 5 ~ 10 mol/L 时，具有较明显的抑制脂多糖(LPS)刺激的小鼠腹腔巨噬细胞产生前列腺素 E_2 的作用，抑制率为 62.3% ~ 65.4%。金银花苷 J 在浓度为 5 ~ 10 mol/L 时，对神经细胞具有保护作用，对去血清损伤的 PC12 细胞具有较明显的保护作用，抗损伤保护率为 78.9%。

开联番木鳖苷酸(3 mg/kg)和以环烯醚萜苷类为主要成分的金银花提取物(6 mg/kg)对由酵母菌所致 SD 大鼠发热模型及由内毒素所致家兔发热模型具有明显的抑制作用，且 2 个模型中开联番木鳖苷酸的作用效果均优于金银花提取物。

第四节　前景与展望

忍冬中化学成分多样，含有大量的绿原酸类、黄酮类、环烯醚萜类、三萜皂苷类、挥发油类等化学成分。目前，金银花的主要检测指标是绿原酸和木犀草苷，但是金银花中也含有大量的环烯醚萜苷类和三萜皂苷类，它们也具有较好的活性，所以建议把环烯醚萜苷类、三萜皂苷类中具有代表性的成分也作为其检测指标，以便于更好地对金银花药材质量进行控制。金银花中绿原酸类、黄酮类、环烯醚萜苷类、三萜皂苷类、挥发油类成分种类较多，且具有活性，建议把这 5 类活性成分作为金银花药材的活性成分组，然后研究各活性成分组的药理活性，根据各个活性成分组的活性进行配伍，寻找金银花的最佳活性成分配伍比例，使金银花药材和其产品成分清楚、质量可控、机制明确，以确保其在临床上用药剂量准确和安全有效。忍冬藤、叶中的化学成分种类也较多，虽然在古代医书上将忍冬藤、叶、花通用，但通过综述发现忍冬藤、叶中的化学成分与花中的化学成分不尽相同，其药理作用可能也与金银花不同，因此有必要对其化学成分和药理作用做进一步的研究，以期找到新的药源。

第三章　金银花活性成分研究

金银花又名忍冬花、双花等,是忍冬科忍冬属植物忍冬的花蕾,一种应用广泛的药食两用植物,广泛分布于河南、山东、河北、陕西、浙江等地,以河南、山东为主要产地。"金银花"一名出自《本草纲目》,由于忍冬花初开为白色,后转为黄色,故得名金银花。金银花自古被誉为清热解毒的良药,性味甘寒而不伤胃,芳香透达又可祛邪,既能宣风散热,还可清热解毒,被用于治疗身热、发疹、发斑、咽喉肿痛等各种热性病。金银花中含有丰富的挥发油类、有机酸类、黄酮类等多种功能性成分,具有极高的应用价值,已被广泛应用于金银花茶、金银花糖、金银花饮料等食品行业的开发中。同时,金银花抗炎、抗菌、降血脂、降血糖及免疫调节等生物活性使其在医药方面也表现出独特的应用价值。以金银花为主的经典方剂(如双黄连口服液、银黄注射液等)已广泛用于临床治疗外感风热,温病初起。最新研究发现,金银花在新的方剂中也发挥了重要作用,如复方黄檗液(主要成分为黄檗、金银花、蒲公英、连翘、蜈蚣)对单纯疱疹病毒-1型(HSV-1)、呼吸道合胞病毒及肠道病毒71型(EV71)具有显著抑制作用。金匮降脂片为黄连、黄芪和金银花的精制提取物,有望成为改善2型糖尿病患者糖代谢和胰岛素敏感性的候选药物。近年来,许多学者研究了金银花的化学成分及药理作用。本书通过对金银花的研究现状进行归纳综述,对近年来金银花中新分离得到的化学成分进行了总结,并对金银花的药理作用最新研究进展进行综述,使读者更加全面地了解金银花的化学成分及药理作用,更好地指导临床用药。

第一节　金银花的研究进展

一、化学成分

金银花中功能性成分丰富,目前从金银花中分离得到的主要成分包括挥发油类、有机酸类、黄酮类、环烯醚萜苷类、三萜皂苷类等。

(一)挥发油类

挥发油类是从金银花中鉴别出来的种类最多的功能性成分,现已鉴定出约390种,但发挥功效的主要是芳樟醇。马勤川等采用GC-MS法从金银花中鉴别出27种挥发油成分,主要为脂肪酸,占挥发油总量的47.01%,其中棕榈酸占19.12%,亚油酸占18.43%,亚麻酸占9.06%。肖敏等采用GC-MS法从金银花中检测出29种挥发油成分,并确定了26种成分,主要为有机酸和有机酸酯。金银花鲜花与干花中的挥发油成分差异较大,鲜花和干花中各鉴定出44种和49种成分,两者共有成分24种。金银花鲜花主要成分为芳樟醇、金合欢醇等烯醇类及抗坏血酸二棕榈酸酯等中低沸点化合物;干花主要成分为棕榈酸甲酯、亚麻酸甲酯等酯及烷烃类中高沸点化合物。不同产地金银花的挥发性成分也存在差异,广西金银花中鉴定出 35 种成分,主要为亚油酸甲酯、正十六烷酸和 ζ - 依兰油烯等;湖南金银花中鉴定出 18 种成分,主要为正十六烷酸、亚油酸和 α - 姜黄素等。金银花中主要的挥发油成分如表 3 - 1 所示。王玲娜等通过 GC - MS 法对新品种金银花进行分离,发现其挥发油的化学成分包括烷烃、烯烃、酸、酯、酮、醛等,共包含 55 个色谱峰,分离出 34 种化合物,占挥发油的 74.91%。李建军等研究指出,经 GC - MS 法分析,检测出金银花挥发油成分 79 种,其中脂肪酸类成分占 69.10%,酯类成分占 18.15%,烷烃类成分占 5.33%。

表 3 - 1 金银花中主要的挥发油成分

序号	挥发油成分
1	芳樟醇(linalool)
2	棕榈酸(n - hexadecanoic acid)
3	亚油酸(linoleic acid)
4	亚麻酸(linolenic acid)
5	月桂酸(lauric acid)
6	棕榈酸甲酯(hexadecanoic acid, methyl ester)
7	抗坏血酸二棕榈酸酯(ascorbic dipalmitate)
8	9,12,15 - 十八烷三烯甲酯(9,12,15 - octadecatrienoic acid, methyl ester)
9	亚油酸甲酯(methyl linoleate)
10	二十五烷(pentacosane)
11	十九烷(nonadecane)
12	植酮(fitone)
13	植物醇(phytol)
14	苯甲醛(benzaldehyde)
15	十二醛(dodecyl aldehyde)
16	十七烷酮(2 - heptadecanone)
17	1 - 十七烷醇(1 - heptadecanol)
18	邻苯二甲酸二丁酯(dibutyl hthalate)
19	角鲨烯(squalene)
20	香树烯(1 - alloaromadendrene)
21	香叶醇(ceraniol)

(二)有机酸类

有机酸类物质是金银花的主要功能性成分之一,常见的有原儿茶酸、绿原酸、咖啡酸、阿魏酸等,其中绿原酸类物质是金银花有机酸的主要有效成分。目前,已从金银花提取物中分离出约 20 种咖啡酸衍生物,包括 1 - O - 咖啡酰奎宁酸(22)、3 - O - 咖啡酰奎宁酸(23)、4 - O - 咖啡酰奎宁酸(24)、5 - O - 咖啡酰奎宁酸(25)、3,4 - O - 二咖啡酰奎宁酸

（26）、3,5 - O - 二咖啡酰奎宁酸(27)、4,5 - O - 二咖啡酰奎宁酸(28)、3 - O - 咖啡酰奎宁酸甲酯(29)、3 - O - 咖啡酰奎宁酸乙酯(30)、3 - O - 咖啡酰奎宁酸丁酯(31)、4 - O - 咖啡酰奎宁酸甲酯(32)、5 - O - 咖啡酰奎宁酸甲酯(33)、5 - O - 咖啡酰奎宁酸丁酯(34)、3,4 - O - 二咖啡酰奎宁酸甲酯(35)、3,4 - O - 二咖啡酰奎宁酸乙酯(36)、3,5 - O - 二咖啡酰奎宁酸甲酯(37)、3,5 - O - 二咖啡酰奎宁酸乙酯(38)、3,5 - O - 二咖啡酰奎宁酸丁酯(39)、4,5 - O - 二咖啡酰奎宁酸甲酯(40)和3,4,5 - O - 三咖啡酰奎宁酸(41)。此外,金银花中其他有机酸还包括棕榈酸(42)、肉豆蔻酸(43)、香草酸(44)、原儿茶酸(45)及阿魏酸(46)等。金银花中主要有机酸类成分及结构如图3 - 1所示。宋亚玲等在对金银花酚酸类进行研究时,提取出绿原酸、新绿原酸、隐绿原酸、3,4 - 二咖啡酰奎宁酸、咖啡酸、3,5 - 二咖啡酰奎宁酸、咖啡酸甲酯、4,5 - 二咖啡酰奎宁酸8种有机酸成分,且以咖啡酸的活性最强。

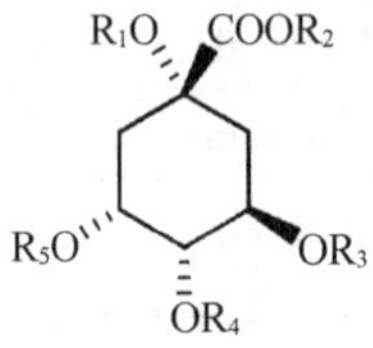

奎宁酸

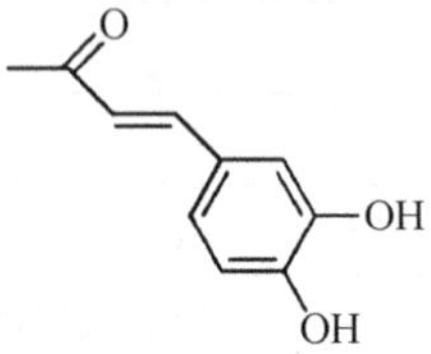

22 R_1=caffeoyl, R_2=R_3=R_4=R_5=H
24 R_4=caffeoyl, R_2=R_3=R_4=R_5=H
26 R_3=R_4=caffeoyl, R_1=R_2=R_5=H
28 R_4=R_5=caffeoyl, R_1=R_2=R_3=H
30 R_3=R_5=caffeoyl, R_1=R_4=H, R_2=Et
32 R_4=caffeoyl, R_1=R_5=R_3=H, R_2=Me
34 R_5=caffeoyl, R_1=R_4=R_3=H, R_2=n-Bu
36 R_5=caffeoyl, R_1=R_4=R_3=H, R_2=n-Bu
38 R_3=R_5=caffeoyl, R_1=R_4=H, R_2=Et
40 R_4=R_5=caffeoyl, R_1=R_3=H, R_2=Me

咖啡酰基

23 R_3=caffeoyl, R_2=R_2=R_4=R_5=H
25 R_5=caffeoyl, R_1=R_2=R_3=R_4
27 R_3=R_5=caffeoyl, R_1=R_2=R_4=H
29 R_3=caffeoyl, R_1=R_4=R_5=H, R_2=Me
31 R_3=R_5=caffeoyl, R_1=R_4=H, R_2=n-Bu
33 R_5=caffeoyl, R_1=R_4=R_3=H, R_2=Me
35 R_5=caffeoyl, R_1=R_4=R_3=H, R_2=Me
37 R_3=R_5=caffeoyl, R_1=R_4=R_3=H, R_2=Me
39 R_3=R_5=caffeoyl, R_1=R_4=R_3=H, R_2=n-Bu
41 R_3=R_4=caffeoyl, R_1=R_2=H

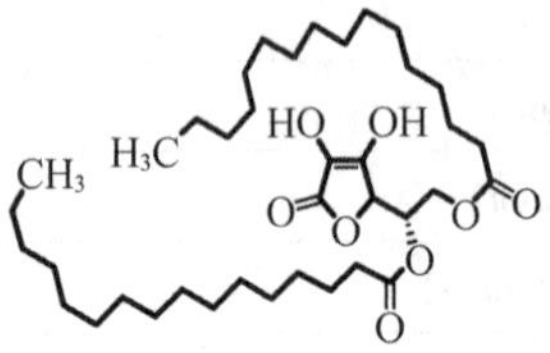

42

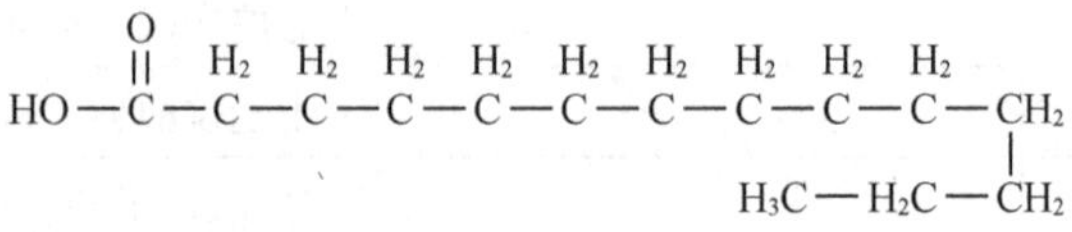

43

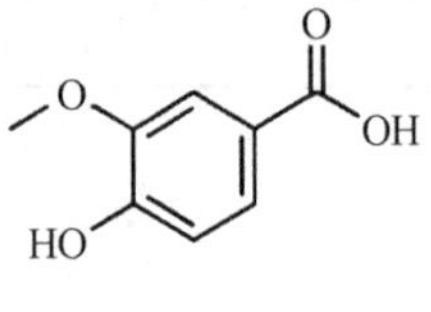

44

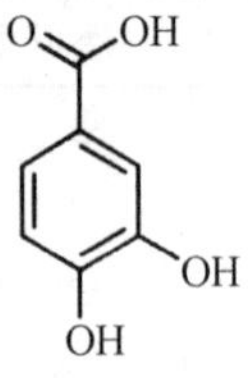

45

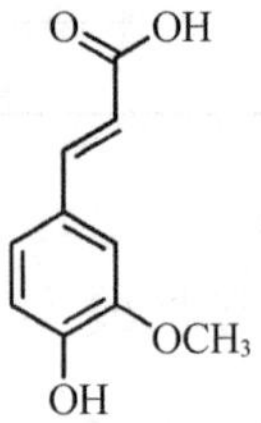

46

图3 - 1　金银花中主要有机酸类成分及结构

（三）黄酮类

黄酮类化合物是金银花中的活性化学成分之一，该类物质具有较强的抗氧化活性，一般以 $C_6-C_3-C_6$为基本碳链骨架，常以苷类或碳糖基的形式存在，主要成分包括芦丁、木犀草苷、槲皮素等。不同品种金银花中的黄酮类成分不同，忍冬和山银花中主要黄酮成分为芦丁（含量分别为 951 μg/g、81 μg/g），红腺忍冬、灰毡毛忍冬和细毡毛忍冬主要黄酮成分为木犀草素 -7 - *O* - *β* - D - 半乳糖苷（含量分别为 106 μg/g、116 μg/g、165 μg/g）。金银花不同部位的黄酮类含量存在差异，其含量由高到低为叶（96.52 mg/g）> 花（40.72 mg/g）> 茎（14.26 mg/g）。金银花中类黄酮的含量从幼蕾期到金花期呈逐渐下降趋势，幼蕾期有最高值（13.29 mg/g）。目前，从金银花中鉴定出的黄酮类成分主要有芦丁（47）、木犀草苷（48）、槲皮素（49）、木犀草素 -7 - *O* - *β* - D - 半乳糖苷（50）、槲皮素 -3 - *O* - *β* - D - 葡萄糖苷（51）、木犀草素 -7 - *O* - *β* - D - 吡喃葡萄糖苷（52）、芹菜素 -7 - O - 葡萄糖醛酸苷（53）、金丝桃苷（54）、忍冬苷（55）、苜蓿苷（56）、苜蓿苷 -7 - *O* - 新橙皮糖苷（57）、槲皮素 - 3 - *O* - *α* - L - 吡喃鼠李糖苷（58）等。金银花中主要黄酮类成分及结构如图 3 - 2 所示。

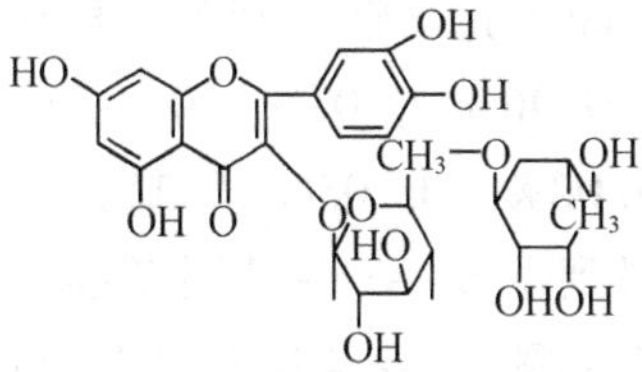
47

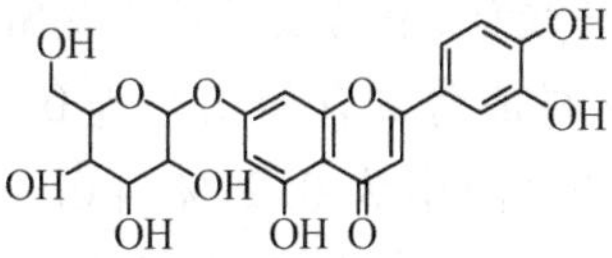
48

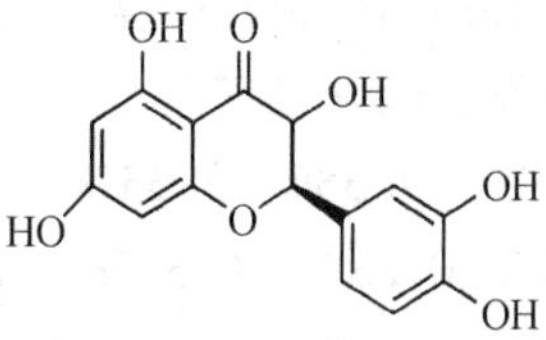
49

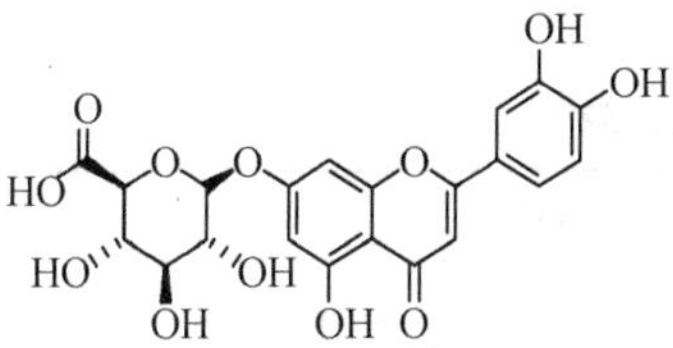
50

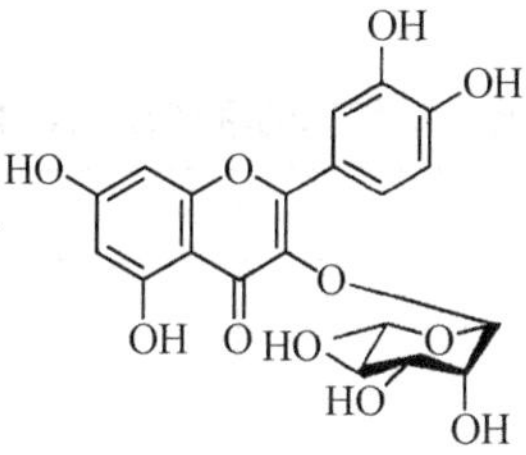
51

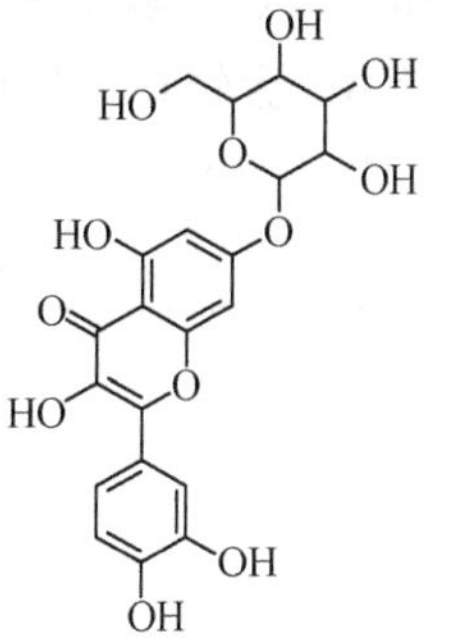
52

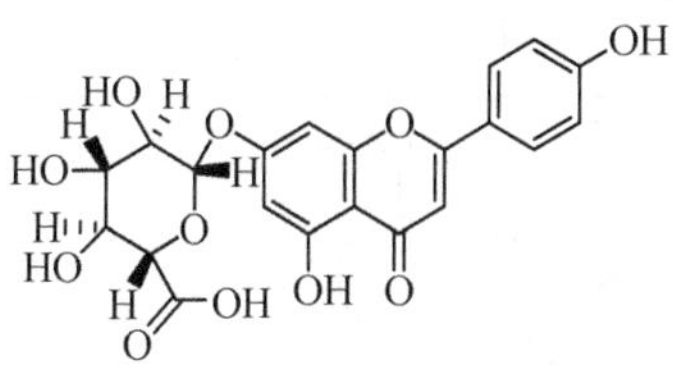
53

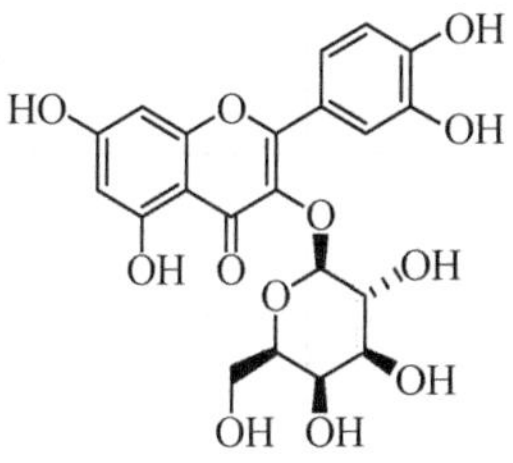
54

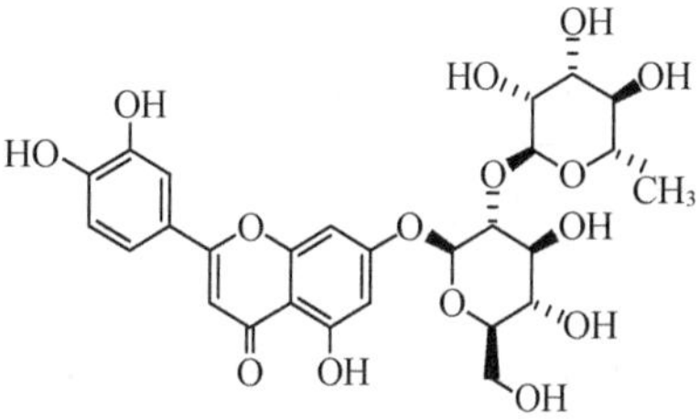
55

图 3 - 2　金银花中主要黄酮类成分及结构

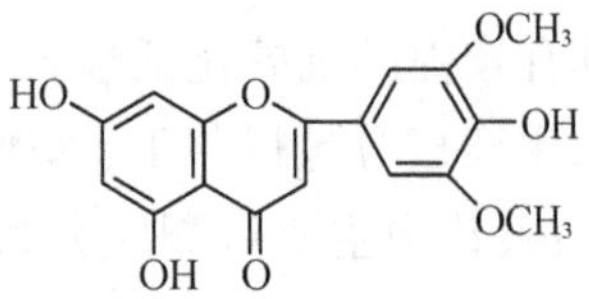

56 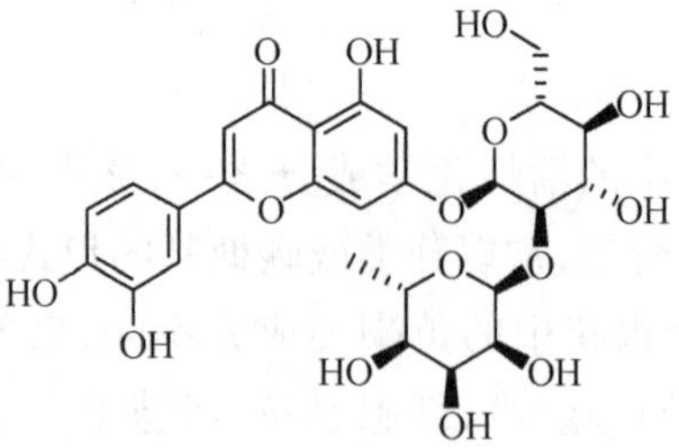　　　　　　　　　　　　　57 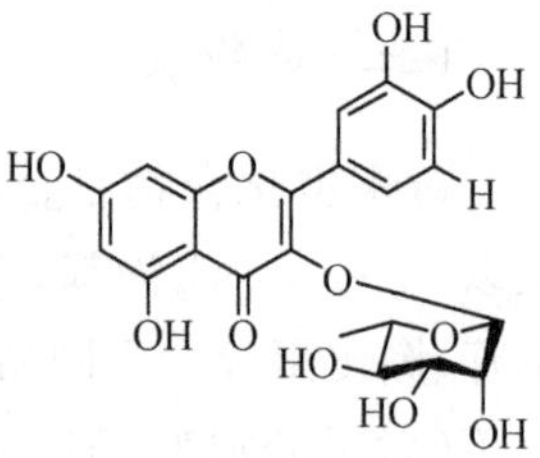　　　　　　　　　　　　　58

图 3 - 2(续)

(四)环烯醚萜苷类

环烯醚萜苷类是金银花的主要水溶性成分,常以苷的形式存在。近年来研究人员已从金银花中提取出 70 多种成分,其中闭环环烯醚萜苷类 40 多种,裂环环烯醚萜苷类 20 多种。张丽媛等从金银花中提取出 7 种环烯醚萜类成分,分别为马钱苷、当药苷、断氧化马钱子苷、断马钱子苷酸、7 - 乙氧基獐牙菜苷或异构体、7 - 表断马钱子半缩醛内酯、aldosecologanin。山东和河南金银花中獐牙菜苷、马钱苷、断马钱子苷半缩醛内酯、断氧化马钱子苷等 4 种环烯醚萜苷的含量存在一定差异,4 种成分的含量山东为 0.38% ~ 0.46%、0.07% ~ 0.14%、0.30% ~ 0.38%、0.33% ~ 0.41%,河南为 0.21% ~ 0.33%、0.02% ~ 0.08%、0.15% ~ 0.32%、0.23% ~ 0.36%。于洋等首次从金银花水提物中分离得到了 6′ - O - 乙酰基断马钱子苷半缩醛内酯、6′ - O - 乙酰基裂环氧化马钱素、马钱素 - 7 - 酮、7α - 莫诺苷、7β - 莫诺苷和金吉苷。李畅等首次在金银花中发现一种新的环烯醚萜化合物,将其命名为裂环马钱子苷 A。金银花中常见的环烯醚萜苷类成分及结构如表 3 - 2 所示。

表 3 - 2　金银花中常见的环烯醚萜苷类成分及结构

序号	名称	结构式
59	马钱苷(loganin)	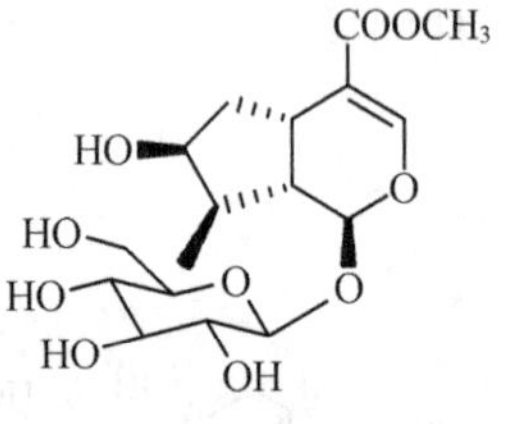
60	马钱苷酸(loganic acid)	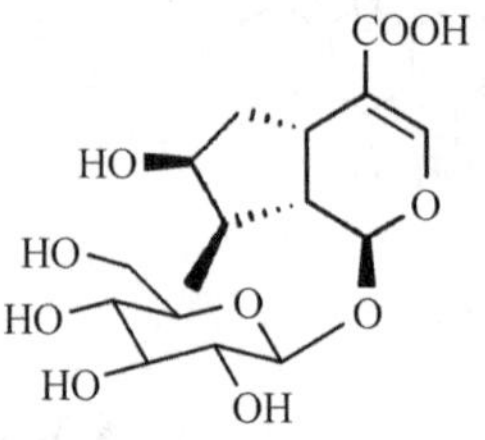

表 3 - 2（续 1）

序号	名称	结构式
61	当药苷/獐牙菜苷（sweroside）	
62	断氧化马钱子苷（secoxyloganin）	
63	断马钱子苷酸（secologanic acid）	
64	7 - 乙氧基獐牙菜苷或其同分异构体 （7 - ethoxydangoside 或其同分异构体）	
65	7 - 表断马钱子苷半缩醛内酯 （7 - epi - vogeloside 或 vogeloside）	
66	aldosecologanin	

表 3－2（续 2）

序号	名称	结构式
67	断马钱子苷半缩醛内酯（vogeloside）	R=α－OCH₃
68	6′－O－乙酰基断马钱子苷半缩醛内酯 （6′－O－acetyl loganin hemiacetal lactone）	
69	6′－O－乙酰基裂环氧化马钱素 （6′－O－acetylsecoxyloganin）	
70	马钱素－7－酮（7－ketologanic）	
71	7α－莫诺苷（7α－morroniside）	

表 3 - 2（续 3）

序号	名称	结构式
72	7β - 莫诺苷（7β - morroniside）	
73	金吉苷（kingiside）	
74	裂环马钱子苷 A	
75	莫诺苷（morroniside）	
76	secologanoside	

表3-2(续4)

序号	名称	结构式
77	secologanoside - 7 - methyl ester	
78	dimethyl secologanoside	
79	断马钱子苷二甲基缩醛 (secolloganin dimethyl acetal)	
80	6' - O - β - apiofuranosyl swerosidfe	
81	8 - 表金吉苷(8 - epikingiside)	

表 3 - 2(续 5)

序号	名称	结构式
82	dehydromorroniside	
83	(E) - aldosecologanin	
84	(Z) - aldosecologanin	

(五)三萜皂苷类

三萜皂苷类也是金银花中含量较多的功能性成分,具有良好的护肝功效和抗病毒作用,目前金银花中已发现的三萜皂苷类有 30 多种。李泮霖等从金银花中共确定了 59 种成分,其中包括灰毡毛忍冬皂苷甲/乙、灰毡毛忍冬次皂苷甲/乙、川续断皂苷乙、木通皂苷 D、常春藤皂苷元等 15 种皂苷类成分。陈昌祥等从金银花花蕾中提取分离出了 3 - O - α - L - 吡喃鼠李糖基(1→2) - α - L - 吡喃阿拉伯糖基 - 常春皂苷 - 28 - O - β - D - 吡喃木糖基 (1→6) - β - D - 吡喃葡萄糖酯、3 - O - α - L - 吡喃鼠李糖基(1→2) - α - L - 吡喃阿拉伯糖基 - 常春皂苷元 - 28 - O - β - D - 吡喃葡萄糖基(1→6) - β - D - 吡喃葡萄糖酯等 6 种三萜皂苷类化合物。Li 等首次从金银花中分离得到 japonicaside C。Kwak 等首次从金银花地上部分分离得到忍冬苦苷 C。张小光等采用反相高效液相色谱法同时测定了金银花中忍冬苦苷 A 和忍冬苦苷 C 的含量,测得忍冬苦苷 A 和忍冬苦苷 C 的平均回收率分别为 99.9% 和

98.3%。金银花中常见的三萜皂苷类成分及结构如表3-3所示。

表3-3 金银花中常见的三萜皂苷类成分及结构

序号	三萜皂苷类成分	结构式
85	灰毡毛忍冬皂苷乙(Macranthoidin B)	R₁=Glc-(1→4)-Glc-(1→3)-Rha-(1→2)Ara, R₂=H, R₃=Glc-(1→6)-Glc
86	灰毡毛忍冬皂苷甲(Macranthoidin A)	R₁=Glc-(1→3)-Rha-(1→2)-Ara, R₂=H, R₃=Glc-(1→6)-Glc
87	3 - O - arabinopyran osyl (2→1) - O - rhamnopyranosyl hederagenin - 28 - O - glucopyran osyl ester 或其同分异构体	R₁=Ara-(2→1)-Rha, R₂=H, R₃=Glc
88	川续断皂苷乙(Dipsacoside B)	R₁=Rha-(1→2)-Ara, R₂=H, R₃=Glc-(1→6)-Glc

表 3-3(续1)

序号	三萜皂苷类成分	结构式
89	3 - O - α - L - rhamnopyranosyl（1→2）- α - L - arabinopyranosy hederagenin	R₁=Rha-(1→2)-Ara, R₂=H, R₃=H
90	木通皂苷 D	R₁=Ara, R₂=H, R₃=Glc-(1→6)-Glc
91	灰毡毛忍冬次皂苷（乙 macranthoside B）	R₁=Glc-(1→4)-Glc-(1→3)-Rha-(1→2)Ara, R₂=H, R₃=H
92	3 - O - arabinopyranosy（2→1）- O - rhamnopyranosyl hederagenin - 28 - O - glucopyrancsyl ester 或其同分异构体	R₁=Ara-(2→1)-Rha, R₂=H, R₃=Glc
93	3 - O - α - L - rhamnopy ranosyl（1→2）- α - L - arabinopyranosy hederagenin isomer	R₁=Rha-(1→2)-Ara, R₂=H, R₃=H

表 3 - 3(续 2)

序号	三萜皂苷类成分	结构式
94	忍冬苦苷 A	R₁=Ara，R₂=H，R₃=Rha-(1→2)-[Xyl-(1→6)]-Glc
95	灰毡毛忍冬次皂苷甲(macranthoside A)	R₁=Glc-(1→3)-Rha-(1→2)-Ara，R₂=H，R₃=H
96	3 - O - a - L - rhamnopyranosyl(1→2) - α - L - arabinopyranosy hederagenin isomer	R₁=H，R₂=H，R₃=H
97	常春藤皂苷元	R₁=H，R₂=H，R₃=H
98	3 - O - β - D - 吡喃葡萄糖基(1→4) - β - D - 吡喃葡萄糖基(1→3) - α - L - 吡喃鼠李糖基(1→2) - α - L - 吡喃阿拉伯糖基 - 常春皂苷元 - 28 - O - β - D - 吡喃葡萄糖基(1→6) - β - D - 吡喃葡萄糖酯	R₁=Glc-(1→4)-Glc-(1→3)-Rha-(1→2)-Ara，R₂=H，R₃=Glc-(1→6)-Glc

表 3－3(续 3)

序号	三萜皂苷类成分	结构式
99	常春皂苷元－3－*O*－α－L－吡喃鼠李糖基(1→2)－α－L－吡喃阿拉伯糖苷	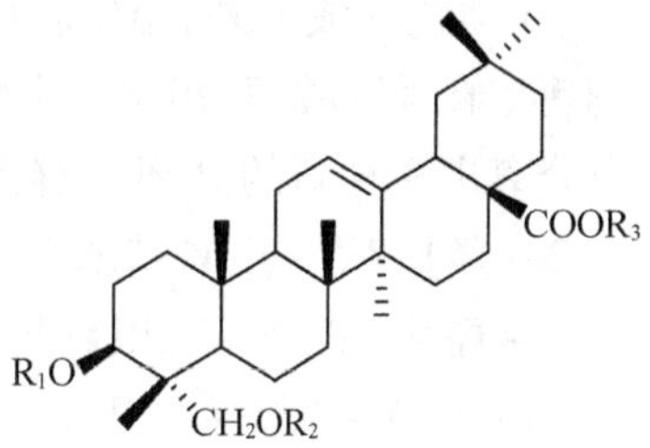 R_1=Rha-(1→2)-Ara，R_2=H，R_3=H
100	3－*O*－α－L－吡喃鼠李糖基(1→2)－α－L－吡喃阿拉伯糖基－常春皂苷－28－*O*－β－D－吡喃木糖基(1→6)－β－D－吡喃葡萄糖酯	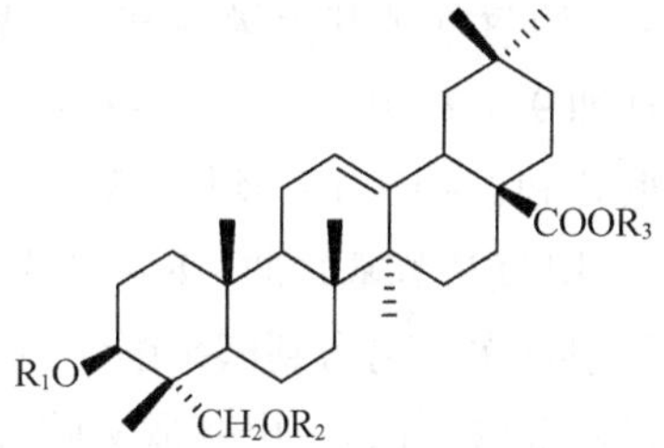 R_1=Glc-(1→4)-Glc-(1→3)-Rha-(1→2)-Ara， R_2=H，R_3=Glc-(1→6)-Glc
101	3－*O*－α－L－吡喃鼠李糖基(1→2)－α－L－吡喃阿拉伯糖基－常春皂苷元－28－*O*－β－D－吡喃葡萄糖基(1→6)－β－D－吡喃葡萄糖酯	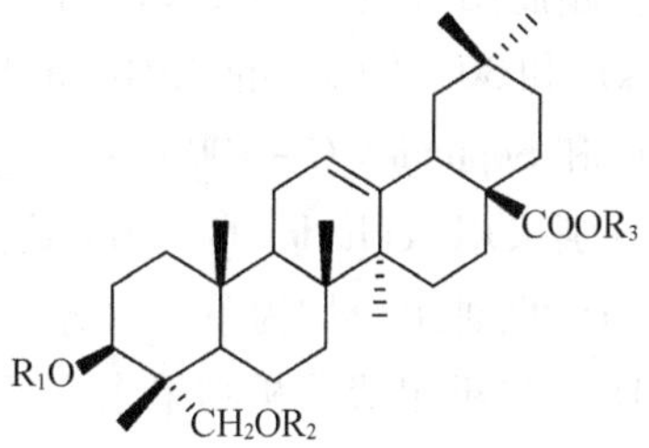 R_1=Rha-(1→2)-Ara，R_2=H，R_3=H
102	3－*O*－α－L－吡喃鼠李糖基(1→2)－α－L－吡喃阿拉伯糖基－常春皂苷元－28－*O*－α－L－吡喃鼠李糖基(1→2)－β－D－吡喃木糖基(1→6)－β－D－吡喃葡萄糖酯	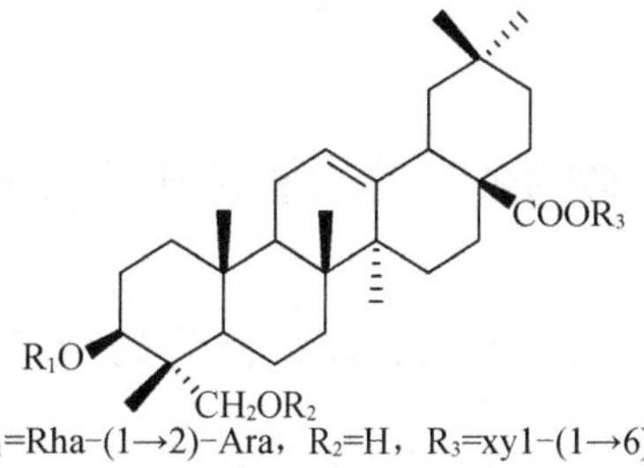 R_1=Rha-(1→2)-Ara，R_2=H，R_3=xy1-(1→6)-Glc
103	忍冬苦苷 C	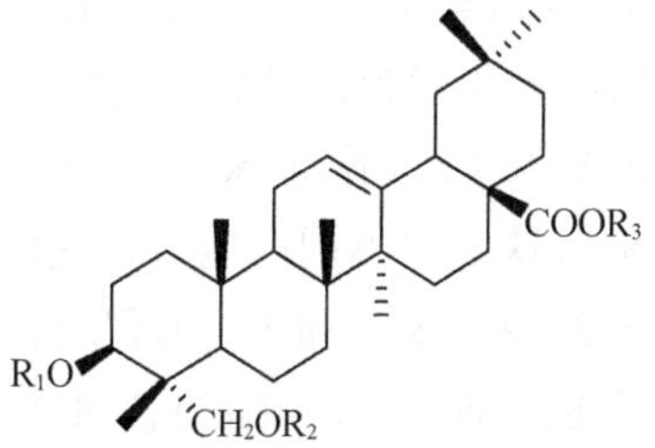 R_1=Rha-(1→2)-Ara，R_2=H，R_3=Glc-(1→6)-Glc

（六）其他

除以上5类化学成分外，金银花中还含有其他多种化学成分，如精氨酸、缬氨酸、酪氨酸、异亮氨酸、苯丙氨酸、豆甾醇、胡萝卜苷、紫丁香苷等。近年来，Yu 等从金银花水提物（HWE）中分离出9种新的高环烯醚类生物碱。Wang 等从金银花中分离得到6种新的糖苷：$(-)-2-$羟基$-5-$甲氧基苯甲酸$-2-O-\beta-D-(6-O-$苯甲酰基$)-$吡喃葡萄糖苷、$(-)-4-$羟基$-3,5-$二甲氧基苯甲酸$-4-O-\beta-D-(6-O-$苯甲酰基$)-$吡喃葡萄糖苷、$(-)-(E)-3,5-$二甲氧基苯基丙烯酸$-4-O-\beta-D-(6-O-$苯甲酰基$)-$吡喃葡萄糖苷、$(-)-(7S,8R)-4-$羟基苯基甘油$9-O-\beta-D-[6-O-(E)-4-$羟基$-3,5-$二甲氧基苯基丙烯酰基$]-$吡喃葡萄糖苷、$(-)-(7S,8R)-4-$羟基$-3-$甲氧基苯基甘油$9-O-\beta-D-[6-O-(E)-4-$羟基$-3,5-$二甲氧基苯基丙烯酰基$]-$吡喃葡萄糖苷和$(-)-4-$羟基$-3-$甲氧基苯酚$\beta-D-\{6-O-[4-O-(7S,8R)-(4-$羟基$-3-$甲氧基苯基甘油$-8-$甲基$)-3-$甲氧基苯甲酰基$]\}-$吡喃葡萄糖苷。Wang 等从金银花中首次分离得到熊果酸、$\beta-$谷甾醇$-3-\beta-$吡喃葡萄糖苷$-6'-O-$棕榈酸酯、脱落酸、鸟嘌呤核苷、$5-$甲基尿嘧啶、反式肉桂酸和$4-$羟基苯甲醛。

李尔春采用水溶醇沉法提取金银花多糖的最佳提取条件组合为40 ℃、2 h、20倍水，提取2次。超滤结果表明，半数以上的金银花多糖的分子量在100 kD 以上，但100~50 kD、50~30 kD 和30~10 kD 的范围内也都有金银花多糖的分布。经 DEAE-52 离子交换纤维素柱色谱和 Sephadex G-100 凝胶柱色谱分离出 FL-C1、FL-D1、FL-D2 三种组分，其纯度鉴定分别采用 Sephadex G-200 凝胶柱色谱和高效凝胶渗透色谱法测定，结果表明 FL-C1、FL-D1 两种组分均为单一组分。计算得 FL-C1、FL-D1 的分子量分别为120 000 Da、30 000 Da。单糖组成分析结果表明：FL-C1 由葡萄糖（Glu）、半乳糖（Gal）、核糖（Rib）、阿拉伯糖（Ara）、木糖（Xyl）、果糖（Fru）组成；FL-D1 由葡萄糖、半乳糖、木糖、阿拉伯糖、鼠李糖（Rha）组成；FL-D2 由葡萄糖、半乳糖、甘露糖（Man）、核糖、阿拉伯糖、木糖、果糖组成。

二、影响金银花功能性成分含量的因素

（一）影响挥发油类含量的因素

由于金银花产地、提取部位和方法的不同，其含有的挥发油类的成分和含量也有所不同。辽宁、安徽金银花中苯乙醇相对含量最高（分别为17.07%和15.75%）；宁夏、江西金银花中棕榈酸相对含量最高（分别为23.46%和11.58%）；山东金银花中柠檬烯相对含量最高（16.83%）；云南金银花中3,7-二甲基-1,6-辛二烯-3-醇相对含量最高（29.13%），这表明不同产地金银花的挥发性成分存在差异。金银花的芽、银花和金花中分别鉴定出39种、48种和39种挥发性物质；在金银花芽发育成金银花的过程中，烷烃、醇和酮的含量逐渐增加，酸和酯的含量逐渐减少。金银花不同部位的挥发性成分存在明显差异，酯类含量由高到低为果>叶>花；醛酮醇含量由高到低为花>叶>果；芳香族类含量由高到低为叶>果>花；烷烃类成分含量果远高于花和叶。通过不同方法从金银花中提取出

的挥发性成分也具有差异,共水蒸馏法共检测出 79 种成分,占总成分的 98.77%,主要成分为脂肪酸类、脂类、烷烃类;超临界 CO_2 萃取法共检测出 56 种成分,占总成分的 89.81%,主要成分为脂肪酸类、烷烃类、脂类。可以看出,影响金银花挥发性成分含量的因素多种多样,因此在实际应用中应相应地选择最佳条件来处理金银花进行研究分析。

(二)影响有机酸类含量的因素

由于金银花产地、部位、处理方式的不同,其含有的有机酸类的成分和含量也不同。山东金银花中的总有机酸、绿原酸的平均含量(28.446 mg/g、20.219 mg/g)略高于河南样品中两种成分(27.619 mg/g、18.854 mg/g)的平均含量,而河南样品中的异绿原酸 A、异绿原酸 C 的平均含量(7.02 mg/g、8.95 mg/g)略高于山东样品中两种成分的平均含量(6.557 mg/g、8.35 mg/g)。金银花大叶和小叶各时期绿原酸含量相当,呈缓慢下降的趋势;而花中绿原酸含量先升高后降低,在三青期达到最高值(33.37 mg/g),金花期下降至最低值(14.56 mg/g)。金银花经烘干、晒干、土烤、杀青烘干、阴干处理后,其含有的绿原酸、异绿原酸 A 和异绿原酸 C 的含量存在明显差异,这证明了不同处理方式对金银花中有机酸的含量存在影响。综合分析金银花中有机酸类含量变化的生长规律,可以为金银花资源的合理利用提供可靠的依据。

(三)影响黄酮类含量的因素

由于金银花产地、花期、处理方式的不同,其含有的黄酮类的成分和含量也存在差异。黄显章等测定了不同产地金银花中芦丁、金丝桃苷、木犀草苷、木犀草素 4 种黄酮成分的含量。结果表明,不同产地金银花中芦丁和木犀草苷含量差异较大,而金丝桃苷和木犀草素含量均较低,差异较小;河南南阳、山东临沂、河南新密、河南封丘金银花中 4 种黄酮成分总含量较高,分别为 0.277%、0.236%、0.243%、0.215%。金银花不同花期(金花、银花、白蕾、绿蕾)中的总黄酮含量不同:银花中总黄酮含量最高,达 3.433%;其次为金花 2.988%,之后为白蕾 2.621%;绿蕾中含量最低,为 2.539%。经不同方式处理后的金银花总黄酮平均含量由高到低为蒸干法(6.58% ±0.06%)>微波烘干法(6.20% ±0.03%)>烘干法(5.82% ±0.04%)>阴干法(4.28% ±0.06%)>晒干法(3.83% ±0.02%)。因此,探究影响黄酮类物质含量的因素,能够为金银花中黄酮类物质的研究提供新的思路。

(四)影响环烯醚萜苷类含量的因素

由于金银花产地、品种的不同,其含有的环烯醚萜苷类的成分和含量具有明显差异。山东、河南金银花中獐牙菜苷、马钱苷、断马钱子苷半缩醛内酯、断氧化马钱苷 4 种环烯醚萜苷的含量分别为 0.38% ~0.46%、0.07% ~0.14%、0.30% ~0.38%、0.33% ~0.41% 和 0.21% ~0.33%、0.02% ~0.08%、0.15% ~0.32%、0.23% ~0.36%。这表明山东金银花中 4 种环烯醚萜苷的含量较河南高。Gao 等研究了 7 个不同品种忍冬属植物中环烯醚萜苷类成分的含量,结果显示金银花中环烯醚萜苷类化合物种类多于其他品种,灰毡毛忍冬、华南忍冬、红腺忍冬山银花中不含环烯醚萜苷类化合物。加强不同因素对金银花中环烯醚萜苷类含量的影响研究,有助于进一步提高对环烯醚萜苷类含量影响因素的认识,为高效利用金银花资源提供技术支撑。

（五）影响三萜皂苷类含量的因素

由于金银花产地、品种的不同，其含有的三萜皂苷类的成分和含量也存在明显差异。河南西峡、陕西宝鸡、陕西西安地区的金银花中忍冬苦苷 A 含量较高，分别为 0.608%、0.271%、0.206%；陕西西安、河南西峡、陕西咸阳地区的金银花中忍冬苦苷 C 含量较高，分别为 0.181%、0.166%、0.125%，这表明不同地区金银花三萜皂苷类成分存在明显差异。Chai 等比较了金银花与山银花（灰毡毛忍冬、红腺忍冬、华南忍冬）中灰毡毛忍冬皂苷甲、川续断皂苷乙等 7 种三萜皂苷类成分的含量，结果显示：灰毡毛忍冬和华南忍冬均含有这 7 种皂苷；金银花中仅含川续断皂苷乙（含量为 3.44 mg/g）；红腺忍冬主要含川续断皂苷乙（含量为 53.78 mg/g），且未检测出常春藤皂苷元 - 28 - O - β - D - 吡喃葡萄糖基(6→1) - O - β - D - 吡喃葡萄糖酯苷。此外，应继续探究影响金银花中三萜皂苷类含量的因素，以便多方面分析三萜皂苷类含量的影响因素，提高金银花的利用价值。

三、金银花生物活性

自古以来，金银花因其药用价值而闻名。金银花味甘，性寒，入心、肺、胃经，其功效主要是清热解毒，主治温病发热、痈疽疔毒、热毒血痢等，具有多种生物活性，被广泛应用于临床实践，具有抗炎解热、抗菌、抗病毒、抗氧化、免疫调节、降血脂、降血糖及保肝利胆等多种作用。

（一）解热与抗炎活性

宋建华研究发现，不同剂量的金银花水煎液对二甲苯致小鼠耳郭肿胀有不同程度的抗炎作用，以高剂量组最为明显。这说明金银花抗炎作用强度与剂量大小有关，剂量大则抗炎作用更明显。吴俊等对金银花与连翘提取液的研究发现，混煎液对二甲苯致小鼠耳郭肿胀有明显的抗炎作用。王林青等采用腹腔注射法和外敷法观察金银花提取物对蛋清所致大鼠足趾肿胀的效果，结果表明金银花提取物对蛋清引起的局部急性炎症有明显的抑制作用，且其抗炎作用逐步增强，与地塞米松及皮炎平相当。崔晓燕等运用血清药理学方法研究发现，在不影响细胞存活率的情况下，金银花提取物的含药血清可明显降低正常大鼠和细菌脂多糖刺激的大鼠中原代小胶质细胞释放的一氧化氮的量，可见金银花提取物具有抗炎作用。崔晓燕等还运用生化方法检测了大鼠角叉菜胶炎性渗出液中丙二醛、前列腺素、组胺和 5 - 羟色胺的含量变化，发现连续 5 天进行金银花提取物灌胃处理可以显著抑制角叉菜胶所致的大鼠足趾肿胀，并显著降低大鼠角叉菜胶炎性足炎性渗出液中丙二醛、前列腺素、组胺和 5 - 羟色胺的含量，而不影响正常小鼠的肾上腺质量及肾上腺中维生素 C 的含量。这说明金银花提取液通过抑制灸征位灸征因子的合成或释放而发挥类似非甾体类抗炎药物的抗炎作用。宋建华采用干酵母致热法制备大白鼠发热模型，研究发现不同剂量的金银花水煎液对干酵母所致的大鼠发热有不同程度的解热作用，可有效抑制体温升高，且剂量越大，解热效果越明显。刘华等以百白破三联菌苗制备家兔发热模型，研究表明金银花能显著降低致热家兔的肛温，具有显著的解热作用。

肿瘤坏死因子 - α(tumor necrosis factor - alpha, TNF - α)和白细胞介素 - 6(interleukin - 6, IL - 6)是介导急性期炎症反应的重要细胞因子,二甲苯可诱导 TNF - α 与 IL - 6 等细胞因子和炎症介质的释放,从而刺激炎症生成。在金银花的体外抗炎实验中,二甲苯导致的耳郭肿胀小鼠经金银花提取液灌胃处理后,小鼠血清中的 TNF - α 和 IL - 6 的含量有所下降。因此可知,金银花提取液可以抑制 TNF - α 和 IL - 6 的释放。由此推测,金银花通过抑制炎症介质的生成而产生抗炎作用。

金银花作为常用的清热解毒中药的主要成分,具有良好的抗炎作用。将从金银花中提取并经过高度纯化的马钱苷和当药苷类成分制备成注射剂,能明显抑制新鲜鸡蛋清、角叉菜胶等所致的大鼠足趾水肿,抑制实验性炎性渗出与炎性增生,与地塞米松等药物有类似的抗炎效果。金银花中的忍冬苷 A、忍冬苦苷 A 和忍冬苷表现出了良好的抗炎活性,与阿司匹林相当。金银花中的绿原酸、咖啡酸等 8 种酚酸类化合物对脂多糖诱导的小鼠巨噬细胞 RAW264.7 释放的 NO、TNF - α 和 IL - 6 等炎症因子均具有不同程度的抑制作用,且咖啡酸的抗炎活性最强。金银花水提物 10 mg/g 可以破坏内毒素的细微结构,从而对内毒素诱导的小鼠发热表现出抑制作用(22.5 g/kg 剂量抑制效果最强);在金银花的有效成分中,1 mg/g 绿原酸也有一定的抗内毒素作用;金银花水提物对二甲苯致小鼠耳郭肿胀及醋酸致小鼠腹腔毛细血管通透性升高具有显著的抑制作用,表现出了良好的抗炎活性。金银花还可以通过抑制 NF - κB 活化下游的 TNF - α、IL - 1β 等促炎细胞因子和趋化因子的下调来发挥对 LPS 诱导的 BV - 2 小神经胶质细胞的抗神经炎作用。此外,金银花水提取对小鼠葡聚糖硫酸钠诱导的结肠炎具有预防作用,该机制是通过下调 IL - 1β、NF - α、干扰素 - γ、IL - 6、IL - 12 和 IL - 17 等炎症因子的表达,来表现出对结肠炎的保护作用的。Han 等从金银花中分离出的黄酮类化合物,在人肥大细胞(HMC - 1)中,通过核转录因子 - κB(NF - κB)和丝裂原活化蛋白激酶(MAPK)激活途径,抑制 TNF - α、白细胞介素 - 8(interleukin - 8, IL - 8)、IL - 6、巨噬细胞集落刺激因子等促炎细胞介质的释放,从而起到抗炎作用。宋亚玲等对金银花所提取的酚酸类成分的抗炎作用进行了研究,并将脂多糖诱导的小鼠巨噬细胞 RAW264.7 炎症反应作为模型,探讨酚酸类成分对炎症因子的影响,以评价其抗炎效果,结果发现乙酸乙酯部位的酚酸类化合物对炎症因子具有抑制作用。

在金银花抗炎作用实验中,Ryu 等研究指出,金银花能显著抑制脂多糖刺激的一氧化氮和前列腺素 E2(prostaglandin E2, PGE2)的产生。此外,金银花在蛋白质和 mRNA 水平均抑制诱导型一氧化氮合酶和环加氧酶 - 2 的合成。在 LPS 刺激的 BV - 2 小胶质细胞中,金银花抑制促炎性细胞因子和趋化因子、TNF - α、白细胞介素 - 1β(interleukin - 1beta, IL - 1β)、单核细胞趋化蛋白 - 1、基质金属蛋白酶 - 9 酶活性和 mRNA 的表达及活性氧(reactive oxygen species, ROS)的产生,显著抑制 NF - κB 的激活及其从胞质至细胞核的易位,并抑制 NF - κB 的 DNA 结合活性。此外,金银花显著抑制 c - Jun N 端激酶、细胞外信号调节激酶 1/2(ERK 1/2)、p38 丝裂原活化蛋白激酶(mitogen - activated protein kinase, p38 MAPK)、磷脂酰肌醇 3 - 激酶(PI3K)/蛋白激酶 B(Akt)和 Janus 激酶(JAK1)/信号传感器和转录激活剂(STAT)1/3 的磷酸化。此研究结果表明,金银花通过抑制 NF - κB 活化下游的促炎细胞因子和趋化因子的下调来发挥 LPS 诱导的 BV - 2 小神经胶质细胞中的抗神经炎作用。金银花还可用于百日咳、肺炎、急性阑尾炎、急性乳腺炎、流感等疾病的治疗。以上研究表明,金银花对许多炎症均有良好的预防与治疗作用,表现出优良的抗炎活性。

王亚琼等在研究金银花的清热解毒作用实验中,经金银花水提物灌胃处理大鼠后,机体三羧酸循环的中间产物苹果酸、琥珀酸、α－酮戊二酸等的含量下降,脂肪酸代谢的中间产物 3－羟基丁酸等及异亮氨酸与亮氨酸等含量升高。由此可以推测,机体三羧酸循环受到抑制,氨基酸及脂肪酸的代谢也因此受到抑制,导致氨基酸及脂肪酸代谢的中间产物含量升高,这与金银花清热解毒的作用相符。在研究金银花水提物对结肠炎小鼠的作用实验中,金银花水提物起到下调 IL－1β、TNF－α、干扰素－γ、IL－6、IL－12 和 IL－17 的作用,表明金银花可通过 Th1/Th17 途径显示出对结肠炎的治疗作用。

在研究金银花乙醇提取物在卵清蛋白诱导的哮喘小鼠模型中的治疗效果的实验中,金银花乙醇提取物使哮喘小鼠的 CD3、CD4,血清免疫球蛋白和 IL－4 水平,基质金属蛋白酶－2（matrix metalloproteinase－2, MMP－2）和 MMP－9 的活性,BALF 中的嗜酸性粒细胞趋化因子水平显著下降至接近正常水平,表明金银花提取物可能对哮喘和炎症相关疾病非常有效。

(二)抗菌活性

金银花具有广谱抗菌作用。金银花水煎液对金黄色葡萄球菌、枯草芽孢杆菌、大肠埃希菌、白色念珠菌、黑曲霉菌表现出抑制作用,最低抑菌浓度（MIC）分别为 15.6 g/L、31.2 g/L、31.2 g/L、62.5 g/L 和 125 g/L。金银花中的不同成分对大肠杆菌均具有抑制作用,抗菌作用由强到弱为总异绿原酸 > 总绿原酸 > 总黄酮 > 总环烯醚萜,可知异绿原酸为金银花的主要抗菌成分。忍冬花芽对蜡状芽孢杆菌和金黄色葡萄球菌具有抗菌活性,两者抑菌圈直径分别为 6.3 mm、7.2 mm,且抗菌活性可能与酚类成分相关。

银纳米粒子（AgNPs）与金银花水提物的结合物 AgNPs－HWE 对大肠杆菌具有抑制作用,抗菌效果与其浓度成正比,且其抗菌活性较单独的 AgNPs 或 HWE 显著增强。此抑菌机制可能是由于 AgNPs 导致大肠杆菌细胞壁裂解并破坏了细胞膜的完整性,从而增加了 HWE 向细菌中的渗透,最终导致细胞严重损伤。金银花除了普通的抗菌作用,对耐药菌群也具有强烈的抑制作用。金银花中的绿原酸、异绿原酸和木犀草素对铜绿假单胞菌多耐药菌株具有抑制作用,同时有机酸组分与氨基糖苷类抗生素联用,对铜绿假单胞菌多耐药菌株具有协同抑制作用。

高晓东等研究了甘肃金银花对金黄色葡萄球菌及大肠埃希菌的体内及体外抗菌作用。结果发现,甘肃金银花及正品金银花抑制感染金黄色葡萄球菌及大肠埃希菌小鼠的死亡率分别为 45% 和 40%，而对照组小鼠死亡率为 95%，存在明显差异。这表明甘肃金银花具有良好的抗菌作用。

刘玉婕等研究指出,金银花、连翘配伍对抗多药耐药耐甲氧西林金黄色普通球菌具有良好的抗菌作用,且对临床分离的 11 种致病菌均具有抗菌作用。金银花属于广谱类抗菌药物,其提取物对金黄色葡萄球菌、大肠埃希菌,对抗多药耐药耐甲氧西林金黄色普通球菌、大肠杆菌、青霉菌、枯草杆菌、黑曲霉菌、黄曲霉菌等均具有良好的抑制作用。以上研究表明,金银花具有明显的抗菌作用,在临床应用中可以对其开发,为制备新型抗菌药物提供研究依据。

（三）抗病毒活性

金银花中的功能性成分（如有机酸类、黄酮类、环烯醚萜苷类）具有良好的抗病毒活性，对禽流感病毒 H9－AIV、甲型流感病毒 FM1、登革热病毒 DENV2、乙型肝炎病毒 HBV 等多种病毒均具有良好的抑制作用。金银花与山银花中的绿原酸类物质均具有良好的抗新城疫病毒（NDV）效果，对 NDV 的抑制率、阻断率、中和率分别达 92.43%、65.23%、95.92% 和 55.28%、91.52%、82.98%。金银花提取物具有抗甲型流感病毒（A/PR/8/34）的作用，20 g/kg 和 40 g/kg 剂量组对感染 A/PR/8/34 的小鼠具有显著的保护作用，保护率分别为 58.7% 和 69.0%，并明显降低了感染 A/PR/8/34 小鼠的肺指数值，肺指数抑制率分别为 14.6% 和 18.7%。研究表明，金银花抗流感病毒药理作用及其机制研究主要集中在抑制病毒增殖、肺损伤的保护、调节机体免疫功能等方面。金银花中有效成分主要通过抑制病毒活性、降低炎症因子的释放、促进机体淋巴细胞增殖等途径来发挥抗病毒作用。

登革热病毒感染的人和小鼠中过表达的先天微小 RNA（miRNA）中，let－7a 以登革热病毒血清型 1、2 和 4 的 NS1 区域为靶点。使用金银花水提物的 ICR 乳鼠在颅内注射 DENV2 之前或之后均表现出 NS1 RNA 和蛋白表达水平的降低，且病症减轻，病毒载量减少，并延长了小鼠生存时间。DENV2 感染的小鼠颅内注射 let－7a 时可观察到类似的结果。此结果表明，金银花通过诱导先天 miRNA let－7a 表达减弱体内登革热病毒复制和相关致病机制，为登革热病毒感染的预防和治疗指明了新的方向。胡璇等研究发现四倍体金银花水提物（0.030 5 mg/mL）对甲型流感病毒 FM1 所致的细胞病变具有抑制作用，二倍体金银花水提物在 0.488 0 mg/mL 或 0.244 0 mg/mL 时显示抑制作用。金银花中的绿原酸活性成分对呼吸道最常见、最主要的合胞病毒（respiratory syncytial virus，RSV）和柯萨奇 B 组 3 型病毒也具有明显的抑制作用。

俞文英等对金银花－荆芥穗不同配伍比例对流感病毒的体外抑制作用进行研究，发现金银花不同配伍（1:0、0:1、1:1、2:1、3:1、4:1）对流感病毒的治疗指数分别为 34.83、32.92、23.26、87.06、37.08、24.71，而临床上常用的利巴韦林治疗指数为 35.90，且药物浓度为 2.0 mg/mL 时，金银花－荆芥穗配伍 2:1 组的病毒抑制率较利巴韦林组高。结果表明，金银花－荆芥穗不同配伍比例均具有抗病毒作用，且以 2:1 配伍时的抗病毒效果最强。

王剑等通过对金银花进行多糖提取纯化，探讨多糖的抗病毒活性。结果发现，金银花多糖对单纯疱疹病毒、柯萨奇病毒 B5、柯萨奇病毒 B3、肠道病毒 71 型均具有抑制作用，治疗指数分别为 51.25、4.84、4.77、63.85，表明金银花多糖的抗病毒效果显著。

呼吸道合胞病毒可以诱导激活 Toll 样受体 3（TLR3）信号转导通路，促进干扰素－β（interferon－βIFN－β）的表达。在研究金银花中绿原酸对 TLR3 通路的影响实验中，与 RSV 病毒感染的鼠肺泡单核细胞（RAW264.7）模型组相比，加入绿原酸溶液后，细胞中 TLR3 信号通路的关键信号分子 TLR3、TANK 结合激酶 1（TBK1）、磷酸化干扰素调节因子 3（p－IRF3）蛋白表达显著下调，且 IFN－β 的含量显著降低。此实验表明，金银花中的绿原酸成分可以使 RSV 诱导的 TLR3、TBK1、p－IRF3 蛋白高表达显著降低，进而使 RSV 诱导的 IFN－β 高表达下调，从而起到良好的抗病毒作用。

Zhou 等研究指出，金银花具有良好的抗甲型流感病毒的作用。金银花具有良好的清热解毒功效,其对流感病毒、单纯疱疹病毒、柯萨奇病毒、肠道病毒 71 型等均具有良好的抑制作用。金银花水提物(0.5 g/mL 或 1.0 g/mL)可提高心肌组织超氧化物歧化酶(SOD)的活性,降低丙二醛(MDA)的含量,减轻柯萨奇病毒 B3 感染小鼠氧自由基损伤,对病毒性心肌炎小鼠的心肌具有保护作用。金银花和山银花所含黄酮类化合物中的绿原酸能明显抑制非洲绿猴肾细胞 Vero 中鸡新城疫病毒的传染及其增殖。金银花作为一种良好的抗病毒药材,在研发抗病毒产品方面具有良好的发展前景。

丁洁等通过水提、二次醇沉制备金银花多糖,所得多糖经三氟乙酸水解和盐酸羟胺、吡啶等衍生化后,采用气相色谱法(GC)建立指纹图谱。以鼠李糖为参照,绘制 12 批金银花药材样品(S1~S12)的 GC 指纹图谱,采用中药色谱指纹图谱相似度评价系统软件进行相似度评价并确定共有峰;采用 SPSS 21.0 软件进行聚类分析和主成分分析。以利巴韦林为阳性对照,以半数有效浓度(EC50)、治疗指数(TI)为指标,采用 MTT 法考察金银花多糖对 RSV 的体外抑制作用。金银花(S12)总多糖、80% 醇沉多糖、50% 醇沉多糖、20% 醇沉多糖的 EC50 值分别为 0.76 g/L、0.61 g/L、1.03 g/L、3.04 g/L,TI 值分别为 15.36、18.51、11.69、4.22;其中,80% 醇沉多糖的 EC50 值最低,TI 值与阳性对照(20.08)接近。此研究表明,金银花多糖对 RSV 具有一定的体外抑制活性,且以 80% 醇沉多糖活性最强。

Zhou 等研究了金银花新多糖(LJP)对葡聚糖硫酸钠诱导的小鼠溃疡性结肠炎的保护作用,采用傅里叶变换红外光谱仪对金银花新多糖(lonicera japonica thunb polysaccharide, LJP)进行定性分析,利用柱前衍生高效液相色谱法对 LJP 的单糖组成进行分析,同时研究了 LJP 对葡聚糖硫酸钠诱导的结肠炎小鼠模型肠道菌群和免疫功能的影响。结果表明,LJP 由 6 种单糖组成,具有典型的多糖特征吸收。LJP 可显著增加葡聚糖硫酸钠(DSS)处理小鼠的体重、器官指数、血清细胞因子(白细胞介素、肿瘤坏死因子和干扰素 - γ)、分泌性免疫球蛋白 A(SIgA)浓度及自然杀伤(NK)细胞和细胞毒性淋巴细胞(CTL)活性。肠道菌群检测结果显示,高剂量(150 mg/kg)的 LJP 对肠道益生菌(双歧杆菌和乳酸杆菌)的改善效果最好,对致病菌(大肠杆菌和肠球菌)的拮抗效果最好。此外,脾淋巴细胞凋亡的测量结果从另一个角度证实了 LJP 对 DSS 处理的小鼠具有免疫细胞的保护作用。

贾伟等通过体内抗病毒实验研究金银花多糖通过增强机体免疫力起到抗病毒的作用。以流感病毒 FM1 株滴鼻感染小鼠,观察金银花多糖对感染病毒小鼠的肺指数、免疫器官指数和体内 IFN - γ 含量的影响。研究结果表明,金银花多糖组均能显著降低病毒感染小鼠的死亡率,延长小鼠的生存时间,减轻肺病变程度,金银花多糖具有良好的抗甲型流感病毒的作用。

(四)抗氧化活性

杨利军等研究了金银花、山楂、银杏叶、葛根、杜仲、野菊花、黄芩、甘草、忍冬藤、鱼腥草、溪黄草 11 种中草药的抗氧化活性,发现金银花的抗氧化活性最高,且与总黄酮的含量具有相关性。关炳峰等进行了金银花提取物的抗氧化作用与其绿原酸含量的相关性研究,结果表明金银花提取物的抗氧化活性与绿原酸含量密切相关,具有较强的还原能力,清除羟自由基的能力甚至优于维生素 C。兰华等研究了不同采收期和不同部位金银花提取液膜保护酶的活性与清除自由基的能力,结果表明金银花花蕾、叶片和枝条中的超氧化物歧化酶、过氧化物酶和过氧化氢酶的活性变化与清除自由基能力密切相关。宫璀璀等研究了金银花水提物在体内的抗氧化能力,发现金银花水提物可以使血清中丙二醛含量降低,谷胱甘肽含量升高,提高了总抗氧化能力。李志洲研究发现金银花中黄酮类化合物可以明显地抑制猪油氧化。马彦芳在菜籽油、花生油、酥油、色拉油和羊油5种食用油中添加适量的金银花乙醇提取物,结果表明金银花对这5种食用油均具有一定的抗氧化作用。另外,对金银花抗氧化机理的研究发现,金银花可以通过调节线粒体基质和胞质内关键的信号调控的传导途径,抑制正常人肝细胞株(RBL)肝细胞的凋亡,从而起到抗氧化损伤的作用;金银花也可以通过调控热休克蛋白70(HSP – 70)和NF – κB的表达,阻断NF – κB信号传导,从而调节抗氧化防御酶体系水平,起到抗氧化作用。

在金银花不同提取物体外抗氧化活性实验中,金银花水提物表现出良好的体外抗氧化作用,其中水提物的乙酸乙酯萃取部位活性最强,这可能与乙酸乙酯部位中的β – 谷甾醇和黄酮类成分有关。

金银花水提物可以有效清除超氧阴离子自由基、羟基自由基和1,1 – 二苯基 – 2 – 苦肼基自由基,使H_2O_2诱导的受损人脐静脉内皮细胞(HUVECs)中一氧化氮的含量增加、乳酸脱氢酶释放量减少,从而使H_2O_2诱导的HUVECs细胞损伤有效减少。此实验证明,金银花水提物可以发挥较好的抗氧化作用。

现代研究证实,金银花中所含的黄酮和有机酸类成分具有清除人体中超氧阴离子自由基的功效,表现出良好的抗氧化作用。绿原酸等酚酸类组分含量越高,抗氧化活性越强,在抗衰老、改善血管功能与提高机体免疫力等方面均具有重要作用。金银花中的绿原酸类物质可以有效清除自由基,金银花、叶醇提取物能显著抑制玉米油、大豆油、猪油、花生油的氧化,贮藏12天时对上述油脂的抑制率分别为52%、46%、55%、47%和47%、43%、51%、39%,这表明花醇提取物抗油脂氧化效果优于叶醇提取物。金银花水煎剂对D – 半乳糖致衰小鼠具有良好的抗氧化作用(剂量以5 g/kg效果最佳),小鼠经金银花给药后血清、肝、肾等水平均有明显改善,同时体重增加。

体外实验表明,金银花中咖啡酰奎宁酸类化合物通过抑制活性氧簇(ROS)的产生和半胱氨酸的天冬氨酸蛋白水解酶 – 3(Caspase – 3)凋亡途径的激活,保护心肌细胞免于过氧化氢(H_2O_2)损伤引起的坏死和凋亡。这表明咖啡酰奎宁酸类化合物可能是一类具有心肌保护活性的化合物,用于抗氧化应激相关的缺血性心脏病。

此外,金银花水提物可以通过增加高脂血症大鼠血清中超氧化物歧化酶(SOD)和谷胱甘肽过氧化物酶(GSH – Px)含量及降低丙二醛(MDA)水平来抑制氧化应激的形成。这些研究结果为筛选食用花卉作为天然抗氧化剂和氧化应激相关疾病的预防性治疗提供了科学依据。研究发现,灰毡毛忍冬提取物中4个不同极性成分对DPPH自由基均有较强的清除作用,其清除能力和对Fe还原能力与所含的绿原酸、异绿原酸等多羟基有关,且呈正相关。

Ku等的研究表明金银花能够减轻严重的反流性食管炎症状和预防食道内的肌肉损伤,证实了金银花在反流性食管炎疾病中的治疗作用。张莹莹等的研究主要对金银花水煎剂对D – 半乳糖致衰模型小鼠的抗氧化作用进行分析,结果发现金银花给药后小鼠各项指标明显改善,且小鼠体重增加,血清、肝、肾等水平均改善,表明金银花对D – 半乳糖致衰小鼠具有良好的抗氧化作用,且以剂量 5 g/kg 效果最佳。

刘豪等研究指出,金银花不同提取物均具有良好的抗氧化作用,且以 95% 乙醇提取物的抗氧化能力最强。Bonarska - Kujawa 等研究指出,蓝果忍冬果实及其叶提取物成分对红细胞及脂质具有较好的保护作用,且具有较强的抗氧化作用。金银花具有抗氧化效果,且其不同提取物均具有良好的抗氧化作用。以上研究表明,金银花对多种途径引起的氧化过程均有良好的抑制作用,表现出优良的抗氧化活性。

在评估金银花乙醇提取物在秀丽隐杆线虫动物模型中的抗衰老和健康促进活性的实验中,金银花乙醇提取物可显著增加 CL4176 菌株中自噬基因 Bec - 1 的 mRNA 表达,并使 BC12921 菌株中自噬底物 p62 蛋白的表达降低 40.0% 以上,而自噬在衰老和蛋白质稳态中具有重要作用。这表明金银花对抗衰老和健康促进具有重要意义。

李尔春通过体外抗氧化活性实验表明,金银花粗多糖的总还原力随着浓度的增加逐步升高,并与多糖浓度有很好的相关性。金银花多糖对 PMS - NADH - NBT 系统产生的超氧自由基有显著的抑制作用。小鼠体内抗氧化活性表明,金银花多糖提取物可以显著提高受试小鼠血清、肝组织、脑组织中的 SOD、过氧化氢酶(CAT)及 GSH - Px 的活性,而显著降低这些组织中 MDA 的含量。此研究结果表明,金银花多糖提取物具有抗氧化性。

(五)免疫调节活性

在金银花对小鼠免疫功能的作用实验中,分别用金银花水煎液和生理盐水对正常小鼠进行灌胃处理。与生理盐水组相比,金银花组的脾细胞溶血空斑形成细胞(plague forming cell, PFC)个数增加,T 细胞转化率升高,腹腔巨噬细胞吞噬率增加。实验结果表明,金银花水煎液可以有效提高小鼠的 PFC,促进淋巴细胞的转化,可以增强其腹腔巨噬细胞的吞噬功能。此实验表明,金银花具有增强体液免疫、细胞免疫、非特异性免疫的作用。

金银花有促进白细胞和炎症细胞吞噬的功能,发挥免疫调节活性。明海霞等发现,甘肃金银花与正品金银花水提物对红细胞 C3bR 和红细胞表面的 IC 均有增强作用,可增强小鼠红细胞的免疫功能。在研究金银花多糖在环磷酰胺(CTX)诱导的免疫抑制小鼠模型中的免疫调节功能的实验中,金银花可显著增加 CTX 处理的小鼠器官指数,促进脾淋巴细胞增殖,增强巨噬细胞吞噬作用和自然杀伤细胞的活性,还可以在 CTX 处理的小鼠中恢复血清细胞因子 IL - 2、TNF - α 和 IFN - γ 的水平。这证明金银花多糖可以诱导免疫抑制小鼠的免疫调节活性,且效果与剂量呈正相关,可用作潜在的免疫调节剂。

金银花黄酮可以增加免疫抑制小鼠血清中酸性磷酸酶(ACP)、碱性磷酸酶(AKP)、溶菌酶(LSZ)的活力,提高小鼠脾脏、胸腺组织的总抗氧化能力(T - AOC)和 SOD 的活性,而明显降低单胺氧化酶(MAO)和 MDA 的含量,进而提高免疫效果。此外,金银花对脓毒症小鼠也具有免疫保护作用,该机制可能是金银花抑制了小鼠淋巴细胞的体外活化和增殖,并抑制淋巴细胞进入细胞分裂周期,进而提高脓毒症小鼠淋巴细胞免疫应答能力来发挥保护作用。金银花能促进炎性细胞和白细胞的吞噬功能,可降低体外分泌中性粒细胞的量及豚鼠 T 细胞中 α - 醋酸萘酯酶(ANAE)的含量;恢复巨噬细胞的生理功能,调节淋巴细胞的生理功能,显著升高 IL - 2 水平。同时,金银花还能改善受损细胞的免疫功能,调节受到抑制的淋巴细胞分泌细胞因子的功能;还能调节特异性细胞免疫、非特异性细胞免疫和特异性体液免疫。

皮建辉等通过超声波辅助法从金银花中提取得到总黄酮,主要对金银花黄酮对小鼠免疫调节作用进行研究。结果显示,金银花黄酮成分能显著改善免疫抑制小鼠的器官指数,增加其血浆酸性磷酸酶、碱性磷酸酶及溶菌酶的活性,提升其脾脏、胸腺组织总氧化能力及超氧化物歧化酶的活性,但显著降低了脾脏匀浆中单胺氧化酶及丙二醛的含量。此研究表明,金银花黄体可有效调节小鼠血清免疫酶的活性,提升淋巴器官的抗氧化能力,具有良好的免疫调节作用。Chen 等通过对虾饲喂不同含量的金银花,研究金银花对虾的生长、存活及免疫力的影响。结果发现,虾饲喂金银花可有效促进虾的生长性能及存活率,改善其免疫力。金银花可有效提升高巨噬细胞的吞噬指数及吞噬率,增强机体内淋巴细胞的转化率,进而增强人体的免疫功能。以上研究表明,金银花提取物可以通过不同的作用机制来发挥免疫调节功能。

在金银花乙醇提取物 HS – 23 对败血症诱导免疫抑制作用的研究中,HS – 23 改善了败血症诱导的死亡率,盲肠结扎和穿刺(cecal ligation and puncture, CLP)诱导的脾细胞、B 细胞和自然杀伤细胞的数量显著减少,可被 HS – 23 减毒。HS – 23 还减弱了 CLP 诱导的 CD4[+] 和 CD8[+]T 细胞凋亡,并且抑制了其在脾脏中的内在和外在凋亡,使 CLP 诱导的 IL – 17 产生减少,脾脏中 TNF – α 和 IL – 2 降低。此研究表明,HS – 23 通过抑制淋巴细胞凋亡和增强 Th1 细胞因子产生来逆转败血症晚期的免疫抑制,值得进一步评估,作为败血症的潜在治疗剂。

李志浩等探讨了金银花多糖对卡介苗加脂多糖(BCG + LPS)致小鼠免疫性肝损伤的影响。将 72 只昆明种小鼠按随机数字表法分为正常组,BCG + LPS 免疫性肝损伤小鼠组(模型组),对照组(联苯双酯)及金银花多糖低、中、高剂量组,每组 12 只;制备小鼠免疫性肝损伤模型;观察各组小鼠肝组织 Bcl – 2、Bax 阳性表达率、血清白细胞介素 10(IL – 10)、白细胞介素 12(IL – 12)水平和小鼠肝组织的病理改变。结果表明,与正常组比较,模型组小鼠肝组织 Bax 表达上升($P < 0.01$),Bcl – 2 表达降低($P < 0.01$);与模型组比较,金银花多糖各剂量组 Bax 表达下降($P < 0.01$),Bcl – 2 表达上升($P < 0.01$),而金银花多糖高剂量组与对照组肝组织 Bax 及 Bcl – 2 表达比较差异无统计学意义($P > 0.05$)。与正常组比较,模型组小鼠血清 IL – 10、IL – 12 水平升高($P < 0.01$);与模型组比较,金银花多糖各剂量组 IL – 10、IL – 12 水平下降($P < 0.01$);与对照组比较,除金银花多糖高剂量组血清 IL – 12 水平差异无统计学意义外,其余剂量组血清 IL – 10、IL – 12 水平均降低($P < 0.05$)。此研究得出结论,金银花多糖对 LPS + BCG 致小鼠免疫性肝损伤有明显的保护作用,而防止肝细胞过度凋亡可能是其防治免疫性肝损伤的作用机制。

(六)降血脂、降血糖活性

金银花具有良好的降血脂、降血糖活性。忍冬叶黄酮 – 磷脂复合物具有降血脂作用,80 mg/kg 和 20 mg/kg 剂量组降低血清 TC 含量最为显著,降低率分别为 55.58% 和 24.91%;同时忍冬叶黄酮 – 磷脂复合物可减轻肝细胞水肿和脂肪浸润,使肝脏脂肪含量下降,从而达到降血脂的作用。金银花提取物为 4 g/kg 和 2 g/kg 时,可使高脂血症大鼠血清 TG 和肝组织 TG 水平明显降低;同时蔗糖性高血糖大鼠及四氧嘧啶糖尿病大鼠的血糖也显著降低,证实了金银花降血脂、降血糖作用良好。潘竞锵等研究发现,金银花可以降低多型小鼠的胆固醇、低密度脂蛋白胆固醇含量,起到降血脂、降血糖并保护胰腺细胞的作用。王强等研究了金银花提取物对动物血脂、血糖的影响,发现金银花提取物可以使高脂血症小鼠、大鼠血清及肝组织中甘油三酯水平明显下降,对胆固醇、低密度脂蛋白胆固醇和高密度脂蛋白胆固醇无明显影响,同样证实了金银花提取物具有一定的降血脂、降血糖作用。

朱小峰等考察了金银花不同提取物对 α-葡萄糖苷酶的抑制活性。结果表明,金银花水提物对 α-葡萄糖苷酶活性的体外抑制作用较差,而总浸膏、乙酸乙酯部位抑制作用较强,金银花 30% 乙醇提取物总浸膏和其乙酸乙酯部位的抑制率分别为 108.09%、102.81%,这表明金银花可以通过抑制 α-葡萄糖苷酶的活性产生良好的降血糖作用。金银花提取物还可以通过改善胰岛素抵抗来降低血糖。以上研究表明,金银花具有一定的降血脂、降血糖活性,因而其未来可作为保健食品原材料的一部分。

链脲佐菌素诱导的糖尿病大鼠,口服给药金银花多糖 42 天后,糖尿病大鼠的食物和水摄入及血糖和胰岛素水平显著降低,而肝和骨骼肌糖原含量、肝丙酮酸激酶和己糖激酶浓度明显升高,总胆固醇、甘油三酯、低密度脂蛋白胆固醇和极低密度脂蛋白胆固醇水平显著下降,高密度脂蛋白胆固醇显著上升。此外,肝脏中的氧化应激恢复。此结果表明,金银花多糖具有降血糖、降血脂作用,可作为糖尿病功能性食品的一种成分。

(七)保肝利胆活性

在金银花水煎液对肝损伤小鼠的保护作用研究实验中,对乙酰氨基酚所致肝损伤小鼠,分别用金银花提取液和 0.9% 氯化钠溶液进行灌胃处理,实验结果显示,金银花组小鼠血清中谷草转氨酶、谷丙转氨酶均低于模型组,SOD 和 GSH-Px 含量均高于模型组,肝组织中 MDA 及一氧化氮水平均低于模型组。这说明金银花提取液能够降低天冬氨酸氨基转移酶、丙氨酸氨基转移酶活性,提高 SOD 和 GSH-Px 活性,降低 MDA 及一氧化氮含量,通过抑制脂质的过氧化反应,减轻肝脏损伤程度,对肝脏产生保护作用。

金银花中所含的三萜皂苷类成分具有保肝活性,所含的绿原酸对大鼠的胆汁分泌有促进作用,起到利胆的功效。研究表明 75% 金银花醇提物可抑制大鼠血清中谷丙转氨酶、谷草转氨酶、γ-谷氨酰转肽酶(γ-GT)、碱性磷酸酶(ALP)的水平升高,与模型组相比既能使大鼠血清白蛋白和总蛋白的水平升高,又能降低肝组织中 MDA、GSH-Px 的含量,这表明金银花有较好的保肝降酶作用。金银花总黄酮(TFLLJ)400 mg/kg、200 mg/kg、100 mg/kg 剂量组分别可使 CCl$_4$ 致肝损伤小鼠血清中的谷丙转氨酶和谷草转氨酶活性降低 169.15 U/L 和 85.77 U/L、122.68 U/L 和 78.64 U/L、56.36 U/L 和 50.64 U/L,同时小鼠肝细胞坏死、变性及炎性细胞浸润程度均有明显减轻,这表明 TFLJJ 对 CCl$_4$ 致小鼠急性肝损伤有较强的保护作用。金银花水提物 0.5 g/mL、0.125 g/mL 分别可使大鼠在给药 30~90 min 内胆汁分泌流量增加 0.82 mL、0.84 mL,并且可使大鼠离体胆囊平滑肌肌条张力增大、收缩频率加快、收缩幅度增强,可用于防治胆囊炎、胆囊收缩功能不良等肝胆疾病,且此活性主要与绿原酸有关。金银花乙醇提取物(LJEE)每天给药 300 mg/kg,可明显改善甲硫氨酸-胆碱缺乏饮食(MCDD)诱导的小鼠肝脂肪变性、球囊变性及炎症,该机制可能是由于 LJEE 降低了肝过氧化物酶体酰基-CoA、二酰基甘油酰基转移酶 2 的表达及诱导增殖-激活受体 α 的表达,预防了肝脂肪变性;同时 LJEE 可以阻止 MCDD 诱导的小鼠血浆中谷草转氨酶和谷丙转氨酶水平升高,降低了小鼠肝 MDA 水平以改善肝脏炎症和纤维化。

滕杨等主要探讨了代谢组学法考察金银花醇提取物对 DMN 诱导大鼠肝损伤的保护作用,利用金银花醇提取物对大鼠进行干预,结果发现其尿液代谢表型趋向正常,且长线代谢网络修复结果显示,金银花醇提取物对 DMN 染毒大鼠的生理及代谢均具有保护作用。明海霞等主要对甘肃金银花及正品金银花对大鼠胆汁分泌及胆囊平滑肌收缩的影响进行了研究,结果发现甘肃金银花与正品金银花均可增加大鼠的胆汁分泌量,并增加大鼠离体胆囊的平滑肌肌条张力,增强其收缩频率及收缩幅度,且与空白对照组相比存在差异。这表明金银花水提物可有效促进胆汁分泌,增强胆囊平滑肌收缩,在腹胀、消化不良、胆囊炎、胆囊收缩功能差等疾病中具有重要的药用价值。金银花中的多种化合物具有良好的保肝、利胆作用,可有效促进胆汁分泌,保护肝组织,减轻肝脏损伤。

非酒精性脂肪性肝炎(nonalcoholic steatohepatitis, NASH)的特征在于与不同程度的炎症和进行性纤维化相关的肝组织中的脂肪堆积。在金银花乙醇提取物(Lonicera japonica ethanol extract, LJEE)对 NASH 作用的研究中,对 NASH 模型小鼠进行 LJEE 灌胃处理,显著改善了小鼠肝脏脂肪变性、气球样变性和炎症情况,阻止了谷草转氨酶和谷丙转氨酶的血浆水平升高,显著降低了肝脏丙二醛水平,改善了小鼠的肝脏炎症和纤维化,这与细胞色素 P450 2E1 抑制多种促炎和促纤维化 mRNA 的下调有关。LJEE 可通过减少肝过氧化物酶体酰基－CoA、二酰基甘油酰基转移酶 2 的表达及通过诱导增殖－激活受体 α 的表达来预防肝脂肪变性。此外,LJEE 处理引起了 Jun N 末端激酶的磷酸化形式的显著减少及胞外信号调节激酶1/2 的磷酸化水平的增加。此研究证明,LJEE 可以在改善营养性脂肪性肝炎中起保护作用。

(八)抗血小板聚集

在金银花不同提取物体外抗凝血活性实验中,对于兔耳缘静脉血,金银花乙酸乙酯萃取部位与正丁醇萃取部位使体外血浆复钙时间延长,说明二者有较好的体外促凝作用;金银花水提物使体外血浆复钙时间缩短,说明金银花水提物有较好的体外抗凝血作用;金银花乙酸乙酯萃取部位主要成分为黄酮类,水部位主要为有机酸类,说明金银花中有机酸类有良好的体外抗凝血作用。金银花的抗凝血作用对血栓类疾病有良好的意义。

樊宏伟等对金银花及其有机酸类化合物的体外抗血小板聚集作用及作用强度进行了研究。结果表明,金银花及其有机酸类化合物绿原酸的同分异构体、咖啡酸、异绿原酸类均具有良好的抗血小板聚集作用。金银花中的有机酸类化合物可有效抑制血小板聚集,其作用机制如下:

(1)有机酸类化合物可有效抑制因诱导剂产生的血小板聚集情况;

(2)抑制血小板聚集的关键在于阻断 GPⅡb/Ⅲa 通路,进而清除聚集剂引发的血小板聚集,而有机酸类化合物具有抑制血小板膜上的 GPⅡb/Ⅲa 受体活性的作用;

(3)有机酸类化合物具有良好的生物抗氧化作用,其与过氧自由基快速发生反应后,使血小板不产生活化作用,进而抑制血小板聚集;

(4)有机酸类化合物还可有效保护血管内皮细胞,避免因过氧化产生损伤及对血管内皮功能造成影响,进而阻止血小板激活,阻断血小板聚集。

（九）抗肿瘤活性

研究人员从金银花干花中提取的汤剂显示出抗癌作用,并从冻干的金银花中提取了分离的多酚(PELJ),发现 PELJ 对人组织淋巴瘤细胞(U937 细胞)具有抑制作用。实验证明,PELJ 通过上调 DR4 和 Fas 诱导细胞凋亡,并且通过抑制 X - 连锁凋亡抑制蛋白(XIAP)进一步增强细胞凋亡。此外,PELJ 诱导的细胞凋亡部分是通过阻断 PI3K/Akt 途径。这些发现为 PELJ 对 U937 细胞可发挥一定的抗癌活性提供了证据。

金银花对呼吸系统具有抗癌和保护作用,研究人员采用高效液相色谱 - 质谱联用法研究了金银花中的多酚类化合物,并对其对 A549 非小细胞肺癌细胞的抗癌作用进行了研究。多酚化合物以剂量依赖性方式潜在地抑制 A549 细胞。流式细胞仪和蛋白质印迹分析表明,多酚化合物通过调节半胱氨酸蛋白酶、聚 - ADP 核糖聚合酶及 B 细胞淋巴瘤相关的 X 蛋白/B 细胞淋巴瘤的蛋白表达水平诱导细胞凋亡。此外,多酚化合物抑制线粒体膜电位活性,通过去磷酸化抑制蛋白激酶 B 的活化。这些结果表明,A549 细胞中的多酚化合物通过诱导细胞凋亡表明了抗癌活性,因此金银花可表现出一定的抗癌活性。

刘玉国等对建立的小鼠 S180 实体瘤模型,分别给予低、中、高剂量的金银花多糖,测定小鼠肿瘤的生长抑制率、胸腺指数、脾脏指数等,并测定肿瘤组织中的 Bax 及 Bcl - 2 蛋白的表达情况,以及肿瘤坏死因子 - α 的含量。结果发现,中、高剂量的金银花多糖对 S180 肉瘤的抑制率较高,分别为 23.95% 和 30.02%;高剂量的金银花多糖可有效提升小鼠的脾脏指数;中、高剂量的金银花多糖可有效提升肿瘤坏死因子 - α 水平;金银花还可有效上调肿瘤组织中的 Bax 及 Bcl - 2 蛋白的表达。结果表明,金银花多糖可有效抑制肿瘤的生长,且不会影响小鼠的生长,有效促进肿瘤坏死因子 - α 的分泌。金银花具有良好的细胞类抗肿瘤作用,可有效诱导癌细胞分化,抵抗癌细胞侵袭,并使癌细胞转移,有效拦截信息传递,改善肿瘤的多药耐药性,还可有效抑制端粒酶的活性,是临床上常用的抗癌性增效剂,在缓解抗癌性疼痛方面也具有重要意义。

金银花具有一定的抗胃癌作用,其提取物中的一种黄酮类化合物(木犀草素)对此发挥了主要作用。miRNAs 是一种内源性非编码小 RNA,参与多种癌症的发生发展,包括 miR - 34a。研究表明,与非肿瘤组织相比,人类原发性胃癌组织中 miR - 34a 的表达下调,但 miR - 34a 在木犀草素诱导的胃癌(gastric carcinoma, GC)细胞中显著上调,并且在人工木犀草素抗性 GC 细胞中水平降低。在木犀草素耐药的 GC 细胞中上调 miR - 34a 可以增强 GC 细胞对木犀草素的敏感性。靶向 miR - 34a 可以介导小鼠异种移植物对木犀草素的敏感性,研究表明己糖激酶 1(hexokinase, HK1)是 miR - 34a 的直接靶目标,GC 细胞中 miRNA - 34a 的过表达,使 HK1 mRNA 或蛋白水平下调。此外,木犀草素可使 HK1 蛋白水平降低,HK1 在木犀草素耐药的 GC 细胞中的下调可以增加细胞对木犀草素的敏感性。此研究表明,miR - 34a 可以通过靶向 HK1 来调节胃癌细胞对木犀草素的敏感性,有利于未来金银花提取物对 GC 患者的治疗。

表皮生长因子受体(epidermal growth factor receptor, EGFR)已被认为在许多细胞类型的存活、增殖、迁移、分化和肿瘤发生中起重要作用。实验表明,金银花对于三阴乳腺癌可发挥一定的治疗作用,其中异绿原酸 C 通过 EGFR/磷脂酶 Cgamma/细胞外调节蛋白激酶(1/2)/slug 信号传导途径,对 EGFR 诱导的上皮 – 间质转化和三阴乳腺癌细胞系MDA – MB – 231 细胞的侵袭产生抑制作用,这为三阴乳腺癌的下一个治疗策略提供了线索。

管福琴等利用芯片技术实时定量聚合酶链反应(qRT – PCR)扩增肿瘤发生中 84 个关键基因,结果表明灰毡毛忍冬次皂苷乙能够抑制白血病 HL – 60 细胞和结肠癌 Lovo 细胞的增殖,且对 HL – 60 细胞的增殖抑制作用主要是通过阻滞细胞周期和降低细胞侵袭转移实现的。Wang 等通过实验也发现灰毡毛忍冬次皂苷乙体外对多种肿瘤细胞均具有抑制增殖的作用,且可显著降低裸鼠肿瘤体积和质量;还可诱导肝癌 HepG2 细胞凋亡。另有研究发现,对肉瘤 S$_{180}$小鼠腹腔注射金银花多糖提取物之后,能抑制恶性肉瘤的增长,降低 Bax 蛋白的表达,提高 Bax/Bcl – 2 的值和血清 TNF – α 的含量。金银花中多糖在一定程度上能替代C – 4 鼠李糖,抑制胰腺癌 Bxpc – 3 和 PANC – 1 细胞的生长,具有抗胰腺癌的活性。

研究表明,金银花对于白血病可发挥一定的治疗作用。獐牙菜苷是从金银花中分离得到的一种环烯醚萜苷类成分,体内和体外研究獐牙菜苷抗白血病潜力的实验中,獐牙菜苷处理明显降低人白血病细胞系和原代人白血病细胞的细胞活力。体内研究发现,HL – 60 介导的肿瘤生长受到獐牙菜苷抑制,其与增殖抑制和凋亡诱导有关。此研究证明了金银花中獐牙菜苷对白血病的治疗潜力。

(十)神经保护作用

在金银花所含绿原酸对大鼠脑缺血再灌注损伤的保护作用及其机制的研究中,不同剂量的绿原酸均可显著降低大鼠的死亡率、神经功能缺损评分(neurological deficit scores,NDS)和脑梗死面积,并显著增加脑组织中促红细胞生成素、缺氧诱导因子 – 1α 和神经生长因子水平;显著改善脑组织海马和皮层的病理损害。这说明绿原酸可通过调节炎症因子、缺氧因子和神经生长因子保护局灶性脑缺血再灌注损伤大鼠。从金银花中分离纯化得到的水溶性多糖 LJPB2 对大鼠局灶性局部缺血/再灌注(ischemia/reperfusion,I/R)损伤的神经保护作用的研究中,LJPB2 有良好的体外清除 DPPH 自由基的能力。此外,使用常用的大脑 I/R 模型的体内测定表明,LJPB2 可显著改善 NDS 和脑梗死体积,显著降低了大鼠脑组织中 MDA 含量,抑制了 NO 的产生,提高了 SOD 和 GSH – Px 活性。此研究表明,LJPB2 具有与其在脑缺血/再灌注损伤中的强抗氧化能力有关的独特神经保护作用。

阿尔茨海默病模型小鼠中海马淀粉样 β 蛋白沉积增加,tau 蛋白磷酸化及 TNF – α 和 iNOS 表达增加,胰岛素信号减少,胰岛素分泌增加,敏感性降低,作为能量燃烧的脂肪氧化较少,且在被动回避和水迷宫测试中表现出认知功能障碍。金银花水提物可预防海马淀粉样 β 蛋白的积聚及增强海马胰岛素信号传导,降低海马中小鼠 TNF – α 和 iNOS,防止认知功能障碍,逆转脂肪氧化。此研究说明,金银花水提物可通过减少神经炎症和增强胰岛素信号传导来有效地预防认知功能障碍及由 β – 淀粉样蛋白沉积诱导的能量和葡萄糖体内平衡的损害。

在金银花中分离出的芦丁的神经保护活性研究中,芦丁可以显著降低硝普钠(sodium nitroprusside,SNP)诱导的 PC12 细胞中的活性氧,逆转由 SNP 诱导的 GSH/GSSG 比率下降和线粒体膜电位下降。此外,芦丁可以激活蛋白 Akt/西罗莫司靶体蛋白(mTOR)和 ERK1/2

信号通路,且其神经保护作用可被特异性 PI3K 抑制剂或 MAPK 通路抑制剂阻断。此研究表明,芦丁可能是通过激活 PI3K/Akt/m TOR 和 ERK1/2 信号通路发挥神经保护作用的,其可能具有治疗与 NO 神经毒性有关的中枢神经系统疾病的潜力。

（十一）保护肺脏的作用

在评估金银花对慢性阻塞性肺病小鼠模型的生物学效应的实验中,吸入金银花微粒使慢性阻塞性肺病小鼠支气管肺泡液中 TNF-α 和 IL-6 的水平降低,且使其外周血中包括嗜中性粒细胞的炎性细胞的数量减少。此外,金银花微粒可诱导慢性阻塞性肺病小鼠肺组织弹性蛋白和胶原分布的恢复,使 Caspase-3 表达减少。以上实验结果表明吸入金银花微粒治疗慢性阻塞性肺病具有良好的发展前景。

（十二）金银花方剂的应用

研究人员合成了一种新型草药配方 NHE-06,其为金银花、无花果、蒲公英、当归、三七和银杏叶 6 种天然草药制成的水煎剂。实验结果显示,NHE-06 在体外和患肝细胞性肝癌(hepato cellular carcinoma, HCC)的小鼠中均可有效抑制 NF-κB/IL-6/信号传导及转录激活因子 3(STAT3)信号传导,增强抗肿瘤免疫性;对于经皮下注射的 HCC 模型小鼠,NHE-06 兼具预防和治疗的作用。此外,NHE-06 的抗肿瘤效力是完整免疫力所不可缺少的,而不是细胞毒性效应,因为其只有在免疫活性小鼠中才能达到治疗效果,而在免疫功能低下的小鼠中却没有效果。总之,抗炎性 NHE-06 的新配方有效地恢复了抗肿瘤免疫监视,并且可以通过抑制 NF-κB/IL-6/STAT3 信号传导并增强抗肿瘤免疫性,用于预防和治疗与炎症相关的癌症。茵栀黄口服液是由金银花、茵陈、栀子、黄芩苷组成的复方制剂,可使葡萄糖-6-磷酸脱氢酶(G6PD)模型大鼠的间接胆红素水平降低,这说明茵栀黄口服液与金银花均具有一定的退黄作用。复方蜂胶金银花提取物使大鼠的足趾肿胀率降低,使小鼠的耳郭肿胀值和肿胀率降低,这说明复方蜂胶金银花提取物对炎症大鼠和小鼠均具有抗炎作用。双黄连是由金银花、连翘、黄芩组成的复方制剂。在以双黄连、利多卡因及不同给药方式治疗大鼠心律失常疗效的研究实验中,双黄连使心律失常大鼠的 MDA 含量降低,SOD 活性升高,恢复大鼠窦性心律并维持大鼠窦性心律时间,对心律失常大鼠表现出一定的治疗作用。银翘马勃散是由金银花、连翘、牛蒡子、银花、射干、马勃组成的复方制剂。在探究银翘马勃散对急性咽炎模型大鼠的治疗作用及其抗炎镇痛解热作用的实验中,银翘马勃散明显减轻了急性咽炎模型大鼠咽部黏膜的炎症表现,降低了小鼠耳郭与足趾炎症肿胀的程度,以及抑制由脂多糖引起的大鼠发热反应。此研究说明银翘马勃散对急性咽炎有较好的治疗作用,并具有良好的抗炎、镇痛、解热作用。

金银花、连翘配伍对抗多药耐药性的耐甲氧西林金黄色葡萄球菌(MDR-MRSA)表现出良好的抗菌作用,可为临床抗感染治疗提供用药基础。复方对乙酰氨基酚金银花胶囊对小鼠腹腔毛细血管通透性和大鼠足趾肿胀有显著的抑制作用,且能显著延长小鼠疼痛反应的潜伏期,提高疼痛阈值,明显减少小鼠的扭体反应数;此外对酵母致大鼠发热有明显的降低体温的作用。此研究表明复方对乙酰氨基酚金银花胶囊具有抗炎、镇痛和解热作用。

四、结语

金银花中富含多种功能性成分,在抗炎、解热、抗菌、抗病毒、抗氧化、免疫调节、降血脂、降血糖及保肝利胆等方面可发挥良好功效,已被广泛应用于食品、药用、日用化工等各个领域。目前,关于金银花功能性成分的提取、生物活性、产品开发及资源利用等方面的研究虽然已得到了初步发展,但金银花化学成分复杂,解析不够透彻,研究还不够深入,关于金银花的功能性成分与生物活性的关系方面的研究较少且不够深入,其作用机制及其构效关系有待深入探究,应进一步加大对金银花的研究力度,从多方面研究功能性成分及生物活性的相关性,以期为保健食品的研发提供更丰富、更有效的信息,今后可以考虑从以下几方面进行深入研究:

近年来,少见报道从金银花中发现新的天然成分。在未来,研究者们可将先进的提取仪器和设备运用于金银花,加快对自然界中尚未发现的天然化学成分的分离和鉴定。但并不是所有的化学成分都为功能性成分,应当加强对金银花化学成分的分析,探索出具有生物活性的功能性成分,以期扩大金银花的应用范围。

市场上以金银花为主要成分的产品主要是食品、日用化工品、化妆品等低附加值产品,在其他领域少有涉及,故应深入研究金银花的各种功效,综合开发利用金银花资源,进一步研发对人类身体健康有益的金银花系列产品,以提高金银花产品的多样性,实现金银花资源的综合利用与精深加工。

目前的研究大多针对金银花展开,而关于忍冬叶和藤的研究较少。忍冬叶具有清热解毒、抗菌消炎的功效,因此加大忍冬叶和藤的产品开发具有重要的意义。例如,忍冬叶可制成冲剂用于预防和治疗感冒、扁桃体炎等常见病症,还可制成具有抗菌消炎作用的茶叶;忍冬藤可用于治疗药疹、湿疹及其他瘙痒性皮肤病,还可用作饲料添加剂以促进雏鸡增重、提高存活率。因此,充分开发利用忍冬叶和藤,可使忍冬资源得到更加全面的利用,进而提高其整体利用率与经济价值。

第二节 金银花化学成分研究

金银花为忍冬科忍冬属植物忍冬的干燥花蕾,为常用中药,应用历史悠久,有清热解毒、凉散风热之功效,临床用于痈疮、喉痹、热血毒痢、风热感冒、温病发热等。金银花的现代研究已有半个多世纪,报道显示金银花水或乙醇提取物具有较为广泛的药理作用,主要包括抗炎、解热、抗菌、抗病毒、抗真菌、抗内毒素、降压、保肝利胆、抗生育、抗氧化、止血和免疫调节等。在化学成分研究方面,早期以金银花的醇提取物为主,并且从中已分离鉴定出包括绿原酸、木犀草苷、裂环环烯醚萜苷、皂苷、脑苷和多酚等不同结构类型的一百余种化合物,其中绿原酸和木犀草苷被认为是其重要的药效成分,并作为现行药典中金银花药材和相关制剂的质量控制成分。金银花的传统应用是以水煎煮为主,因此前期对金银花水提物进行了研究,从中发现了一系列强水溶性的裂环高环烯醚萜等新型活性成分。另外,在研究中发现在金银花的水提物中木犀草苷等黄酮类成分含量有限,且绿原酸在水中的溶解性也较低。因此,为了全面和系统地了解金银花的化学成分,著者对水提取后的药渣再用乙醇提取,并对得到的提取物进行了研究,从中分离鉴定出了 41 种成分。

(一)材料与仪器

Agilent 1260 高效液相色谱仪(美国安捷伦科技公司),配自动进样器、四元泵、MWD 检测器、制备柱(250 mm×21.2 mm, 5 μm,美国安捷伦科技公司);Bruker – AV – 300 型核磁共振光谱仪(德国布鲁克股份公司);AE240 电子分析天平(瑞士梅特勒 – 托利多公司);MULTISKAN MK3 型酶标仪(美国赛默飞世尔科技公司);Agilent 1290 – 6538 液质联用仪(美国安捷伦科技公司);XT5 显微熔点测定仪(北京科仪电光仪器厂);Sephadex LH – 20(美国法玛西亚制药公司);柱色谱硅胶(200 ~ 300 目,青岛海洋化工厂有限公司);甲醇、乙腈(色谱纯,瑞典欧普森公司,);甲酸(分析纯,南京化学试剂有限公司);95% 乙醇(食用级,连云港长和酒业有限公司);水(三蒸水,自制);分析纯试剂(南京化学试剂股份有限公司)。

(二)提取分离

干燥的金银花药材(10 kg),用蒸馏水常温(16 ~ 20 ℃)浸渍提取 3 次,每次 24 h。水提后的金银花药材用 95% 乙醇超声提取 3 次,每次 1 h,提取液合并,减压回收乙醇浸膏 1 536 g。将浸膏分散于 5 L 水中,用乙酸乙酯萃取(5 L×6 次),减压回收溶剂后的乙酸乙酯萃取部分和水相部分。乙酸乙酯部分(815 g)经硅胶柱(75 ~ 200 目,5 kg, 15 cm ×80 cm)色谱分离,用石油醚 – 丙酮(75:0 ~ 0:100)梯度洗脱,洗脱液经 TLC 薄层色谱检测,合并组成相似的流分,回收溶剂得到 10 个组分 A ~ J。组分 D(14.4 g)经凝胶 Sephadex LH – 20 柱色谱分离(石油醚 – 氯仿 – 甲醇 5:5:1)得到 D1 ~ D4。D3(1.70 g)经反相 C18 柱色谱(甲醇 – 水 0% ~ 100%)得到 D3 – 1 ~ D3 – 5。D3 – 4(448 mg)经硅胶柱色谱分离(氯仿 – 甲醇 50:1)得到 D3 – 4 – 1 ~ D3 – 4 – 3。D3 – 4 – 3(150 mg)经凝胶 Sephadex LH – 20 柱色谱分离(石油醚 – 氯仿 – 甲醇 5:5:1)得到 D3 – 4 – 3 – 1 ~ D3 – 4 – 3 – 3。D3 – 4 – 3 – 2(55.2 mg)经 TLC 制备薄层色谱分离(氯仿 – 甲醇 30:1)得到 D3 – 4 – 3 – 2 – 1 和 D3 – 4 – 3 – 2 – 2;D3 – 4 – 3 – 2 – 1(25.2 mg)经凝胶 Sephadex LH – 20 柱色谱分离(氯仿 – 甲醇 1:1)得到化合物 15(20.2 mg)。D3 – 4 – 3 – 2 – 2(20 mg)经反相 HPLC 半制备色谱分离(乙腈 – 水 90:10)得到化合物 12(18.2 mg)。组分 I(90 g)经 MCI gel 柱色谱分离,依次用水(10 L)、50% 乙醇(20 L)、90% 乙醇(10 L)和丙酮(8 L)洗脱,得到组分 I1 – I4。I1(19 g)用反相中压柱色谱分离(甲醇 – 水 5% ~ 100%)得到 I1 – 1 ~ I1 – 5。I1 – 3(3.85 g)经 Sephadex LH – 20 柱色谱分离(甲醇洗脱)得到 I1 – 3 – 1 ~ I1 – 3 – 3。I1 – 3 – 3(3.6 g)经反相中压柱色谱分离(氯仿 – 甲醇 100:0 ~ 0:100)得到 I1 – 3 – 3 – 1 ~ I1 – 3 – 3 – 8。I1 – 3 – 3 – 1(45.2 mg)在甲醇中结晶析出红色无定形固体化合物 16(15.5 mg)。I1 – 3 – 3 – 5(164 mg)经硅胶柱色谱分离(氯仿 – 甲醇 20:1)得到 I1 – 3 – 3 – 5 – 1 ~ I1 – 3 – 3 – 5 – 3;I1 – 3 – 3 – 5 – 2(45.2 mg)再经反相 HPLC 半制备色谱(15% 乙腈,含 0.1% 乙酸)得到化合物 2(2.5 mg),3(5.2 mg)。I1 – 5(3.76 g)经 Sephadex LH – 20 柱色谱分离(甲醇洗脱)得到 I1 – 5 – 1 ~ I1 – 5 – 4;I1 – 5 – 2(1.63 g)经反相中压柱色谱分离(甲醇 – 水 20% ~ 100%)得到 I1 – 5 – 2 – 1 ~ I1 – 5 – 2 – 5。I1 – 5 – 2 – 2(157 mg)经 TLC 制备薄层色谱(氯仿 – 甲醇 4.5:1)得到

I1 - 5 - 2 - 2 - 1 ~ 1 - 5 - 2 - 2 - 4。

I1 - 5 - 2 - 2 - 3(15.2 mg)经反相 HPLC 半制备色谱分离(27% 甲醇)得到化合物 8(3.4 mg)，9(2.3 mg)。I1 - 4(7.52 g)经 Sephadex LH - 20 柱色谱分离(氯仿 - 甲醇 1:1)得到 I1 - 4 - 1 ~ I1 - 4 - 4；I1 - 4 - 3(1.72 g)经正相中压柱色谱分离(氯仿 - 甲醇 20:1)得到 I1 - 4 - 3 - 1 ~ I1 - 4 - 3 - 5；I1 - 4 - 3 - 2(286 mg)再经反相中压柱色谱分离(甲醇 - 水 20% ~ 100%)得到 I1 - 4 - 3 - 2 - 1 ~ I1 - 4 - 3 - 2 - 3；I1 - 4 - 3 - 2 - 1(67 mg)经反相 HPLC 半制备色谱分离(17% 乙腈)得到化合物 4(2.2 mg)，6(3.4 mg)。

组分 J(110 g)经 MCI gel 柱色谱分离，依次用水(10 L)、30% 乙醇(30 L)、50% 乙醇(20 L)、95% 乙醇(10 L)和丙酮(8 L)洗脱，得到组分 J1 ~ J5。J2(13.0 g)经 Sephadex LH - 20 柱色谱分离(甲醇 - 水 1:1)得到 J2 - 1 ~ J2 - 7。J2 - 4(203.4 mg)经 TLC 制备薄层色谱分离(乙酸乙酯 - 乙醇 - 水 8:2:1)得到 J2 - 4 - 1(8.4 mg)和 J2 - 4 - 2(12.4 mg)，其分别再经反相 HPLC 半制备色谱纯化(5% 乙腈)，从前者得到化合物 7(5.0 mg)，从后者得到化合物 5(4.5 mg)。J2 - 3(442.4 mg)经闪式反相 C18 柱色谱分离(甲醇 - 水 0 ~ 100%)得到 J2 - 3 - 1 ~ J2 - 3 - 4；J2 - 3 - 3(80 mg)经 TLC 制备薄层色谱分离(氯仿 - 甲醇 30:1)得到化合物 14(4.3 mg)，17(6.2 mg)。J3(8.0 g)经过 Seph - adex LH - 20 柱色谱分离(甲醇洗脱)得到 J3 - 1 ~ J3 - 5；J3 - 1(4.9 g)经闪式反相 C18 柱色谱分离(甲醇 - 水 5% ~ 100%)得到 J3 - 1 - 1 ~ J3 - 1 - 5；J3 - 1 - 2(2.39 g)经正相硅胶柱色谱分离(氯仿 - 甲醇 30:1 - 15:1)得到 J3 - 1 - 2 - 1 ~ J3 - 1 - 2 - 8；J3 - 1 - 2 - 5(158 mg)再经过 Sepha - dex LH - 20 柱色谱分离(甲醇 - 水 65:35)得到 J3 - 1 - 2 - 5 - 1 ~ J3 - 1 - 2 - 5 - 3；J3 - 1 - 2 - 5 - 2(128 mg)经反相 C18 柱色谱分离(甲醇 - 水 20% ~ 100%)得到 J3 - 1 - 2 - 5 - 2 - 1 ~ J3 - 1 - 2 - 5 - 2 - 5；J3 - 1 - 2 - 5 - 2 - 2(28 mg)经反相 HPLC 半制备色谱分离(15% 乙腈)得到化合物 1(3.2 mg)。J3 - 1 - 2 - 5 - 2 - 1 - 2(38 mg)经 TLC 制备薄层色谱(乙酸乙酯 - 乙醇 - 水 8:2:1)得到 J3 - 1 - 2 - 5 - 2 - 1 - 2 - 1 ~ J3 - 1 - 2 - 5 - 2 - 1 - 2 - 4；J3 - 1 - 2 - 5 - 2 - 1 - 2 - 1(10.2 mg)经反相 HPLC 半制备色谱分离(28% 乙腈)得到化合物 10(3.5 mg)，11(2.2 mg)；J3 - 1 - 2 - 5 - 2 - 1 - 2 - 2(12.2 mg)在甲醇中结晶析出白色无定形固体化合物 13(10.2 mg)；J3 - 1 - 2 - 5 - 2 - 1 - 2 - 3(13.2 mg)经反相 HPLC 半制备色谱分离(44% 甲醇)得到化合物 18(1.2 mg)。

(三)结构鉴定

化合物 1：无色胶状物。ESI - MS m/z：467 [M + Na]$^+$，443 [M - H]$^-$；^{1}H - NMR(CD$_3$OD，300 MHz) δ：7.50(1H, s, H - 3)，5.65(1H, ddd, J = 16.8, 10.2, 8.4 Hz, H - 8)，5.49(1H, m, H - 6)，5.47(1H, m, H - 7)，5.44(1H, d, J = 8.4 Hz, H - 1)，5.16(1H, d, J = 16.8 Hz, H - 10a)，5.12(1H, d, J = 10.8 Hz, H - 10b)，4.66(1H, d, J = 7.8 Hz, H - 1′)，3.83(1H, dd, J = 1.8, 12.0 Hz, H - 6′a)，3.60(1H, dd, J = 6.8, 12.0 Hz, H - 6′b)，3.61(3H, s, 1″ - OMe)，3.60(3H, s, 11 - OMe)，3.32(1H, m, H - 5)，3.31(H, t, J = 8.0 Hz, H - 3′)，3.25(1H, m, H - 5′)，3.22(1H, t, J = 8.0 Hz, H - 4′)，3.13(1H, dd, J = 7.8, 8.0 Hz, H - 2′)，3.01(2H, d, J = 6.6 Hz, H - 2″)，2.52(1H, td, J = 7.8, 4.5 Hz, H - 9)；^{13}C - NMR(CD$_3$OD，75 MHz) δ：174.0(C - 1″)，168.8(C - 11)，

154.2(C-3),135.8(C-8),133.6(C-6),126.5(C-7),118.8(C-10),109.5(C-4),100.2(C-1'),97.4(C-1),78.5(C-5'),78.0(C-3'),74.7(C-2'),71.5(C-4'),62.8(C-6'),52.3(1″-OMe),51.8(11-OMe),46.3(C-9),39.6(C-5),38.2(C-2″)。以上数据与文献报道 adinoside A 的数据一致。

化合物2:白色无定形固体。(+)-HR-ESI-MS m/z:495.148 0[M + Na]$^+$($C_{21}H_{28}O_{12}Na$,495.147 3);^{1}H-NMR(DMSO-d6,300 MHz)δ:7.28(1H,s,H-12),7.11(1H,d,J=2.5 Hz,H-3),5.67(1H,s,H-1),4.73(1H,br s,H-8),4.43(1H,d,J=8.0 Hz,H-1'),3.68(1H,br d,J=12.0 Hz,H-6'a),3.49(3H,s,11-OMe),3.55(3H,s,14-OMe),3.40(1H,dd,J=12.0,6.6 Hz,H-6'b),3.14(1H,m,H-5'),3.12(1H,t,J=9.0 Hz,H-3'),2.99(1H,t,J=9.0 Hz,H-4'),2.92(1H,dd,J=9.0,8.0 Hz,H-2'),2.91(1H,m,H-5),2.77(1H,br d,J=13.5 Hz,H-6a),2.59(1H,br s,H-7),2.27(1H,br d,J=6.5 Hz,H-9),1.87(1H,d,J=13.5 Hz,H-10a),1.65(1H,m,H-6a),1.61(1H,br d,J=13.5 Hz,H-10b);^{13}C-NMR(DMSO-d6,75 MHz)δ:166.3(C-14),166.2(C-11),157.5(C-12),150.3(C-3),109.6(C-4),108.0(C-13),97.8(C-1'),94.6(C-1),77.4(C-5'),76.7(C-3'),73.1(C-2'),72.4(C-8),70.2(C-4'),61.3(C-6'),50.7(OMe-14),50.6(OMe-11),41.6(C-9),29.0(C-10),28.4(C-6),23.5(C-7),22.7(C-5)。以上数据与文献报道 stryspinoside 的数据一致。

化合物3:白色无定形粉末。ESI-MS m/z:293[M + Na]$^+$;^{1}H-NMR(CD$_3$OD,300 MHz)δ:7.32(2H,d,J=7.5 Hz,H-2,H-6),7.23(2H,t,J=7.5 Hz,H-3,H-5),7.17(1H,t,J=7.5 Hz,H-4),4.83(1H,d,J=11.5 Hz,H-7a),4.57(1H,d,J=11.5 Hz,H-7b),4.26(1H,d,J=8.0 Hz,H-1'),3.80(1H,dd,J=2.0,11.5 Hz,H-6'a),3.59(1H,dd,J=5.5,11.5 Hz,H-6'b),3.27~3.14(5H,m,H-2'~5');^{13}C-NMR(CD3 OD,75 MHz)δ:137.9(C-1),128.1(C-2,C-6),128.0(C-3,C-5),127.5(C-4),102.1(C-1'),76.9(C-5'),76.9(C-3'),74.0(C-2'),70.6(C-7),70.5(C-4'),61.6(C-6')。以上数据与文献报道苄醇 β-D-吡喃葡萄糖苷的数据一致。

化合物4:白色无定形粉末。ESI-MS m/z:429[M + Na]$^+$,405[M-H]$^-$;[α]20D-2.4(c 0.25,MeOH);UV(MeOH)λ_{max}(lg ε)209(2.36)nm;IR ν_{max} 3 394,2 921,2 849,1 713,1 646,1 468,1 419,1 301,1 245,1 216,1 119,1 079,815,722,647 cm-1;^{1}H-NMR(CD$_3$OD,300 MHz)δ:7.44(2H,d,J=7.5 Hz,H-2″,6″),7.32(2H,t,J=8.0 Hz,H-3″,5″),7.26(1H,t,J=8.0 Hz,H-4″),7.21(1H,t,J=8.5 Hz,H-4),6.68(1H,d,J=8.5 Hz,H-3),6.53(1H,d,J=8.5 Hz,H-5),5.32(2H,s,H-1″),4.88(1H,d,J=7.5 Hz,H-1'),3.82(1H,d,J=13.5 Hz,H-6'a),3.60(1H,dd,J=13.5,5.5 Hz,H-6'b),3.40~3.29(4H,m,H-2'~5');^{13}C-NMR(CD$_3$OD,75 MHz)δ:170.3(C-7),160.1(C-2),158.5(C-6),137.7(C-1″),134.3(C-4),129.8(C-4″,6″),129.5(C-3″~5″),111.8(C-5),108.1(C-1),108.1(C-3),103.0(C-1'),78.6(C-5'),78.3(C-3'),75.2(C-2'),71.5(C-4'),68.4(C-1″),62.8(C-

$6'$)。以上数据与文献报道苄基 $-2-O-\beta-D-$吡喃葡萄糖基$-2,6-$二羟基苯甲酸酯的数据一致。

化合物 5：无色胶状。$^1H-NMR(CD_3OD, 300\ MHz)\delta$：$7.53(1H, d, J=3.0\ Hz, H-6)$，$7.04(1H, dd, J=3.0, 8.4\ Hz, H-4)$，$6.67(1H, d, J=8.4\ Hz, H-3)$，$4.71(1H, d, J=7.2\ Hz, H-1')$，$3.84(1H, d, J=12.0\ Hz, H-6'a)$，$3.67(1H, dd, J=3.6, 12.0\ Hz, H-6'b)$，$3.35\sim3.41(4H, m, H-2'\sim5')$；$^{13}C-NMR(CD_3OD, 75\ MHz)\delta$：$175.7(C-7)$，$158.0(C-5)$，$150.9(C-2)$，$123.8(C-4)$，$120.2(C-1)$，$119.6(C-6)$，$117.5(C-3)$，$103.7(C-1')$，$75.0(C-2')$，$78.0(C-3')$，$71.3(C-4')$，$77.9(C-5')$，$62.5(C-6')$。以上数据结合 2D NMR 和 NOE 差谱分析确证该化合物的结构为 2，5$-$二羟基苯甲酸$-5-O-\beta-D-$吡喃葡萄糖苷。

化合物 6：无色胶状物。$ESI-MS\ m/z$：$349\ [M+Na]^+$，$365[M+K]^+$；$^1H-NMR(CD_3OD, 300\ MHz)\delta$：$7.03(1H, d, J=8.0\ Hz, H-5)$，$6.77(1H, s, H-2)$，$6.67(1H, d, J=8.0\ Hz, H-6)$，$5.89(1H, m, H-8)$，$5.00(1H, d, J=16.5\ Hz, H-9a)$，$4.97(1H, d, J=10.0\ Hz, H-9b)$，$4.78(1H, d, J=8.0\ Hz, H-1')$，$3.81(1H, d, J=12.0\ Hz, H-6'a)$，$3.78(3H, s, 2-OMe)$，$3.63(1H, dd, J=5.0, 12.0\ Hz, H-6'b)$，$3.41(2H, m, H-7)$，$3.25\sim3.33(4H, m, H-2'\sim5')$；$^{13}C-NMR(CD_3OD, 75\ MHz)\delta$：$151.1(C-3)$，$146.6(C-4)$，$139.3(C-8)$，$136.8(C-1)$，$122.4(C-6)$，$118.6(C-5)$，$116.1(C-9)$，$114.4(C-2)$，$103.4(C-1')$，$78.5(C-3')$，$78.1(C-5')$，$75.2(C-2')$，$71.6(C-4')$，$62.8(C-6')$，$57.0(2-OMe)$，$41.1(C-7)$。以上数据与文献报道丁香油酚$-\beta-D-$吡喃葡萄糖苷(eugenyl $\beta-D-$glucopyranoside)的数据一致。

化合物 7：无色胶状物。$ESI-MS\ m/z$：$482\ [M+Na]^+$，$497[M+K]^+$；$^1H-NMR(DMSO-d6, 300\ MHz)\delta$：$7.05(1H, d, J=7.0\ Hz, H-5)$，$6.78(1H, d, J=1.0\ Hz, H-2)$，$6.68(1H, dd, J=1.0, 7.0\ Hz, H-6)$，$5.95(1H, m, H-8)$，$5.19(1H, d, J=4.8\ Hz, 2'-OH)$，$5.10(1H, d, J=4.8\ Hz, 3''-OH)$，$5.09(1H, d, J=5.4\ Hz, 4'-OH)$，$5.07(1H, brd, J=16.8\ Hz, H-9a)$，$5.03(1H, J=10.2\ Hz, H-9b)$，$4.92(1H, d, J=5.4\ Hz, 3', 4''-OH)$，$4.89(1H, d, J=5.4\ Hz, 2''-OH)$，$4.80(1H, d, J=7.2\ Hz, H-1')$，$4.15(1H, d, J=7.2\ Hz, H-1'')$，$3.90(1H, d, J=12.0\ Hz, H-6'a)$，$3.74(3H, s, 3-OMe)$，$3.64(1H, dd, J=5.4, 11.4\ Hz, H-5''a)$，$3.56(1H, dd, J=6.6, 12.0\ Hz, H-6'b)$，$3.45(1H, m, H-5')$，$3.29(2H, d, J=6.6\ Hz, H-7)$，$3.24(3H, m, H-2', 3', 4'')$，$3.15(1H, m, H-4')$，$3.05(1H, dt, J=4.8, 8.4\ Hz, H-3'')$，$2.94(1H, ddd, J=4.8, 7.2, 8.4\ Hz, H-2')$，$2.91(1H, dd, J=10.8, 11.4\ Hz, H-5''b)$；$^{13}C-NMR(DMSO-d6, 75\ MHz)\delta$：$148.8(C-3)$，$144.8(C-4)$，$137.9(C-8)$，$133.5(C-1)$，$120.5(C-6)$，$115.8(C-5)$，$115.5(C-9)$，$112.9(C-2)$，$103.7(C-1'')$，$100.3(C-1')$，$76.7(C-3')$，$76.4(C-3'')$，$75.9(C-5')$，$73.4(C-2'')$，$73.2(C-2')$，$69.5(C-4')$，$69.5(C-4'')$，$68.1(C-6')$，$65.5(C-5'')$，$55.6(3-OMe)$，$38.3(C-7)$。以上数据与文献报道的丁香油酚$-\beta-D-$吡喃木糖基$-(1\rightarrow6)-\beta-D-$吡喃葡萄糖苷[eugenyl $-\beta-D-$xylopyranosyl$-(1\rightarrow6)-\beta-D-$glucopyranoside]数据一致。

化合物 8：白色无定形粉末。$ESI-MS\ m/z$：$605\ [M+Na]^+$，$621[M+K]^+$，$581\ [M-$

H]⁻;CD(MeOH)220(Δε + 3.59), 237(Δε − 6.95), 269.5(Δε − 3.39)nm; ^1H − NMR (CD₃OD, 300 MHz) δ: 6.52(1H, s, H − 5), 6.35(2H, s, H − 2′, H − 6′), 4.17(1H, d, J = 6.5 Hz, H − 7′), 4.07(1H, d, J = 8.0 Hz, H − 1″), 3.81(2H, m, H − 9′ a, 6″a), 3.80 (3H, s, 5 − OMe), 3.69(6H, s, 3′, 5′ − OMe), 3.63(1H, dd, J = 5.5, 12.0 Hz, H − 6″b), 3.56(1H, dd, J = 6.0, 10.0 Hz, H − 9′b), 3.55(1H, dd, J = 6.0, 10.0 Hz, H − 9a), 3.54(1H, dd, J = 6.0, 10.0 Hz, H − 9b), 3.26(3H, s, 3 − OMe), 3.24 ~ 3.25(3H, m, H − 3″, 4″), 3.12(1H, dd, J = 8.0, 9.5 Hz, H − 2″), 3.09(1H, m, H − 5″), 2.61 (2H, m, H − 7), 2.07(1H, m, H − 8′), 1.63(1H, m, H − 8); ^{13}C − NMR(CD₃OD, 75 MHz) δ:149.3(C − 5′), 149.3(C − 3′), 149.0(C − 3), 147.8(C − 5), 139.8(C − 1′), 139.2 (C − 4), 134.9(C − 4′), 130.5(C − 1), 126.5(C − 2), 108.0(C − 6), 107.3(C − 2′), 107.3(C − 6′), 104.6(C − 1″), 78.5(C − 5″), 78.3(C − 3″), 75.4(C − 2″), 72.2 (C − 4″), 71.8(C − 9), 66.5(C − 9′), 63.0(C − 6″), 60.4(3 − OMe), 57.2(3′ − OMe), 57.2(5′ − OMe), 56.9(5 − OMe), 46.9(C − 8′), 43.6(C − 7′), 41.5(C − 8), 34.1(C − 7)。以上数据与文献报道的(−)−南烛木树脂酚 9 − O − β − D − 吡喃葡萄糖苷[(−)− lyoniresinol 9 − O − β − D − glucopyranoside, 即 (−) − lyoniresinol 2α − O − β − D − glucopyranoside]数据一致。

化合物 9: 白色无定形粉末。ESI − MS m/z: 605 [M + Na]⁺, 621 [M + K]⁺, 581 [M − H]⁻; CD(MeOH)224.5(Δε − 5.35), 245(Δε + 6.34), 273.5(Δε + 2.15)nm; ^1H − NMR(CD₃OD, 300 MHz) δ:6.52(1H, s, H − 6), 6.37(2H, s, H − 2′, 6′), 4.36(1H, d, J = 6.5 Hz, H − 7′), 4.22(1H, d, J = 8.0 Hz, H − 1″), 3.84(1H, dd, J = 6.0, 10.0 Hz, H − 9a), 3.80(3H, s, 5 − OMe), 3.78(1H, dd, J = 1.5, 12.0 Hz, H − 6″a), 3.69(6H, s, 3′, 5′ − OMe), 3.59(1H, dd, J = 5.5, 12.0 Hz, H − 6″a), 3.58(1H, dd, J = 5.5, 12.0 Hz, H − 9′a), 3.49(1H, dd, J = 6.5, 11.0 Hz, H − 9′b), 3.39(1H, dd, J = 4.0, 10.0 Hz, H − 9a), 3.29(3H, s, 3 − OMe), 3.31(1H, d, J = 8.5 Hz, H − 4″), 3.23 (1H, d, J = 8.5 Hz, H − 3″), 3.16(1H, dd, J = 8.0, 8.5 Hz, H − 2″), 3.19(1H, m, H − 5″), 2.66(1H, dd, J = 4.5, 15.0 Hz, H − 7b), 2.56(1H, dd, J = 15.0, 11.5 Hz, H − 7a), 2.02(1H, m, H − 8′), 1.67(1H, m, H − 8); ^{13}C − NMR(CD₃OD, 75 MHz) δ:149.3 (C − 3′), 149.3(C − 5′), 148.9(C − 3), 147.9(C − 5), 139.7(C − 1′), 139.2(C − 4), 134.7(C − 4′), 130.5(C − 1), 126.7(C − 2), 108.1 (C − 6), 107.1(C − 2′), 107.1(C − 6′), 105.1(C − 1″), 78.5(C − 5″), 78.3(C − 3″), 75.4(C − 2″), 71.9(C − 4″), 71.7(C − 9), 66.5(C − 9′), 63.1(C − 6″), 60.4(3 − OMe), 57.1(5′ − OCH₃), 57.1(3′ − OMe), 56.9(5 − OMe), 47.0(C − 8′), 43.1(C − 7′), 40.9(C − 8), 34.2(C − 7)。以上数据与文献报道(+)−南烛木树脂酚 9 − O − β − D − 吡喃葡萄糖苷 [(+) − lyoniresinol 9 − O − β − D − glucopyranoside, 即 (+) − lyoni − resinol 2α − O − β − D − glucopyranoside] 的数据一致。

化合物 10:淡黄色针状结晶, mp 278 ~ 280 ℃。ESI − MS m/z:417 [M + H]⁺, 415 [M − H]⁻, 831 [2M − H]⁻, 867 [2M + Cl]⁻。^1H − NMR(DMSO − d6, 300 MHz) δ: 12.90(1H, s, 5 − OH), 10.38(1H, br s, 4′ − OH), 7.97(2H, d, J = 8.8 Hz, H − 2′, 6′), 6.93(2H, d, J = 8.8 Hz, H − 3′, 5′), 6.86(1H, s, H − 3), 6.85(1H, d, J = 2.2 Hz, H − 8), 6.44

(1H, d, $J=2.2$ Hz, H-6), 5.55(1H, d, $J=1.6$ Hz, H-1″), 3.85(1H, m, H-2″), 3.67~3.61(1H, m, H-3″), 3.48~3.41(1H, m, H-5″), 3.34~3.27(1H, m, H-4″), 1.13(3H, d, $J=6.2$ Hz, H-6″); ^{13}C-NMR(DMSO-d6, 75 MHz) δ: 164.2(C-2), 103.0(C-3), 182.0(C-4), 105.3(C-4a), 161.3(C-5), 99.6(C-6), 161.7(C-7), 94.7(C-8), 156.9(C-8a), 121.0(C-1′), 128.6(C-2′, 6′), 116.0(C-3′, 5′), 161.0(C-4′), 98.4(C-1″), 70.2(C-2″), 70.0(C-3″), 71.6(C-4″), 69.8(C-5″), 17.9(C-6″)。以上数据与文献报道基本一致,故推定化合物 10 为芹菜素-7-O-α-L-鼠李糖苷。

化合物 11:黄色粉末。^{1}H-NMR(DMSO-d6, 300 MHz) δ:13.00(1H, s, 5-OH), 10.00(1H, s, 7-OH), 9.44(1H, s, 4′-OH), 7.43(1H, dd, $J=1.8, 7.8$ Hz, H-6′), 7.41(1H, d, $J=1.8$ Hz, H-2′), 6.91(1H, d, $J=7.8$ Hz, H-5′), 6.76(1H, s, H-3), 6.74(1H, d, $J=2.4$ Hz, H-8), 6.38(1H, d, $J=2.4$ Hz, H-6), 5.13(1H, d, $J=1.6$ Hz, H-1″), 3.20~3.79(4H, m, H-2″~5″), 1.20(1H, d, $J=6.6$ Hz, H-6″)。以上数据与文献报道木犀草素 3′-O-L-鼠李糖苷的数据基本一致。

化合物 12:白色无定形粉末。ESI-MS m/z 455 [M-H]$^-$;^{1}H-NMR(DMSO-d6, 300 MHz) δ:5.12(1H, br s, H-12), 4.28(1H, d, $J=4.5$ Hz, 3-OH), 2.99(1H, dt, $J=10.5, 4.5$ Hz, H-3), 2.09(1H, d, $J=12.5$ Hz, H-18), 1.03(3H, s, H-23), 0.90(3H, s, H-27), 0.85(3H, s, H-26), 0.74(3H, s, H-24), 0.88(3H, d, $J=6.1$ Hz, H-30), 0.81(3H, d, $J=6.0$ Hz, H-29), 0.66(3H, s, H-25); ^{13}C-NMR(DMSO-d6, 75 MHz) δ: 178.4(C-28), 138.3(C-13), 124.7(C-12), 76.9(C-3), 54.9(C-5), 52.5(C-18), 47.1(C-17), 46.9(C-14), 41.7(C-8), 38.6(C-19), 38.5(C-20), 38.4(C-4), 38.4(C-1), 36.4(C-10), 36.4(C-22), 32.8(C-7), 30.3(C-21), 28.3(C-23), 27.6(C-15), 27.1(C-2), 23.9(C-16), 23.4(C-27), 22.9(C-11), 21.2(C-30), 18.1(C-6), 17.1(C-29), 17.0(C-26), 16.2(C-25), 15.4(C-24)。以上数据与文献报道熊果酸的数据一致。

化合物 13:白色无定形固体。^{1}H-NMR(CDCl$_3$, 600 MHz) δ: 1.06(1H, m, H-1a), 1.85(1H, m, H-1b), 1.61(1H, m, H-2a), 1.95(1H, m, H-2b), 3.54(1H, m, H-3), 2.27(1H, m, H-4a), 2.36(1H, m, H-4b), 5.38(1H, m, H-6), 1.98(2H, m, H-7), 1.52(1H, m, H-8), 0.93(1H, m, H-9), 1.02(1H, m, H-11a), 1.56(1H, m, H-11b), 1.18(1H, m, H-12a), 2.02(1H, m, H-12b), 1.01(1H, m, H-14), 1.08(1H, m, H-15a), 1.12(1H, m, H-15b), 1.83(1H, m, H-16a), 1.86(1H, m, H-16b), 1.12(1H, m, H-17), 0.68(3H, s, H-18), 1.00(3H, s, H-19), 1.36(1H, m, H-20), 0.92(3H, d, $J=6.4$ Hz, H-21), 1.00(1H, s, H-22a), 1.34(1H, m, H-22b), 1.18(2H, m, H-23), 0.95(1H, m, H-24), 1.66(1H, m, H-25), 0.82(3H, d, $J=6.8$ Hz, H-26), 0.84(3H, d, $J=6.8$ Hz, H-27), 1.26(1H, br s, H-28), 0.84(3H, t, $J=7.6$ Hz, H-29), 4.38(1H, d, $J=7.7$ Hz, H-1′), 3.35(1H, dd, $J=7.7, 8.7$ Hz, H-2′), 3.57(1H, dd, $J=8.7, 9.9$ Hz, H-3′), 3.38(1H, dd, $J=9.9, 8.6$ Hz, H-4′), 3.45(1H, m, H-5′), 4.29(1H, dd, $J=12.1, 1.7$ Hz, H-6′a), 4.42(1H, dd,

$J=5.3,12.1$ Hz,H $-6'$b),2.34(2H,t,$J=7.6$ Hz,H $-2''$),1.61(2H,m,H $-3''$),1.28(2H,br s,H $-4''$),1.26(20H,m,H $-5''\sim14''$),1.30(2H,br s,H $-15''$),0.88(3H,t,$J=7.1$ Hz,H $-16''$);^{13}C $-$ NMR(CDCl$_3$,150 MHz)δ:37.3(C -1),29.7(C -2),79.5(C -3),38.9(C -4),140.3(C -5),122.2(C -6),31.9(C -7),31.9(C -8),50.2(C -9),36.7(C -10),21.1(C -11),39.7(C -12),42.3(C -13),56.7(C -14),24.3(C -15),28.2(C -16),56.1(C -17),11.8(C -18),19.3(C -19),36.1(C -20),18.8(C -21),33.9(C -22),26.1(C -23),45.8(C -24),29.1(C -25),19.0(C -26),19.8(C -27),23.1(C -28),12.0(C -29),101.2(C $-1'$),73.6(C $-2'$),75.9(C $-3'$),70.0(C $-4'$),74.0(C $-5'$),63.1(C $-6'$),174.7(C $-1''$),34.2(C $-2''$),24.9(C $-3''$),29.3(C $-4''$),29.5(C $-5''$),29.7(C $-6''$),29.7(C $-7''-12''$),29.4(C $-13''$),31.9(C $-14''$),22.7(C $-15''$),14.1(C $-16''$)。以上数据与文献报道 β $-$ 谷甾醇 3 $-O-$ $\beta-$ D $-$ 葡萄糖苷 $-6'-O-$ 棕榈酸酯($\beta-$ sitosteryl $-3\beta-$ D $-$ gluco $-$ pyranoside $-6'-O-$ palmitate)的数据一致。

化合物 14：白色无定形粉末。ESI $-$ MS m/z：287 [M + Na]$^+$,551 [M + Na]$^+$,263 [M $-$ H]$^-$,527[2M $-$ H]$^-$;^{1}H $-$ NMR(Me$_2$CO $-$ d6,300 MHz)δ：7.92(1H,d,$J=15.5$ Hz,H -4),6.38(1H,d,$J=15.5$ Hz,H -5),5.82(1H,s,H -8),5.75(1H,s,H -2),2.54(1H,d,$J=17.0$ Hz,H -10a),2.14(1H,d,$J=17.0$ Hz,H -10b),2.05(3H,s,H -15),1.90(3H,s,H -14),1.07(3H,s,H -12),1.03(3H,s,H -13);^{13}C $-$ NMR(Me$_2$CO $-$ d6,75 MHz)δ：197.2(C -9),167.1(C -1),163.1(C -3),151.0(C -7),138.3(C -5),128.6(C -4),127.3(C -8),118.6(C -2),80.0(C -6),50.3(C -10),42.2(C -11),24.7(C -14),23.5(C -13),21.2(C -15),19.1(C -12)。以上数据与文献报道脱落酸的数据一致。

化合物 15：白色无定形粉末。^{1}H $-$ NMR(DMSO $-$ d6,300 MHz)δ：10.69(1H,s,H -1),7.92(1H,s,H -8),6.48(1H,s,2 $-$ NH$_2$),5.68(1H,d,$J=6$ Hz,H $-1'$),5.39(1H,br s,2' $-$ OH),5.06(1H,br s,3' $-$ OH),4.38(1H,dd,$J=5.0,6.0$ Hz,H $-2'$),4.07(1H,dd,$J=5.0,4.5$ Hz,H $-3'$),3.85(1H,ddd,$J=4.5,4.0,14.4$ Hz,H $-4'$),3.60(1H,dd,$J=4.0,14.4$ Hz,H $-5'$a),3.51(1H,dd,$J=4.0,14.4$ Hz,H $-5'$b)。以上数据与文献报道鸟苷(guanosine)的数据基本一致。

化合物 16：白色无定形粉末。ESI $-$ MS m/z：125 [M $-$ H]$^-$;^{1}H $-$ NMR(DMSO $-$ d6,300 MHz)δ：10.98(1H,br s,NH),10.57(1H,br s,NH),7.23(1H,br s,H -5),1.71(3H,s,6 $-$ Me);^{13}C $-$ NMR(DMSO $-$ d6,75 MHz)δ：164.5(C -1),151.6(C -3),137.8(C -5),107.7(C -6),11.9(6 $-$ Me)。由以上数据推定化合物 16 为 5 $-$ 甲基脲嘧啶(5 $-$ methyluracil)。

化合物 17：白色无定形固体。ESI $-$ MS m/z 147 [M $-$ H]$^-$;^{1}H $-$ NMR(Me$_2$CO $-$ d6,300 MHz)δ：7.68(1H,d,$J=8.0$ Hz,H -2,6),7.66(1H,d,$J=16.0$ Hz,H -7),7.43(3H,m,H $-3\sim5$),6.53(1H,d,$J=16.0$ Hz,H -8)。由以上数据推定该化合物为反式桂皮酸(trans $-$ cinnamic acid)。

化合物 18：白色无定形固体。ESI $-$ MS m/z 121 [M $-$ H]$^-$;^{1} H $-$ NMR(CD$_3$ OD,

600 MHz) δ: 9.71(1H, s, H-7), 7.72(1H, d, $J=7.2$ Hz, H-2, 6), 6.86(1H, d, $J=7.2$ Hz, H-3, 5)。由以上数据推定化合物 18 为对羟基苯甲醛。

化合物 19: 无色针晶(氯仿), mp 153~155 ℃, ESI-MS m/z: 411 [M-H]⁻。¹³C-NMR(75 MHz, CDCl₃) δ: 12.0(C-18), 12.2(C-29), 19.1(C-26), 19.3(C-19), 21.0(C-21), 21.1(C-11), 21.2(C-27), 24.4(C-15), 25.3(C-28), 28.9(C-16), 31.5(C-2), 31.9(C-25), 36.5(C-10), 37.3(C-1), 39.7(C-12), 40.4(C-24), 42.2(C-13), 42.3(C-4), 50.3(C-9), 51.2(C-24), 56.0(C-14), 56.9(C-17), 71.8(C-3), 121.7(C-6), 129.4(C-23), 138.5(C-22), 140.8(C-5)。以上数据与文献报道基本一致,故推定化合物 19 为豆甾醇。

化合物 20: 黄色粉末。ESI-MS m/z: 447 [M-H]⁻; ¹H-NMR(DMSO-d6, 300 MHz) δ: 6.20(1H, d, $J=1.0$ Hz, H-6), 6.38(1H, d, $J=1.0$ Hz, H-8), 6.86(1H, d, $J=8.3$ Hz, H-5′), 7.25(1H, d, $J=1.5$ Hz, H-2′), 7.26(1H, dd, $J=8.3$, 1.5 Hz, H-6′), 12.64(1H, s, 5-OH), Rha: 0.80(3H, d, $J=5.0$ Hz, H-6″), 5.23(1H, d, $J=5.0$ Hz, H-1″); ¹³C-NMR(DMSO-d6, 75 MHz) δ: 93.8(C-8), 98.9(C-6), 104.3(C-10), 115.5(C-5′), 115.7(C-2′), 120.8(C-6′), 121.2(C-1′), 134.3(C-3), 145.3(C-3′), 148.5(C-4′), 156.3(C-2), 156.6(C-9), 161.4(C-5), 164.3(C-7), 177.8(C-4), Rha: 17.6(C-6″), 70.1(C-5″), 70.4(C-2″), 70.7(C-3″), 71.2(C-4″), 101.9(C-1″)。以上数据与文献报道基本一致,故推定化合物 20 为槲皮素-3-O-α-L-吡喃鼠李糖苷。

化合物 21: 淡黄色粉末。ESI-MS m/z: 447 [M-H]⁻, ¹H-NMR(DMSO-d6, 300 MHz) δ: 5.46(1H, d, $J=7.5$ Hz, H-1″), 6.22(1H, d, $J=2.0$ Hz, H-6), 6.43(1H, d, $J=2.0$ Hz, H-8), 6.88(2H, d, $J=9.0$ Hz, H-3′, 5′), 8.04(2H, d, $J=9.0$ Hz, H-2′, 6′), 10.18(1H, s, 4′-OH), 10.86(1H, s, 7-OH), 12.60(1H, s, 5-OH), Glc: 3.08~3.58(6H, m, H-2″~6″); ¹³C-NMR(DMSO-d6, 75 MHz) δ: 93.6(C-8), 98.6(C-6), 104.0(C-10), 115.0(C-3′, 5′), 120.7(C-1′), 130.8(C-2′, 6′), 133.2(C-3), 156.2(C-2), 156.5(C-9), 159.9(C-4′), 161.2(C-5), 164.0(C-7), 177.4(C-4), Glc: 60.8(C-6″), 69.9(C-4″), 74.2(C-2″), 76.4(C-3″), 77.4(C-5″), 100.8(C-1″)。以上数据与文献报道基本一致,故推定化合物 21 为山奈酚-3-O-β-D-吡喃葡萄糖苷。

化合物 22: 黄色片状结晶(甲醇), mp 278 ℃。¹H-NMR(DMSO-d6, 300 MHz) δ: 6.32(1H, d, $J=1.7$ Hz, H-6), 6.42(1H, d, $J=1.7$ Hz, H-8), 7.49(1H, d, $J=2.0$ Hz, H-2′), 6.87(1H, d, $J=8.5$ Hz, H-5′), 7.36(1H, dd, $J=2.0$, 8.5 Hz, H-6′), 3.70(3H, s, 3-OCH₃), 3.80(3H, s, 5-OCH₃), 9.34(1H, s, 4′-OH), 9.63(1H, s, 3′-OH), 10.70(1H, s, 7-OH); ¹³C-NMR(DMSO-d6, 75 MHz) δ: 56.0(3-OCH3), 59.3(5-OCH₃), 94.7(C-8), 96.0(C-6), 107.5(C-10), 115.7(C-2′), 115.8(C-5′), 121.2(C-1′), 121.4(C-6′), 139.8(C-3), 145.0(C-3′), 148.0(C-4′), 151.8(C-2), 158.0(C-9), 160.5(C-5), 162.4(C-7), 172.0(C-4)。以上数据与文献报道基本一致,故推定化合物 22 为 3′,4′,7-三羟基-3,5-二甲氧基黄酮。

化合物 23：黄色粉末。ESI – MS m/z：315 [M – H]$^-$。^{1}H – NMR（DMSO – d6, 300 MHz）δ：7.76（1H, d, J = 2.1 Hz, H – 2′），7.69（1H, dd, J = 8.5, 2.1 Hz, H – 6′），6.94（1H, d, J = 8.5 Hz, H – 5′），6.48（1H, d, J = 2.0 Hz, H – 8），6.20（1H, d, J = 2.0 Hz, H – 6），3.85（3H, s, 3′ – OCH3）；^{13}C – NMR（DMSO – d6, 75 MHz）δ：183.4（C – 4），164.8（C – 7），163.4（C – 2），161.5（C – 5），157.3（C – 9），149.4（C – 4′），146.9（C – 3′），121.9（C – 1′），121.6（C – 6′），115.2（C – 5′），113.2（C – 2′），104.2（C – 3），103.6（C – 10），99.0（C – 6），93.8（C – 8），59.8（ – OCH$_3$）。以上数据与文献报道基本一致，故推定化合物 23 为异鼠李素。

化合物 24：黄色粉末。ESI – MS m/z：487 [M + Na]$^+$。^{1}H – NMR（DMSO – d6, 300 MHz）δ：7.67（1H, dd, J = 8.5, 2.3 Hz, H – 6′），7.53（1H, d, J = 2.3 Hz, H – 2′），6.82（1H, d, J = 8.5 Hz, H – 5′），6.40（1H, d, J = 2.0 Hz, H – 8），6.20（1H, d, J = 2.0 Hz, H – 6），5.38（1H, d, J = 7.6 Hz, H – 1″）；^{13}C – NMR（DMSO – d6, 75 MHz）δ：60.7（C – 6″），67.8（C – 4″），71.1（C – 2″），73.1（C – 3″），75.8（C – 5″），93.4（C – 8），98.6（C – 6），101.7（C – 1″），103.8（C – 10），115.1（C – 5′），115.9（C – 2′），121.9（C – 6′），121.0（C – 1′），133.4（C – 3），144.7（C – 4′），148.4（C – 3′），156.1（C – 2），156.2（C – 9），161.1（C – 5），164.0（C – 7），177.4（C – 4）。以上数据与文献报道基本一致，故推定化合物 24 为金丝桃苷。

化合物 25：淡黄色粉末。^{1}H – NMR（DMSO – d6, 300 MHz）δ：12.60（1H, s, 5 – OH），7.58（1H, d, J = 2.0 Hz, H – 2′），7.57（1H, dd, J = 2.0, 8.8 Hz, H – 6′），6.84（1H, d, J = 8.8 Hz, H – 5′），6.38（1H, d, J = 2.0 Hz, H – 8），6.16（1H, d, J = 2.0 Hz, H – 6），5.44（1H, d, J = 7.6 Hz, Glc – H – 1″），3.05 ~ 3.60（6H, m, H – 2′ ~ 6′）；^{13}C – NMR（DMSO – d6, 75 MHz）δ：146.9（C – 2），135.5（C – 3），175.8（C – 4），160.1（C – 5），98.6（C – 6），162.0（C – 7），93.6（C – 8），155.2（C – 9），103.9（C – 10），121.3（C – 1′），115.1（C – 2′），144.7（C – 3′），147.7（C – 4′），115.0（C – 5′），120.1（C – 6′），99.8（C – 1″），73.1（C – 2″），76.1（C – 3″），69.5（C – 4″），77.2（C – 5″），60.5（C – 6″）。以上数据与文献报道一致，故推定化合物 25 为槲皮素 – 7 – O – β – D – 吡喃葡萄糖苷。

化合物 26：白色粉末。ESI – MS m/z：375 [M – H]$^-$。1H – NMR（CD$_3$OD, 300 MHz）δ：7.44（1H, br s, H – 3），5.62（1H, m, H – 8），5.45（1H, d, J = 3.8 Hz, H – 1），5.23（1H, m, H – 10），4.64（1H, d, J = 7.8 Hz, H – 1′），3.86（1H, dd, J = 11.9, 1.8 Hz, H – 6′），3.65（1H, dd, J = 11.9, 5.6 Hz, H – 6′），3.32（1H, m, H – 5），2.91（1H, dd, J = 16.5, 4.9 Hz, H – 6），2.23（1H, dd, J = 16.5, 8.8 Hz, H – 6）；^{13}C – NMR（CD$_3$OD, 75 MHz）δ：168.4（C – 11），153.4（C – 3），133.5（C – 8），120.1（C – 10），105.3（C – 4），103.1（C – 7），100.1（C – 1′），98.6（C – 1），78.5（C – 3′），78.0（C – 5′），74.7（C – 2′），71.5（C – 4′），62.7（C – 6′），43.5（C – 9），30.5（C – 6），23.9（C – 5）。以上数据与文献报道基本一致，故推定化合物 26 为环裂马钱子酸。

化合物 27：白色固体。ESI – MS m/z：389 [M + H]$^+$。^{1}H – NMR（CD$_3$OD, 300 MHz）δ：5.52（1H, d, J = 1.6 Hz, H – 1），7.56（1H, d, J = 2.0 Hz, H – 3），3.07（1H, m, H – 9a），1.95（1H, m, H – 6α），1.42（1H, m, H – 6β），5.29（1H, s, H – 7），5.46（1H, m, H –

8),2.66(1H,m,H-9b),5.27(1H,dd,$J=2.4,10.0$ Hz,H-10α),5.24(1H,dd,$J=2.0,12.0$ Hz,H-10β),3.52(1H,s,-OCH3),4.64(1H,d,$J=8.0$ Hz,H-1′);^{13}C-NMR(CD$_3$OD,75 MHz)δ:97.9(C-1),154.1(C-3),105.4(C-4),25.3(C-5),31.6(C-6),105.3(C-7),133.0(C-8),43.6(C-9),121.2(C-10),167.5(C-11),57.1(-OCH$_3$),99.6(C-1′),74.6(C-2′),77.8(C-3′),71.4(C-4′),78.3(C-5′),62.6(C-6′)。以上数据与文献报道基本一致,故推定化合物27为断氧马钱子苷半缩醛内酯。

化合物28:白色无定形粉末。ESI-MS m/z:367［M-H］$^-$。^{1}H-NMR(DMSO-d6,300 MHz)δ:7.03(1H,s,H-2′),6.72(1H,d,$J=8.4$ Hz,H-5′),6.92(1H,d,$J=8.4$ Hz,H-6),7.45(1H,d,$J=16.0$ Hz,H-7′),6.18(1H,d,$J=16.0$ Hz,H-8′);^{13}C-NMR(DMSO-d6,75MHz)δ:34.8(C-2),38.2(C-6),51.4(C-8),67.6(C-5),69.9(C-3),70.2(C-4),72.6(C-1),114.3(C-2′),114.6(C-8′),115.8(C-5′),121.6(C-6′),75.0(C-1′),144.7(C-3′),145.7(C-7′),146.0(C-4′),166.4(C-9′),174.1(C-7)。以上数据与文献报道基本一致,故推定化合物28为5-O-咖啡酰奎宁酸甲酯。

化合物29:白色粉末。ESI-MS:m/z 180［M］$^+$,^{1}H-NMR(CD$_3$OD,300 MHz)δ:7.52(1H,d,$J=15.9$ Hz,H-7),7.04(1H,d,$J=1.6$ Hz,H-2),6.94(1H,dd,$J=1.6,8.1$ Hz,H-6),6.77(1H,d,$J=8.1$ Hz,H-5),6.20(1H,d,$J=15.9$ Hz,H-8);^{13}C-NMR(CD$_3$OD,75 MHz)δ:172.0(C-9),149.7(C-4),147.0(C-3),146.5(C-7),128.0(C-1),123.1(C-6),116.7(C-8),116.5(C-2),116.2(C-5)。以上数据与文献报道一致,故推定化合物29为咖啡酸。

化合物30:白色粉末。ESI-MS:m/z:354［M］$^+$,^{1}H-NMR(CD$_3$OD,300 MHz)δ:7.57(1H,d,$J=16.0$ Hz,H-7′),7.07(1H,d,$J=1.8$ Hz,H-2′),6.92(1H,dd,$J=8.3,1.8$ Hz,H-6′),6.77(1H,d,$J=8.3$ Hz,H-5′),6.27(1H,d,$J=16.0$ Hz,H-8′),5.39(1H,m,H-5),4.12(1H,m,H-3),3.68(1H dd,$J=8.4,3.2$ Hz,H-4),2.18(1H,m,H-2a),2.15(1H,m,H-6b),2.01(1H,m H-2b),1.97(1H,m,H-6a);^{13}C-NMR(CD$_3$OD,75MHz)δ:180.5(C-7),169.1(C-9′),149.3(C-4′),146.6(C-3′,7′),127.5(C-1′),122.7(C-6′),116.2(C-5′),115.4(C-2′),115.2(C-8′),77.9(C-1),75.3(C-4),73.2(C-5),72.6(C-3),40.7(C-6),39.0(C-2)。以上数据与文献报道的5-O-咖啡奎宁酸对照基本一致,故推定化合物30为5-O-咖啡奎宁酸。

化合物31:白色粉末。ESI-MS:m/z:516［M］$^+$,^{1}H-NMR(CD$_3$OD,300 MHz)δ:7.50(2H,d,$J=15.8$ Hz,H-7′,7″),7.00(2H,dd,$J=8.2,1.8$ Hz,H-6′,6″),6.94(2H,d,$J=1.8$ Hz,H-2′,2″),6.76(2H,d,$J=8.2$ Hz,H-5′,5″),6.25(2H,d,$J=15.8$ Hz,H-8′,8″),5.38(1H,m,H-5),5.32(1H,m,H-3),3.71(1H,dd,$J=9.8,3.1$ Hz,H-4),2.17(1H,m,H-2a),2.11(1H,m,H-2b),1.92(1H,m,H-6a),2.01(1H,m,H-6b);^{13}C-NMR(CD$_3$OD,75MHz)δ:180.5(C-7),169.5(C-9″),168.2(C-9′),149.7(C-4″),148.3(C-4′),146.5(C-7′),146.4(C-7″),146.2

(C-3″),145.5(C-3′),127.5(C-1″),127.7(C-1′),123.5(C-6″),123.2(C-6′),116.8(C-5′),116.5(C-5″),115.7(C-8′),115.5(C-8″),115.5(C-2″),114.2(C-2′),77.7(C-1),73.2(C-3),75.2(C-4),72.6(C-5),40.4(C-2),39.2(C-6),以上数据与文献报道的基本一致,故推定化合物 31 为 3,5-O-二咖啡酰奎宁酸。

化合物 32:黄色粉末。ESI-MS m/z:286[M]$^+$,^{1}H-NMR(DMSO-d6,300 MHz)δ:9.37(1H,s,4′-OH),10.6(1H,s,7-OH),9.88(1H,s,3′-OH),7.37(1H,s,H-2′),7.41(1H,dd,$J=8.6,2.4$ Hz,H-6′),6.87(1H,d,$J=8.6$ Hz,H-5′),6.41(1H,d,$J=1.6$ Hz,H-8),6.16(1H,d,$J=1.6$ Hz,H-6);^{13}C-NMR(DMSO-d6,75 MHz)δ:180.4(C-4),162.9(C-7),161.8(C-2),160.9(C-9),156.8(C-5),148.6(C-4′),145.2(C-3′),120.5(C-1′),118.2(C-6′),115.0(C-5′),113.0(C-2′),102.5(C-10),101.3(C-3),98.5(C-6),93.1(C-8)。以上数据与文献报道的木犀草素对照基本一致,故推定化合物 32 为木犀草素。

化合物 33:黄色粉末。ESI-MS m/z:448[M]$^+$,^{1}H-NMR(DMSO-d6,300 MHz)δ:12.62(1H,s,5-OH),9.30(1H,s,3′-OH),9.80(1H,s,4′-OH),7.40(1H,dd,$J=8.6,2.5$ Hz,H-6′),7.36(1H,1H,d,$J=2.5$ Hz,H-2′),6.88(1H,d,$J=8.6$ Hz,H-5′),6.70(1H,br s,H-8),6.40(1H,d,$J=1.6$ Hz,H-6),5.00(1H,d,$J=7.4$ Hz,H-1″);^{13}C-NMR(DMSO-d6,75 MHz)δ:180.5(C-4),162.9(C-2),161.7(C-7),160.2(C-5),155.5(C-9),148.6(C-4′),144.2(C-3′),120.1(C-1′),118.9(C-6′),115.0(C-5′),112.8(C-2′),104.2(C-10),103.5(C-3),100.1(C-1″),97.8(C-6),94.1(C-8),73.0(C-2″),76.8(C-3″),70.0(C-4″),76.4(C-5″),61.7(C-6″)。以上核磁数据与文献报道的木犀草苷基本一致,故推定化合物 33 为木犀草苷。

化合物 34:无色粉末。ESI-MS m/z:404[M]$^+$,^{1}H-NMR(CD$_3$OD,300 MHz)δ:7.50(1H,br s,H-3),5.64(1H,ddd,$J=18.0,10.2,5.6$ Hz,H-8),5.48(1H,d,$J=4.2$ Hz,H-1),5.23(2H,m,H-10),4.68(1H,d,$J=7.6$ Hz,H-1′),3.34(1H,m,H-5),3.35(3H,m,H-3′,4′,5′),3.20(1H,m,H-2′),3.69(3H,s,-OCH3),3.86(1H,dd,$J=12.0,2.0$ Hz,H-6′a),3.67(1H,m,H-6′b),2.77(1H,m,H-9),2.90(1H,dd,$J=16.0,5.4$ Hz,H-6b),2.36(1H,dd,$J=16.0,8.6$ Hz,H-6a);^{13}C-NMR(CD$_3$OD,75 MHz)δ:97.3(C-1),153.0(C-3),110.7(C-4),29.0(C-5),35.4(C-6),174.2(C-7),134.0(C-8),45.2(C-9),120.5(C-10),169.9(C-11),100.2(C-1′),74.7(C-2′),78.0(C-3′),71.7(C-4′),78.2(C-5′),62.9(C-6′),52.5(-OCH$_3$)以上数据与文献报道的断氧化马钱苷酸对照基本一致,故推定化合物 34 为断氧化马钱苷酸。

化合物 35:无色粉末。ESI-MS m/z:376[M]$^+$,^{1}H-NMR(CD$_3$OD,300 MHz)δ:7.40(1H,d,$J=1.6$ Hz,H-3),4.05(1H,m,H-7),5.30(1H,d,$J=4.4$ Hz,H-1),3.12(1H,m,H-5),2.96(1H,m,H-6a),1.66(1H,m,H-6b),2.24(1H,m,H-9),1.90(1H,m,H-8),1.11(1H,d,$J=7.4$ Hz,H-10),4.66(1H,d,$J=7.8$ Hz,H-1′),3.30~3.50(4H,m,H-1′,2′,3′,4′,5′),3.92(1H,dd,$J=11.8,2.0$ Hz,H-6′a),3.65(1H,dd,$J=11.8,5.0$ Hz,H-6′b);^{13}C-NMR(CD$_3$OD,75 MHz)δ:97.7(C-1),152.3

（C-3），114.5（C-4），32.9（C-5），42.8（C-6），75.2（C-7），42.7（C-8），46.5（C-9），14.8（C-10），171.6（C-11），100.0（C-1'），74.8（C-2'），77.9（C-3'），71.5（C-4'），78.2（C-5'），62.9（C-6'）。以上数据与文献报道的马钱苷酸对照基本一致，故推定化合物 35 为马钱苷酸。

化合物 36：无色粉末。ESI-MS m/z：358［M］$^+$，^{1}H-NMR（CD$_3$OD，300 MHz）δ：7.51（1H，d，$J=2.5$Hz，H-3），5.50（1H，d，$J=1.8$ Hz，H-1），5.42（1H，q，$J=2.4$，7.2，9.6 Hz，H-8），23（1H，dd，$J=1.8$，10.2 Hz，H-10a），5.32（1H，dd，$J=1.8$，18.2 Hz，H-10b），4.39（1H，dq，$J=2.0$，4.5，6.6 Hz，H-7a），4.35（1H，m，H-7b），3.10（1H，m，H-5），2.71（1H，q，$J=1.3$，5.4 Hz，H-9），1.60（1H，m，H-6a），1.80（1H，m，H-6b），4.77（1H，d，$J=7.8$ Hz，H-1'），3.22~3.45（4H，m，H-2'，3'，4'，5'），3.62（1H，m，H-6'a），3.86（1H，m，H-6'b）；^{13}C-NMR（CD$_3$OD，75 MHz）δ：97.0（C-1），152.0（C-3），105.9（C-4），27.7（C-5），28.0（C-6），68.2（C-7），133.1（C-8），43.1（C-9），120.5（C-10），165.3（C-11），99.2（C-1'），74.0（C-2'），77.0（C-3'），71.2（C-4'），77.7（C-5'），62.2（C-6'）。以上数据与文献报道的獐牙菜苷基本一致，故推定化合物 36 为獐牙菜苷。

化合物 37：白色粉末，mp 207~209 ℃。ESI-MS m/z：353［M-H］$^-$，^{1}H-NMR（DMSO-d6，300 MHz）δ：7.55（1H，d，$J=16.0$ Hz，H-7'），7.04（1H，d，$J=2.0$ Hz，H-2'），6.96（1H，dd，$J=8.4$，2.0 Hz，H-6'），6.77（1H，d，$J=8.4$ Hz，H-5'），6.25（1H，d，$J=16.0$ Hz，H-8'），5.32（1H，m，H-3），4.15（1H，m，H-5），3.72（1H，dd，$J=8.4$，3.2 Hz，H-4），2.23~2.04（4H，m，H-2，6）；^{13}C-NMR（DMSO-d6，75 MHz）δ：177.8（COOH），169.4（C-9'），150.4（C-4'），147.9（C-7'），147.6（C-3'），128.6（C-1'），123.8（C-6'），117.2（C-5'，8'），116.0（C-2'），76.9（C-1），74.3（C-4），72.8（C-5），72.1（C-3），39.6（C-2），39.0（C-6）。以上数据与文献报道基本一致，故推定化合物 37 为绿原酸。

化合物 38：浅黄色针状结晶，mp 183~185 ℃。ESI-MS m/z：447［M-H］$^-$，895［2M-H］$^-$。^{1}H-NMR（DMSO-d6，300 MHz，）δ：12.70（1H，s，5-OH），7.30（1H，d，$J=2.1$ Hz，H-2'），7.25（1H，dd，$J=8.3$，2.1 Hz，H-6'），6.86（1H，d，$J=8.3$ Hz，H-5'），6.39（1H，d，$J=1.8$ Hz，H-8），6.20（1H，d，$J=1.8$ Hz，H-6），5.25（1H，d，$J=1.5$ Hz，H-1″），4.00（1H，dd，$J=3.2$，1.5 Hz，H-2″），3.51（1H，dd，$J=9.4$，3.2 Hz，H-3″），3.22（1H，dq，$J=9.4$，6.0 Hz，H-5″），3.14（1H，t，$J=9.4$ Hz，H-4″），0.82（3H，d，$J=6.0$ Hz，H-6″）；（DMSO-d6，75 MHz，）δ：157.3（C-2），134.2（C-3），177.7（C-4），104.1（C-4a），161.3（C-5），98.7（C-6），164.3（C-7），93.6（C-8），156.5（C-8a），120.7（C-1'），115.7（C-2'），145.2（C-3'），148.5（C-4'），115.5（C-5'），121.1（C-6'），101.8（C-1″），70.4（C-2″），70.6（C-3″），71.2（C-4″），70.1（C-5″），17.5（C-6″）。以上数据与文献报道对照基本一致，故推定化合物 38 为槲皮苷。

化合物 39：黄色结晶（甲醇）。ESI-MS m/z：433.08［M+H］$^+$，455.06［M+Na］$^+$。^{1}H-NMR（CD$_3$OD，300 MHz）δ：7.77（2H，d，$J=8.8$ Hz，H-2'，6'），6.94（2H，d，$J=8.8$ Hz，H-3'，5'），6.38（1H，d，$J=1.9$ Hz，H-8），6.21（1H，d，$J=2.0$ Hz，H-6），

5.38(1H, d, $J=1.6$ Hz, H-1‴), 4.22(1H, dd, $J=3.4$, 1.6 Hz, H-2″), 3.71(1H, dd, $J=9.1$, 3.4 Hz, H-3″), 3.34(2H, m, H-4″, 5″), 0.92(3H, d, $J=5.7$ Hz, H-6″); ^{13}C-NMR(CD$_3$OD, 75 MHz) δ: 179.8(C-4), 166.2(C-7), 163.4(C-5), 161.8(C-4′), 159.4(C-2), 158.7(C-9), 136.4(C-3), 132.0(C-2′, 6′), 122.8(C-1′), 116.7(C-3′, 5′), 106.0(C-10), 103.7(C-1″), 100.0(C-6), 94.9(C-8), 73.3(C-4″), 72.3(C-3″), 72.2(C-5″), 72.1(C-2″), 17.8(C-6″)。以上数据与文献报道一致,故推定化合物 39 为山奈酚-3-O-α-L-鼠李糖苷。

化合物 40:黄色粉末。ESI-MS m/z: 621.13 [M+H]$^+$, 643.11 [M+Na]$^+$。^{1}H-NMR(CD$_3$OD, 300 MHz) δ: 7.77(2H, d, $J=8.7$ Hz, H-2′, 6′), 6.96(2H, d, $J=8.7$ Hz, H-3′, 5′), 6.73(1H, d, $J=2.0$ Hz, H-8), 6.47(1H, d, $J=2.0$ Hz, H-6), 5.56(1H, s, H-1‴), 5.53(1H, br s, H-1″), 4.83(1H, t, $J=2.0$ Hz, H-4″), 4.21(1H, br s, H-2″), 4.02(1H, s, H-2‴), 3.84(2H, m, H-3″, 5‴), 3.60(1H, m, H-3‴), 3.47(1H, d, $J=9.5$ Hz, H-4‴), 3.26(1H, m, H-5″), 2.04(3H, s, COCH$_3$), 1.27(3H, d, $J=6.2$ Hz, H-6‴), 0.79(3H, d, $J=6.3$ Hz, H-6″); ^{13}C-NMR(CD$_3$OD, 75 MHz) δ: 179.8(C-4), 172.5(COCH$_3$-4″), 163.7(C-7), 163.2(C-5), 162.0(C-4′), 160.1(C-2), 158.3(C-9), 136.0(C-3), 132.2(C-2′, 6′), 122.5(C-1′), 116.7(C-3′, 5′), 107.7(C-1″), 102.7(C-10), 100.8(C-6), 100.0(C-1‴), 95.8(C-8), 75.0(C-4″), 73.7(C-4‴), 72.2(C-5‴), 71.9(C-2″), 71.8(C-2‴), 71.5(C-3‴), 70.2(C-3″), 69.8(C-5″), 21.1(4″-COCH$_3$), 18.2(C-6‴), 17.7(C-6″)。以上数据与文献报道一致,故推定化合物 40 为山奈素-3-O-α-L-(4-O-乙酰基)鼠李糖基-7-O-α-L-鼠李糖苷。

化合物 41:黄色针状结晶(甲醇)。ESI-MS m/z: 433.07 [M+H]$^+$, 455.05 [M+Na]$^+$。^{1}H-NMR(DMSO-d6, 300 MHz) δ: 12.47(1H, s, 5-OH), 10.15(1H, s, 4′-OH), 9.53(1H, s, 3-OH), 8.08(2H, d, $J=9.0$ Hz, H-2′, 6′), 6.93(2H, d, $J=9.0$ Hz, H-3′, 5′), 6.82(1H, d, $J=2.1$ Hz, H-8), 6.42(1H, d, $J=2.1$ Hz, H-6), 5.54(1H, d, $J=1.5$ Hz, H-1″), 1.13(3H, d, $J=6.2$ Hz, Rha-CH$_3$); ^{13}C-NMR(DMSO-d6, 75 MHz) δ: 176.1(C-4), 161.4(C-7), 160.4(C-5), 159.4(C-4′), 155.8(C-9), 147.5(C-2), 136.1(C-3), 129.7(C-2′, 6′), 121.6(C-1′), 115.5(C-3′, 5′), 104.7(C-10), 98.9(C-6), 98.4(C-1″), 94.4(C-8), 71.6(C-4″), 70.3(C-3″), 70.1(C-2″), 69.9(C-5″), 18.0(C-6″)。以上数据与文献报道一致,故推定化合物 41 为山奈酚-7-O-α-L-鼠李糖苷。

第四章 基于网络药理学金银花的研究

第一节 网络药理学概述

中药是以中医药理论为指导的用以防病、治病的药物总称。中药经炮制加工后,常以中药饮片入药,可以单方用药也可复方用药。中药复方是在中医整体观念、辨证论治思想指导下,依据药性、药量、配伍等组成的具有特定主治功效的中药处方,蕴含了深刻而复杂的科学内涵。一般认为中药复方具有多成分、多途径、多靶点作用的特点,但由于其有效性及安全性缺乏可量化的、客观的数据支撑,要厘清中药复方的作用机制很困难,这也成为中药难以被国际社会接受的重要原因。

传统药物的设计理念是用单一的药物针对某个疾病的靶点进行治疗。在过去数十年中,药厂以该理念开发药物,但近年来发现很多药物在进入 2、3 期临床试验时,有效性下降并且副作用增加,这常常会导致药物研发的失败。究其原因是由于疾病的发生大多不是单个基因出现异常,而常常是多个基因共同作用的结果。在实验条件下,有研究发现单个基因的敲除并不能改变或者仅仅能稍微改变生物的表型,据估计有 19% 左右的基因在多种生物中起着重要的作用。网络生物分析预测,在大多数情况下,单一影响一个基因是不会影响到基因的网络系统,对疾病不会产生影响,同时影响多个调节基因才会明显地改变疾病的表型。因此疾病的发生常常是多个基因一起调控的,在大多数疾病里针对单一靶点很难起到很好的治疗效果。利用网络药理学可以找出影响疾病发生发展的多个基因,同时也可以找出药物成分作用的基因,为寻找治疗疾病的药物成分提供更好的方法。

目前,网络药理学也被运用于中医药有效成分的研究,中医药作用多靶点的特点与网络药理学的理念一致,网络药理学能够筛选出中医药有效成分,并对有效成分进行靶点的相关预测,以及疾病靶点的相关预测,最后预测出中药治疗疾病的相关机制。此外,网络药理学也可以很好地运用于中医药单体的成分研究,通过研究其中药单体结构及基团,预测出作用靶点,因此无论是中医药复方还是单体都可以运用网络药理学方法进行研究,将网络药理学与传统中医药结合,能够为中医药治疗疾病提供新的研究方法。

近年来,网络药理学在世界范围内兴起,它是基于系统生物学、基因组学、蛋白组学等学科理论,运用高通量组学数据分析、计算机模拟及网络数据库检索等技术,揭示药物 – 基因 – 靶点 – 疾病相互作用的网络关系,通过网络关系预测药物的作用机制,评估药物的药效、不良反应等,以寻找高效低毒的药物。网络药理学的整体性、系统性和综合性与中药多成分、多靶点、整体性的特点具有高度的相似性,运用网络药理学研究中药作用的分子机制成为研究的常用手段。在中医药现代化进程中,一些研究人员通过参考网络药理学的研究思路,探索中医药的本质属性,在揭示中医药多途径、多靶点、多成分的综合整体效应方面初步取得了较好的成果。

一、网络药理学的研究思路

网络药理学的研究思路是将药物靶标和病证相关分子共同映射于生物分子网络,以生物分子网络为基础建立药物与病症的关联机制,分析药物的"网络靶标－系统调节"机制。网络药理学认为药物成分可能作用于相关某一表型的网络靶标上,进而影响网络靶标的静态关键结构或动态平衡,从而以系统的方式干预细胞或个体层面的表型。以网络靶标为核心的网络药理学的研究模式更全面系统地考虑表型相关的诸多分子及它们之间的关系,并以网络的形式进行描述和建立网络靶标模型,进而在网络靶标的基础上预测药物对表型的干预结果并分析药物的作用机制。图4－1展示了网络药理学基础的工作流程,包括网络靶标构建、网络分析和实验验证等多个环节。

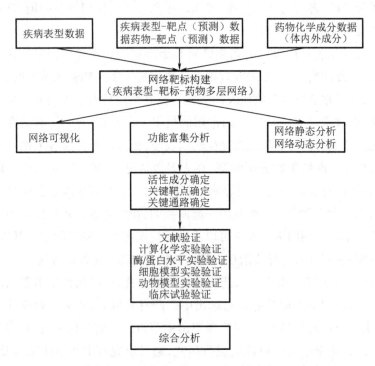

图4－1　网络药理学基础的工作流程示意图

二、网络药理学常用方法

网络药理学是一个多学科的研究领域,通过将计算和实验联合的方法整合大量信息以发现新的药物作用靶点和分子机制的方法。计算方法主要包括图论、统计方法、数据挖掘、建模和信息可视化方法;实验方法包括各种高通量组学技术及生物学和药理学实验;中药网络药理学的方法包括基于网络的疾病基因预测、药物靶标和药物功能、特定疾病的网络构建、中草药网络构建和药物－基因－疾病共模块定量分析。

三、网络药理学研究

（一）中药药效物质基础和作用机制的研究

中药药效物质基础是中药对某种疾病产生作用的全部药效成分的总和。目前,研究中药药效物质基础的方法有系统分离、血清药物化学、谱效相关和药动学 – 药效学(PK – PD)等。中药是如何在体内产生作用,其分子机制是什么,随着网络药理学的发展和普及,运用网络药理学的方法预测中药药效物质基础和作用机制也成为一种趋势。

1.单味中药药效物质基础和作用机制研究

网络药理学是基于系统生物学的理论,对生物系统的网络分析,选取特定信号节点进行多靶点药物分子设计的新学科。其强调对信号通路的多途径调节,提高药物的治疗效果,降低不良反应,从而提高新药临床试验的成功率,节约药物研发费用,使药物设计更趋向合理化,其使用各种数据库和软件可以快速将药物有效成分与疾病作用机制进行预测。吴丹等运用网络药理学技术对柴胡抗抑郁机制进行了预测,在运用 TCMSP 数据库和前期研究的基础上选择了 15 种活性成分进行后续靶点的预测,在 DRAR – CPI 服务器中筛选活性成分的靶点,并进一步运用 GeneCards 和 OMIM 数据库聚焦与抑郁症相关的靶点,绘制成分 – 靶点网络图及蛋白互作网络图,最后发现柴胡主要涉及细胞过程、代谢过程、对应激的应答等生物过程,通过调节 PI3K – AKT、MAPK、Rap1、Ras、FoxO 和 neurotrophin 等信号通路来发挥抗抑郁作用。徐雅等研究了车前子降压的作用机制,运用网络药理学技术预测到了高车前苷、二氢五羟黄酮、海波拉亭、列当苷、谷甾醇、槲皮素等活性成分,并对其进行后续靶点和通路预测,预测出与治疗高血压相关的靶点 90 个,GO 富集结果有 34 个条目,KEGG 通路富集到 36 条信号通路,揭示了车前子降压的主要信号通路为 PI3K – Akt 信号通路、HIF – 1 信号通路和 TNF 信号通路等。李凡等运用网络药理学方法探讨丹参治疗哮喘的作用靶点及通路,通过中药系统药理学数据库与分析平台获取丹参活性成分及潜在靶点;应用 OMIM、GeneCards、TTD、DrugBank 和 DisGeNet 数据库收集哮喘靶点,利用 R 语言获得丹参治疗哮喘的作用靶点,依据 STRING 11.0 数据库获取蛋白质 – 蛋白质相互作用网络。在 Metascape 平台进行 KEGG 和 GO 分析,运用 CytoScape 3.5.1 软件构建丹参治疗哮喘的成分 – 靶点 – 通路网络,并筛选核心靶点,最后采用 MOE 2019 软件对重要化合物进行分子对接验证。通过筛选得到丹参治疗哮喘的 59 种化学成分、108 个靶点及 20 条关键通路。其中,隐丹参酮主要通过肿瘤坏死因子、Toll 样受体 4(TLR4)等 NF – κB 通路,减轻哮喘气道炎症;丹参酮ⅡA 主要通过核转录因子 – κB 抑制剂 α 等减弱 TNF – α 和 NF – κB 表达,抑制 NF – κB 通路,减轻炎症损伤;木犀草素主要通过蛋白激酶 B(Akt1)、白细胞介素 6(IL – 6)和信号传导与转录激活因子 3(STAT3)等介导磷脂酰肌醇 3 – 激酶(PI3K – Akt)和 Janus 激酶 – 信号转导子与转录激活因子(Jak – STAT)通路,通过缓解气道炎症、改善气道重塑和免疫调节治疗哮喘。分子对接显示三者与疾病靶点生物亲和力高,具有良好的药效活性。作者运用网络药理学的方法构建了丹参治疗哮喘的药物 – 成分 – 靶点 – 通路网络,运用分子对接技术加以验证,初步揭示了丹参治疗哮喘的活性成分、作用靶点和作用机制。

李慧等研究了苍术治疗新型冠状病毒肺炎(COVID－19)分子机制,通过网络药理学方法,利用中药系统药理学分析平台数据库筛选苍术的活性成分及对应靶点,通过 NCBI、GenCards 数据库筛选新型冠状病毒肺炎的相关靶点,两者取交集获得苍术治疗新型冠状病毒肺炎的核心靶标。使用 DAVID 数据库对交集靶点进行 GO 富集分析和 KEGG 通路分析,构建苍术活性成分－核心靶点－作用通路网络图。试验筛选获得苍术 9 种活性化合物和 59 个相应靶点,新型冠状病毒肺炎 251 个相关靶标,两者映射获得核心靶点 19 个。KEGG 分析得到相关通路 51 条,主要涉及癌症通路、鞘脂信号通路、PI3K－Akt 信号通路、神经营养蛋白信号通路、TNF 信号通路等。作者得出的结论是苍术中的活性化合物能通过多个通路作用于 RELA、PIK3CG、TNF、IL6、BCL2、MAPK14、CASP3、CXCL8、TP53、BAX、NOS2 等靶点,发挥治疗新型冠状病毒肺炎的作用。

中药中的活性成分群也可以运用网络药理学知识来预测其发挥作用的物质基础和作用的分子机制。张王宁等在课题组前期研究的基础上发现黄芪中的黄酮类化合物对肾病综合征具有一定的疗效,对鉴定出的黄酮类成分利用 TCMSP 和 TCMID 数据库进行筛选,共筛选出 20 种活性成分,结果表明黄芪总黄酮主要涉及炎症反应过程、氧化应激过程、凋亡与自噬等生物过程,通过调节 AGE－RAGE、PI3K/Akt、VEGF、IL－17 和 MAPK 等信号通路来发挥治疗肾病综合征的作用。邵君傲等对黄连中的总黄酮治疗糖尿病的机制进行预测,黄连总生物碱通过协同调节与炎症反应、胰岛素抵抗、糖脂代谢、胰岛 β－细胞功能相关的靶点及通路,对糖尿病起到治疗作用。

刘潇予等探究骨碎补总黄酮治疗类风湿性关节炎的作用机制,利用中药系统药理学数据库与分析平台获取骨碎补总黄酮的活性成分,通过 TCMSP、PubChem、SwissTargetPrediction 和 STITCH 数据库预测骨碎补中有效黄酮类成分靶点,并通过 Uniprot 数据库获取标准靶点名称。通过 GenBank、GeneCards、DisGeNET 和 OMIM 数据库检索类风温关节炎(RA)疾病相关靶点。获取骨碎补药物靶点－RA 的交集基因,使用 STRING 数据库构建蛋白互作网络以预测核心蛋白,进行 GO 功能富集分析与 KEGG 通路富集分析。构建骨碎补总黄酮治疗 RA 调控网络,并将骨碎补总黄酮活性成分与预测得到的核心靶点进行分子对接。结果共从骨碎补总黄酮中筛选出木犀草素、柚皮素、山奈酚等活性化合物 10 种,预测得到有效靶点 210 个,筛选 RA 相关靶点 2 009 个,得到骨碎补总黄酮－RA 交集靶点 123 个。其中 STAT3、MAPK1、MAPK3、AKT1、MAPK8、IL－6、TNF、MAPK14、IL－4、IL－2、VEGFA、IL－1β、MAPK9 等可能为骨碎补总黄酮治疗 RA 的关键作用靶点。GO 基因功能富集分析提示,转录调控及细胞因子活性调节可能是骨碎补总黄酮发挥 RA 治疗作用的关键途径。KEGG 通路富集分析提示 PI3K/AKT、IL－17、TNF－α、T 细胞受体转导及 Th17 细胞分化调节等信号通路可能在骨碎补总黄酮治疗 RA 中发挥重要作用。骨碎补总黄酮治疗 RA 调控网络提示,木犀草素与柚皮素可能是骨碎补总黄酮治疗 RA 的关键成分。分子对接提示木犀草素与核心靶点 AKT1、PI3K 和 STAT3 具有较好的亲和能力,可能通过改变分子构象进一步影响其磷酸化。结果表明骨碎补总黄酮可能通过调控炎性相关细胞因子及相关传导途径,来抑制 RA 的炎性反应,而 PI3K/AKT 通路可能是骨碎补总黄酮发挥治疗 RA 的重要途径。木犀草素是骨碎补总黄酮治疗 RA 的关键分子,并可能通过抑制相关核心蛋白的构象,进而调控磷酸化发挥下游途径作用。

董艳等运用网络药理学方法研究三七总皂苷（PNS）治疗冠心病的潜在靶点，进一步结合生物信息学技术，探索靶基因的生物学功能和富集通路，从而初步揭示 PNS 干预冠心病的主要活性成分、潜在靶点和预测机制。基于 TCMSP、PharmMapper 和 STITCH 数据库预测 PNS 的靶基因，结合 GEO 数据库分析冠心病的差异基因。进一步运用 VEEN 对药物和疾病的共同靶点取交集，进行 GO 功能和 KEGG 通路分析，并利用 Cytoscape 3.6.1 软件展示靶基因与 GO 功能及通路之间的相互关系。结果表明，PNS 的 5 种主要成分中，人参苷 Rg1 和人参皂苷 Rd 具有较好的药动学特性。通过网络药理预测发现 679 个 PNS 的潜在靶基因和 1 670 个冠心病的差异表达基因。进一步取交集后，获得 34 个药物与疾病的共同靶点，经 GO 功能和 KEGG 通路分析，最终得到 14 个参与冠心病相关信号通路的靶基因。这些通路主要包括 Relaxin、PI3K – Akt、TNF 和雌激素信号通路，以及流体剪切应力和动脉粥样硬化等。因此，PNS 通过靶向调控 VEGFA、MMP9、MMP1 和 CREB1 等 14 个冠心病潜在靶基因，发挥抗炎、抗动脉粥样硬化、抑制内皮细胞凋亡和保护缺血心肌的作用。

夏玉英等研究了打箭菊总黄酮部位的主要化学成分，以其总黄酮中的化学成分结合网络药理学方法预测其保肝作用的潜在靶点。在实验中采用 80% 乙醇加热回流提取打箭菊药材，提取液过 AB – 8 大孔树脂柱，以 30% 乙醇洗脱获得总黄酮部位，利用 UPLC – Triple TOF MS/MS 技术对打箭菊总黄酮部位进行检测，通过对照品、分子量和质谱裂解规律对打箭菊化学成分进行鉴定。通过 Pubchem 数据库、Swiss Target Prediction 数据库和 Cytoscape 分析软件构建打箭菊总黄酮化学成分 – 靶点作用网络图。实验结果显示，从打箭菊总黄酮部位中鉴定 18 种主要的化学成分，其中 12 种化学成分通过串联质谱进行了结构推测，6 种化学成分通过对照品得到确证。通过网络药理学研究预测出打箭菊保肝作用的 5 个潜在靶点。UPLC – Triple TOF MS/MS 技术可用于打箭菊总黄酮部位的化学成分鉴定，通过网络药理学研究可预测打箭菊保肝作用的潜在靶点，为深入阐释打箭菊保肝作用机制提供参考依据。

Guo 等采用网络药理学研究了用于治疗儿童肺部疾病的经典中药配方金镇口服液。但是，金镇口服液的有效成分仍不清楚。在这项研究中，其通过 UPLC – Q – TOF/MS 检测，代谢研究和网络药理学分析，使用了肺损伤大鼠模型来研究金镇口服液的保护作用。根据 UPLC – Q – TOF/MS 分析，鉴定或初步鉴定了 31 种吸收的原型成分和 41 种代谢物，优化了网络药理学早期阶段的数据筛选，并进一步分析了其主要生物学过程和途径。选择的 24 个核心靶点经常参与活性氧的代谢过程、多巴胺能突触途径等，其可能在金镇口服液治疗肺损伤的机制中起重要作用。Zhai 等对熊去氧胆酸胶囊减轻大鼠胸动脉形成的动脉粥样硬化斑块及其机制进行研究，包括基于溶血成分的网络药理学分析和生化验证，使用 UPLC – Q – TOF/MS 方法测定血液中溶解的熊去氧胆酸胶囊成分；然后将获得的成分用于网络药理分析以预测关键的熊去氧胆酸胶囊成分和靶标；最后，通过 ELISA 和 Western Blotting 方法对预测的靶标进行了验证。Ou 等结合了高效液相色谱和四极杆飞行时间质谱分析及网络药理学的综合方法，筛选出大竹红景天中 53 种化合物，且结合 UPLC/Q – TOF – MS/MS 进行检测和测定，确定其成分，筛选出 40 种生物活性成分、33 种靶蛋白（包括 PTGS2 和

PTGS1 等)和 68 个重要信号通路(如炎症通路、细胞凋亡通路等),对治疗急性高山病调节发挥了重要作用。Sun 等通过网络药理学筛选了可有效治疗急性胰腺炎的大承气汤成分,并通过体内和体外实验验证了其潜在的分子机制,研究证实了基于网络药理学探讨大承气汤治疗急性胰腺炎的物质基础和作用机制的可行性,也为该方中具有明显药理作用但尚未证实的化合物成分及其相关转录因子的深入研究奠定了基础。国外采用网络药理学研究中药及中成药不仅研究其活性成分,还多采用液相或液质联用技术研究通过网络药理学数据库筛选出的化学成分鉴定及采用体内外实验进行活性验证,但鲜有人对其活性成分含量进行测定,中药药效的发挥是与有效成分的剂量密切相关的,发挥药效必须达到最低药效血药浓度,因此仅仅对网络药理学筛选出的活性成分进行鉴定是远远不够的,还应对其活性成分的含量进行测定。由于网络药理学有着以药测病的特点,研究某些中药治疗疾病的作用机制过程中可能会发现其具有治疗另一病症的作用或治疗该病症需要诸多途径,由此便可出现治疗新病症的前药或先导化合物。

高思佳等采用网络药理学预测葛根解肌退热的作用机制,最后筛选出葛根中有 13 种活性成分、203 个靶点、19 条信号通路。其中部分信号通路与炎症反应有关。李冰涛等同样采用该法对葛根治疗冠心病的作用机制进行研究,结果筛选出 70 种活性成分,18 个作用靶点,及多个生物过程,其中也包括炎症反应,这体现了中药异病同治的特点。高源等采用网络药理学研究沙苑子的抗炎作用机制,筛选出 11 种活性成分,50 个潜在靶点,261 个生物过程和此型号通路,其中也包括炎症反应。这两种药材在发挥不同药效时均通过炎症反应生物途径,由此可见许多病症都可能与体内有炎症关联,可为抗炎退热病症提供新思路。

2. 中药药对和复方药效物质基础研究

中药复方为中医临床用药的主要形式,它在遵循"君、臣、佐、使"组方原则、七情配伍原则及性味主治理论的基础上对疾病进行治疗。且可随症加减,体现了中医治疗疾病的优势和特色。中药复方经过数千年的实践证实疗效确切,具有一定的科学性。药对配伍作为一种经典又有效的方式,在临床应用中也发挥着非常重要的作用。药对是经典方剂配伍的核心与用药灵魂,药对作为单味药的延续及复方用药的基础,必然也将成为未来研究的热点。

杨钦等以网络药理学探讨附子-细辛对高血压病的作用机制,运用 TCMSP 数据库挖掘出附子-细辛的有效成分及药物预测靶点,采用 5 个生物信息数据库检索出高血压病的疾病预测靶标,构建药物靶点-疾病靶标交集,使用 Cytoscape 生物信息分析软件绘制成分-靶点-疾病中药调控网络,基于 STRING 数据库构建药物-疾病相关靶点的蛋白互作网络,并对其进行 GO 和 KEGG 的生物信息学分析。结果表明,通过生物利用度和类药性筛选得到附子-细辛的有效成分 29 种,对应药物靶点 1 807 个,高血压病的疾病靶标 8 505 个,构建的药物靶点-疾病靶标交集 80 个。与高血压病密切相关的 GO 富集条目 91 个,KEGG 信号通路 123 条,主要涉及流体剪切应力与动脉粥样硬化、糖尿病并发症中的 AGE - RAGE 信号通路、白细胞介素(IL)-17 信号通路、丝裂原活化蛋白激酶信号通路、PI3K - Akt 信号通路等。附子-细辛药对与高血压病密切相关,能够通过一条或多条通路协同发挥药效作用,考虑其可能是通过干预血液的流体剪切应力影响动脉粥样硬化与心血管重塑再生而实现的。

杨璐平等通过网络药理学探究麻黄－苍术治疗新型冠状病毒肺炎(COVID－19)的作用靶点及信号通路,阐述其作用机制。利用 TCMSP、BATMAN－TCM 数据库和相关文献筛选出麻黄－苍术的活性成分及靶标;通过 GeneCards 数据库筛选 2019－nCoV 的预测靶点;将两者靶点进行映射;利用 Cytoscape3.7.2 数据库构建活性成分－靶点网络图并筛选出核心靶点;再通过 GOEAST、David 分别进行 GO 生物过程、KEGG 通路富集分析。根据筛选条件共获得麻黄－苍术活性成分 32 个,潜在作用靶点 216 个;与 2019－nCoV 共同靶点 48 个,关键靶点 10 个;获得 1 303 条 GO 生物过程,在细胞生物过程正调控、生物节律调节、细胞对刺激的反应等方面靶点富集较集中;56 条 KEGG 信号通路,靶点在甲型流感、百日咳、肺结核、乙型肝炎等通路上富集较多。作者得出结论,麻黄－苍术通过多靶点、多通路起到抗病毒、抑菌退热、止咳化痰、调节免疫的作用,最终达到治疗 COVID－19 的效果。

Yantao 等以网络药理学的方法研究复方丹参缓解疼痛的机制,发现在复方丹参中有 35 个主要成分,这些成分对应 223 个靶点,这些靶点主要富集在与疼痛相关的通路上,这些通路可以分为信号传导相关通路,内分泌系统相关通路,神经系统及脂质代谢相关通路等。复方丹参中的有效成分可以直接作用于 10 种疼痛疾病蛋白和 45 个治疗的靶点,间接作用于 46 个疼痛疾病蛋白,其主要蛋白有热休克同源蛋白,转入因子 AP－1 等。还明确了复方丹参作用于关节疼痛的 7 个主要蛋白,包括巨细胞迁移抑制因子,白细胞介素－6,Toll 样受体结缔组织生长因子等。其中丹参这味药可以明显影响与疼痛相关的不同通路,因此从机制上证明了丹参在复方丹参中的重要作用,这与中医方剂理论中的君药起主要作用一致,也进一步证实了中医理论君臣佐使的科学性。

Bing 等发现扶正抗癌方联合抗癌药物治疗肺癌可以缓解病人对抗癌药物的抵抗性,并且提高肺腺癌的预后,但是其中药的作用机制不清,因此研究者以网络药理学为研究方法,发现扶正抗癌有 35 种活性成分可以直接作用于 8 个核心蛋白,这些蛋白富集分析主要与表皮生长因子受体,络氨酸激酶抑制抵抗通路及非小细胞型肺癌通路相关,进一步明确了扶正抗癌改善肺腺癌预后的机制。金钱草在临床上可以用来缓解晶体引起的肾脏损伤,但是其有效成分及机制不明,因此 Jiebin 等结合网络药理学及实验方法阐明其机制,发现木犀草素、芹菜素和染料木素是缓解晶体引起肾损伤的主要成分,细胞周期蛋白依赖激酶－2、P38 丝裂原激活蛋白激酶及组织蛋白酶 D 是作用的主要靶点。Liu 等运用网络药理学研究白花蛇舌草治疗结直肠癌的机制,发现白花蛇舌草有 43 种活性成分,266 个复合靶点,多个活性成分可以作用于同一个靶点,一个活性成分也能同时作用于多个靶点,起到协同治疗作用。白花蛇舌草可能是通过调节肽基－脯氨酸磷酸化,ErbB2 信号通路,Ras 蛋白通路传导等起作用。

Zhang 等结合网络药理学及实验方法进一步研究丹参抗血管硬化及其机制,用网络药理学发现丹参成分可作用于 41 个靶点。这些靶点参与了炎症、脂质代谢和内皮细胞保护等 16 条通路,并经实验研究证明丹参可以提高血清中一氧化碳、前列腺素水平,降低了内皮素和血栓素水平,实验研究与网络药理学预测相一致。Zheng 研究扶正类中药用于治疗肿瘤的作用机制,该研究一共纳入了 22 味扶正中药,用网络药理学方法发现有 1 446 种中药成分,其作用机制并不是直接杀死肿瘤细胞而是改变肿瘤免疫的微环境,进一步用高通量测序及实验研究方法证明了该机制。

孙凯等对杜仲－牛膝治疗腰痛的物质基础和机制进行研究,共筛选到45种活性成分,其中28种化学成分属于杜仲,20种化学成分属于牛膝,共有3种化学成分;与治疗腰痛疾病共有靶点179个;GO富集分析得到183个条目,KEGG富集分析确定了154条信号通路,初步预测了杜仲－牛膝治疗腰痛的机制。许海燕等对消渴病中的核心药对柴胡－黄芩治疗糖尿病的理法－方药－成分－活性关联性进行研究。柴胡－黄芩药对中的黄酮类化合物易与过氧化物酶体增殖物激活受体γ及糖原合成酶激酶－3β形成较好的对接模式与较高的亲和力,具有治疗糖尿病的活性。彭修娟等构建当归六黄汤治疗糖尿病的中药－活性成分－关键靶标－作用通路关系,采用网络药理学进行预测,初步聚焦了当归六黄汤治疗糖尿病的物质基础和作用机制。宗阳等对黄芩－黄连治疗2型糖尿病的作用机制进行预测,共筛选出活性成分42种,其中29种化学成分属于黄芩,13种化学成分属于黄连,黄芩－黄连中的活性成分主要通过DPP4、PPARG、IL6、PPARD、TNF等靶点调节炎症细胞因子,作用于胰岛素受体协同治疗2型糖尿病。

目前,众多的研究者采用网络药理学结合体内外的动物实验、分子对接技术进行验证,提高了网络药理学的预测效果。高欣等过网络药理学方法筛选交泰丸的有效化学成分和作用靶点,结合动物试验验证,探讨其治疗阿尔茨海默病的作用机制。利用TCMSP检索交泰丸中黄连和肉桂2味中药的有效化学成分,经过口服生物利用度(OB)和类药性(DL)的筛选和相关文献的检索,得到药物的有效化学成分,并进行靶点的预测。通过GeneCards和OMIM两个数据库检索与AD相关的靶点。对交泰丸和AD的共同靶点进行GO功能富集分析和KEGG通路富集分析。利用Cytoscape 3.2.0软件构建交泰丸－成分－靶点网络,PPI网络和靶点－功能网络,并对这些网络进行拓扑学分析。同时采用APPswe/PS1 dE9双转基因小鼠构建AD动物模型,以中药复方交泰丸灌胃处理后,采用Morris水迷宫测试小鼠的空间记忆能力,用试剂检测盒检测小鼠脑组织内氧化应激水平,并通过Western Blotting法检测相关蛋白,以初步验证网络药理学预测结果。实验结果表明,检索黄连和肉桂2味中药,筛选得到黄连有效化学成分14种,肉桂有效化学成分7种,总共得到21种有效化学成分。对这些化学成分进行靶点预测,共得到295个交泰丸靶点。对AD相关靶点进行检索,总共得到912个与AD相关的靶点。GO功能富集分析表明交泰丸可能对学习记忆、神经功能、细胞死亡、酶活性、炎症、免疫功能、氧化应激、线粒体功能、细胞生长和代谢有影响。KEGG通路富集分析表明交泰丸治疗AD涉及HIF－1信号通路、TNF信号通路、FoxO信号通路、PI3K－Akt信号通路、凋亡信号通路、NF－κB信号通路和MAPK信号通路等。动物试验验证结果表明,交泰丸4.2 g/kg组的小鼠的空间记忆障碍能力得到改善。交泰丸4.2 g/kg组可降低APPswe/PS1dE9双转基因小鼠脑组织内氧化应激水平。交泰丸4.2 g/kg组可激活PI3K/AKT信号通路。本研究揭示了交泰丸可以通过多成分、多靶点和多途径发挥神经保护作用以治疗阿尔茨海默病,为今后交泰丸的深入研究提供了良好的科学依据。

耿琦等基于网络药理学及急性肺损伤(acute lung injury,ALI)体外模型方法探索金荞麦及其主要活性成分治疗急性肺损伤的作用机制。通过TCMSP数据库,结合口服生物利用度、类药性作为限定条件获取金荞麦主要活性成分。检索PubChem数据库获得金荞麦活性成分相关靶蛋白,在 GeneCards 数据库收集 ALI 相关靶基因,应用 STRING 11.0 构建化合物靶蛋白 - ALI 靶基因相互作用网络,借助 IPA 生物网络分析平台对金荞麦潜在化合物靶蛋白与 ALI 靶基因共同作用的通路进行比较分析,预测金荞麦治疗 ALI 的潜在关键靶点和信号通路。最后,通过金荞麦活性成分表儿茶素(epicatechin, EC)干预脂多糖诱导的 RAW264.7 细胞进行体外实验,对潜在关键靶点及通路进行验证。网络药理学结果显示,表儿茶素、原花青素 B1、木犀草素等 15 种潜在活性成分可能通过 RelA(P65)等关键靶点作用于 NF - κB 信号通路、白细胞介素 - 8 信号通路、高迁移率族蛋白 B1 信号通路等,发挥治疗 ALI 作用。体外实验结果显示,25 μmol/L 的 EC 与细胞共同培养 24 h 时有抑制作用,主要通过抑制 NF - κB 信号通路中 p65 磷酸化蛋白的表达水平下调其下游炎症因子表达,发挥治疗 ALI 作用。

章圣朋等基于网络药理学及肝纤维化(LF)体外模型方法探讨荜茇主要活性成分抗肝纤维化的作用机制。通过 TCMSP 和 TCMIP 数据库,结合口服生物利用度、类药性、肠上皮通透性和类药性等级作为限定条件获取荜茇主要活性成分。利用 TCMSP 搜索荜茇相关靶基因,在 GeneCards 数据库搜索与肝纤维化相关的基因,采用 Cytoscape 3.7.1 软件,构建荜茇潜在活性化合物 - 抗肝纤维化靶点网络。使用 STRING 数据库进行蛋白质 - 蛋白质相互作用分析,构建蛋白质 - 蛋白质相互作用网络。使用 Bioconductor 数据库对荜茇抗 LF 作用靶点进行 GO 功能富集分析与 KEGG 通路分析。最后,通过荜茇活性成分荜茇酰胺(piperlongumine, PL)干预大鼠肝星状细胞(HSC - T6)的体外实验进行核心靶点和通路的初步验证,考察荜茇酰胺抑制大鼠肝星状细胞增殖及对肝纤维化标志物 α - 平滑肌肌动蛋白(α - smooth muscle actin, α - SMA)、Ⅰ型胶原(collagen Ⅰ)的影响,检测肝纤维化过程中 TNF 和信号通路中 TNF - α、NF - κB、p65 及 IL - 6 蛋白表达。网络药理学发现,通过对生物利用度、类药性的分析得到荜茇酰胺等 12 种潜在活性化合物,涉及抗肝纤维化作用靶点 48 个。GO 功能富集分析得到 GO 条目 1 240 个,大部分与生物过程和分子功能相关。KEGG 通路富集筛选得到 99 条信号通路,包括 TNF 信号通路、cGMP - PKG 信号通路、钙信号通路等。CCK - 8 检测表明,PL 可抑制转化生长因子 - β1(transforming growth factor - β1, TGF - β1)诱导的 HSC - T6 增殖。Western Blotting 分析表明,PL 可下调 HSC - T6 中 α - SMA 和 collagen Ⅰ 表达,抑制 TNF - α 和 p65 蛋白表达。酶联免疫吸附试验(enzyme linked immunosorbent assay, ELISA)结果表明,PL 可降低 HSC - T6 培养上清中 TNF - α 及 IL - 6 含量。结果显示,PL 可通过调控 TNF/NF - κB 信号通路而发挥治疗肝纤维化作用。该研究增加了中药荜茇及其有效成分抗 LF 药理作用的新认识,也为进一步深入探讨其具体的调控机制及关键的靶标奠定理论基础。

于莹等运用网络药理学与分子对接的方法探讨黄芪预防新型冠状病毒肺炎的潜在干预机制,通过检索 TCMSP 及相关文献,筛选及预测黄芪的活性成分及潜在作用靶标,将草药靶标导入到 STRING 平台进行 PPI 网络构建,并通过 Cytoscape 软件将结果进行网络化展示,通过网络拓扑算法筛选出关键作用靶标,并对关键作用靶标进行网络生物模块分析,运用 GO 富集分析软件工具包(GOEAST)与注释、可视化和集成发现数据库(DAVID)在线工具对网络模块进行 GO 功能富集分析和 KEGG 通路富集分析,结合相关文献分析黄芪预防

COVID-19 的作用机制。通过口服生物利用度与类药性数值筛选出黄芪 19 种候选活性成分和 889 个预测靶标,发现黄芪发挥预防作用机制可能与参与机体神经活体配体-受体相互作用、钙信号、T 细胞受体、cAMP 及趋化因子等相关信号通路有着密切关联性。结果表明,黄芪主要通过多种作用途径、多种信号通路作用于多种靶点发挥其药物功效。

(二)中药药性理论研究

中药药性理论包括四气、五味、升降浮沉和归经。古人限于年代的制约,对于药性理论往往基于"取类比象"的思维,难以阐明中药药性理论的物质基础,尚未建立客观量化的指标,于是选择一个方法来揭示中药药性理论的科学内涵成为大势所趋。随着网络药理学的发展,中药药性理论也迈向了靶点-成分的阶段。越来越多的研究对中药的寒热属性,酸、苦、甘、辛、咸的特点,升降浮沉及归经理论的科学内涵进行揭示。

现代学者认为中药的寒热属性是作用于机体后的效应表达的高度概括,从生物效应的角度区分中药的寒热属性,成为研究中药寒热属性的一个突破口。黄丽萍等选取了几个代表性的寒热药物,并检测其作用于大鼠后的生物效应,通过 C&R 分类回归算法和 C5.0 算法,发现中药寒热属性与能量代谢关系密切。中药酸、苦、甘、辛、咸的物质基础已经基本明确,利用网络药理学的相关知识可以将药物、疾病、靶点和通路联系起来,深入揭示某类病症的中药作用机制。陶谨等发现甘、苦味中药常用于消渴病的治疗,通过网络药理学分析发现甘味药中的皂苷类成分主要作用于胰岛素、胰岛素及胰腺分泌等通路,刺激胰岛素分泌,改善胰岛素抵抗,促进葡萄糖利用;苦味药中的黄酮和生物碱等成分主要作用于丝裂原活化蛋白激酶、磷脂酰肌醇 3-激酶-Akt、过氧化物酶体增殖物激活型受体(PPAR)等通过参与调控炎症因子,促进糖异生,改善内分泌,调节糖脂代谢等生理过程。中药的归经是指中药作用定位于人体相应的经络和脏腑,现代学者多用药效与归经的相互关系来阐明中药的归经。

韩森等应用网络药理学方法,探讨典型寒、热性药物组的特异性生物学效应对应的分子机制。首先在《中药大辞典(第二版)》中检索典型寒、热性药物大黄、黄芩、黄连、黄檗、龙胆、附子、肉桂、干姜、吴茱萸、仙茅的所有化学成分;其次采用 TCMSP 学数据库中的 ADME 参数,遴选活性成分;然后在 PubChem 和 TCMSP 数据库中查找活性成分对应的人类靶蛋白,利用软件 Cytoscape 3.5.1 对数据做网络可视化处理,利用靶蛋白频次分别筛选出寒性药物组与热性药物组的特异性靶蛋白群,并将其导入分子网络分析平台(IPA),构建寒性药物组和热性药物组的分子网络和生物学通路。结果表明,寒性药物组主要是通过作用 GSK3、Mapk、G 蛋白偶联受体、CDK,调节糖原合成、自主神经、炎症反应、细胞凋亡等生物学过程;热性药物组主要通过作用 MMP-2、MMP-9、γ-氨基丁酸,调节中枢神经系统、心血管系统功能等生物学过程发挥其药物学功能。本研究预测了 GSK3、Mapk、G 蛋白偶联受体、CDK、MMP-2、MMP-9、γ-氨基丁酸为区分中药寒热药性的潜在靶标,可作为后续的分子生物学验证的重要切入点。

李立等运用网络药理学知识对不同归经的芳香类药物藿香和苍术对甲型 H1N1 流感免疫相关通路的差异进行对比,发现归肺经的藿香治疗效果更好,苍术作用于与甲型 H1N1 流感相关的作用靶点,炎症通路和免疫通路与藿香相比较少。现代研究中,中药的升降浮沉多从药效观察、生物物理、子午流注、数理统计、中药药性量子等众多角度进行研究,随着网络药理学的发展将有助于阐释中药的升降浮沉属性,揭示其科学内涵。

(三)中药毒性作用机制研究

中药具有两面性,同时具有疗效和毒性。传统中医认为毒性是药物的偏性,现代则一般指药物对机体所产生的不良影响及损害性。《中国药典》将有毒中药分为3个等级,即大毒、有毒、小毒,如何更好地评价中药的安全性成为亟须解决的问题,网络毒理学的出现为解决这个问题提供了一个强有力的支持。网络毒理学是通过对网络中特定组分进行毒理学相关性分析,从生物整体水平阐释中药毒性机制的一门学科。网络毒理学可以建立毒性-毒性成分-毒性靶点-效应途径的相互作用网络,通过分析特定组分的毒理学特性,初步预测毒性物质基础和分子机制,最后根据预测的结果用整体动物实验和细胞实验验证。随着网络毒理学的发展,国内学者们在中药毒性方面有了进一步的探索。董一珠等对雷公藤主要活性成分,也就是毒性成分的二萜类成分、三萜类成分和生物碱类成分的药效和毒性机制进行预测,结果发现雷公藤的成分可诱导细胞凋亡,同时可作用于肝脏代谢酶系统,在体内蓄积中毒。

张林等采用网络毒理学预测结合细胞生物学验证,探讨淫羊藿潜在肝毒性成分及其作用机制。根据前期淫羊藿成分检测及细胞毒性评价结果,以11种淫羊藿肝毒性相关活性成分为研究对象,利用 SwissTargetPrediction 数据库与 GeneCards 数据库,寻找淫羊藿潜在肝毒性靶点;随后构建靶点蛋白互作网络和淫羊藿活性成分-肝毒性靶点网络,分析淫羊藿发挥肝毒性的核心靶点,筛选淫羊藿肝毒性的关键成分,并针对核心靶点进行 GO 功能富集分析和 KEGG 通路富集分析,推断毒性信号通路及作用机制;最后通过考察毒性代表成分淫羊藿素对 HL-7702 细胞和 HepG2 细胞中肝毒性相关指标的影响,验证肝毒性作用。经网络毒理学分析,筛选出淫羊藿主要活性成分靶点 190 个,肝毒性相关靶点 991 个,进而得到淫羊藿潜在肝毒性靶点 64 个,其中毒性核心靶点包括 AKT1、EGFR、MAPK3、TNF 等,推断关键毒性成分为淫羊藿素;GO 功能富集分析显示,淫羊藿潜在肝毒性生物学过程条目有160 条,涉及蛋白质磷酸化、凋亡过程负向调控等,分子功能条目 41 条,涉及蛋白结合、ATP结合等,细胞组成条目 32 条,涉及胞质溶胶、细胞表面等,KEGG 信号通路 75 个,涉及 PI3K-Akt信号通路、HIF-1 信号通路等,综合推断毒性作用机制涉及调控氧化应激、细胞凋亡;细胞生物学验证结果显示淫羊藿素能够使天冬氨酸氨基转移酶、乳酸脱氢酶显著升高,还原型谷胱甘肽显著降低,细胞内活性氧显著增加,线粒体膜电位显著降低,表明其可通过破坏细胞膜结构,降低细胞抗氧化酶活性,激活氧化应激反应,诱导细胞凋亡,从而造成明显肝细胞毒性,证实了网络毒理学分析结果的可靠性。该研究初步阐明淫羊藿潜在肝毒性物质基础及毒性机制,为后续深入研究及安全应用提供重要依据。

杨雪等基于网络毒理学策略,研究商陆致大鼠肾损伤的潜在作用机制。方法通过查阅在线数据库并挖掘文本,建立商陆的化学成分库;基于药效团的反向分子对接技术,预测化学成分的相关靶标,并与肾毒性靶标交集投射,得到商陆致大鼠肾毒性的作用靶标,并反推获得商陆致肾毒性的潜在物质基础;利用大规模蛋白互作筛选关键靶标,并通过 GO 和 KEGG 生物学注释分析肾毒性关键通路。构建商陆皂苷甲诱导肾毒性的大鼠模型,并采用分子生物学方法检测相关通路的重要靶标表达情况。通过文献和相关数据库共得到 56 种化学成分和 148 个潜在靶标,其中 38 种成分,34 个靶标和 93 条通路与肾毒性的产生极为密切,主要涉及 TNF 信号通路、钙离子信号通路、NF – κB 信号通路、VEGF 信号通路等相关分子环节;病理结果显示,给予商陆皂苷甲 7 天后,大鼠肾脏组织发生了不同程度的损伤;Western Blotting 法检测显示 NF – κB 抑制 IκBα 蛋白表达下调($P < 0.01$),p – IκBα 蛋白表达上调($P < 0.05$);ELISA 法定量检测结果显示商陆皂苷甲使大鼠血清中 TNF – α 和 IL – 1β 水平显著升高($P < 0.05$)。该研究初步阐明网络毒理学可用于初步筛选潜在毒性物质基础,基于网络毒理学筛选的商陆皂苷甲可诱导大鼠肾毒性,其分子机制与激动 NF – κB 信号通路,过表达炎性因子有关。

郝俊霞等通过建立草乌活性成分 – 作用靶点、蛋白相互作用、靶点相应的生物功能和通路网络及利用分子对接技术探讨草乌心脏毒性的作用机制。利用中药系统药理学数据库和分析平台和毒性与基因比较数据库筛选出草乌有毒候选成分。依据反向药效团匹配(pharm mapper)方法预测草乌毒性候选成分的作用靶点,与从人类基因数据库中寻找到的心脏相关基因蛋白进行对比,筛选出重合的蛋白作为草乌的潜在心脏毒性靶点。采用 Cytoscape 软件构建草乌毒性候选成分 – 作用靶点网络。通过 STRING 数据库结合 Cytoscape 软件绘制蛋白相互作用网络,用 DAVID 平台对靶点生物功能及涉及的通路进行分析,最后用 Discover Studio 软件对关键蛋白与草乌毒性候选成分的结合进行验证。实验结果显示,草乌中筛选得到 6 种有毒候选成分,涉及 27 个心脏毒性作用靶点,网络分析结果表明靶点主要是通过参与心脏磷代谢、磷酸化的监管等磷相关的代谢和调节,以及通过 FKBP1A、TGFB2、INSR 等靶点对心脏的代谢,发育及形态产生重要的影响,进而产生心脏毒性。该研究利用中药多成分 – 多靶点 – 多通路的特点,探究了草乌心脏毒性作用机制,并预测了其可能存在的毒性,为进一步开展草乌心脏毒性作用机制研究提供了新思路和新方法。

(四)合理设计新方

网络药理学通过"老药新用"或者挖掘关键节点和功能模块发现新药。肿瘤的发生受到遗传、环境等多方面影响,传统"一病一靶"的新药研发不尽如人意,网络药理学的整体观打破了中药这一局面,在肿瘤靶标治疗、药物治疗耐药性等方面发挥重要作用,为肿瘤新药的研发开辟新天地。通过文献挖掘,建立中草药网络药理学网上数据库,相关的天然产物分子、药物靶标、临床标志物等信息被提供,运用 Discovery Studio、Autodock、Pajek 等软件分析,然后上传网络数据库,可揭示中药复方的配伍规律。许海玉等提出将网络药理学应用于中药研究,主要采用网络拓扑分析、靶标准则分析和分类分析等方法鉴别中药药效物质基础,通过体内 ADME 与网络药理学结合,为中药新方提供新思路。

(五)获得更安全有效的药物

网络毒理学通过"毒性 – 基因 – 靶向 – 药物"判断并推测中草药成分的毒副作用,利用最优预测模型为获得安全有效的药物提供了简单、精准筛选毒性物质的工具,加快了中药研发的现代化与国际化进程。炎症是肌体对感染等伤害的反应,通过整合花生四烯酸、3 种细胞(中性粒细胞、内皮细胞和血小板细胞)的代谢途径,构建了花生四烯酸的代谢网络,模拟血管中炎症因子的产生过程,并计算 PGI_2/TXA_2(PGI_2 抑制血小板细胞的聚集,TXA_2 产生大量血栓素)来评估药物对心血管的副作用,通过 MTOI 法分析,靶点最优组合与副作用预测。Tao 等对中药郁金方中的 58 种活性成分,32 个蛋白靶点进行网络药理学分析,发现郁金为君药,栀子为臣药,然而冰片和麝香蛋白靶点较少,不直接作用于疾病,故能够减少君臣两药的毒副作用。Liu 等通过构建不良反应、毒性目标、化学实体之间的复杂网络关系,来评估研究人体毒副作用和药物毒理学机制,并预测复方中药的配伍矛盾和不良反应。目前国家毒理学计划、为加强复方中药靶标和疾病之间的网络建设提供了前所未有的机会。

四、网络药理学在中药应用中面临的挑战和展望

网络药理学的出现突破了单一靶点的研究模式,转为"网络靶标"的研究模式。随着网络药理学的发展,其在阐明中药的药效物质基础和作用机制、中药药性理论、中药的毒性作用机制方面有了很大突破,对于中药实现现代化,走向国际舞台奠定了一定基础。网络药理学作为后起之秀,在提供新的研究方式的同时,也存在着许多不足。网络药理学需要从数据库中匹配信息,但现有数据库的完整性和准确性需要进一步提高,且数据库内容多为当前热点问题,存在以偏概全的问题,同时现有专属于中药的网络数据库较少、故未来网络药理学研究需要加强数据库的建设,尤其是中药网络数据库的建设,提高预测的准确性。中药本身成分复杂,经过人体吸收后在体内代谢酶的代谢下转为其代谢物,起到作用的并非全是中药的原型成分,同时中药的生物利用度、组织分布等无法客观量化,所以网络药理学需要结合血清化学、药效学与药动学的相关知识,对中药化学成分进行量化分析,进一步细化其分析方法。通过网络数据库及计算机软件得到的成分 – 靶点之间的作用机理较模糊,缺乏相应的验证手段等问题,这就要求学者们在得到结果后要深入理解疾病的内在联系,对结果有较为准确的解析,寻找合适的验证方法。未来的网络药理学将需要计算、临床和实验等多学科的深入融合才能持久发展。

尽管网络药理学尚处于初级阶段且有些许不足,但其在中药中的研究已经取得了较为可观的进展,这种新颖的方法将为中药现代化开辟新的方向,有助于在中药研究领域中挖掘出新的见解。随着中药基础学科的进一步发展,各种组学技术、高内涵技术的引入,计算机技术和实验方法的不断完善,将会更加明确地揭示中药药效物质基础、作用机制、中药药性理论和中药毒性方面的难题,未来充分揭示中药的神秘面纱指日可待。

第二节 金银花对大鼠急性酒精性肝损伤保护作用的网络药理学研究

酒精性肝损伤是由于过量摄入酒精而导致的肝脏病变,肝硬化及其导致的并发症是酒精性肝损伤高病死率的主要原因。肝纤维化是肝硬化的早期可逆阶段,在此阶段可以采取

防治措施,从而抑制肝硬化的发生发展。目前,西医对酒精性肝损伤除给予保肝、营养支持和肝脏移植外,尚无理想的治疗方法。中医虽根据其病因、病理及临床特征,将其归于"伤酒""酒疸""酒癖""胁痛"等病证之中。中医认为酒精性肝损伤因为长期嗜酒,情志抑郁,饮食不节,酒毒湿热之邪作用于人体,导致脾失健运、肝失疏泄,湿热蕴积于脾胃,肝脾肾三脏功能失调为其主要病机。药食同源,中药能够避免保肝药对人体可能造成二次药物性肝损伤的弊端,对预防肝损伤具有独特的优势。现代药理学表明金银花、蒲公英、山楂、甘草、决明子、枸杞、山药、五味子等药食同源中药或其有效成分对肝损伤具有保护抑制作用。

金银花是卫生部门公布的"既是食品又是药品的物品名单"中的药食两用中药品种,具有清热解毒、疏散风热之功效。其化学成分主要为木犀草素、绿原酸、槲皮素、金丝桃苷等,具有抗炎、抗氧化、保肝等功效。研究表明,木犀草素、金丝桃苷、槲皮素对急性/慢性酒精性肝损伤具有保护作用。金银花水提物对急性肝损伤小鼠有保护作用,其作用机制与抗氧化降酶保肝、减轻肝脏氧化应激损伤等相关。但目前对金银花含有的主要药效成分和其对急性酒精性肝损伤的保护作用分子机制尚不清楚。

丝裂原活化蛋白激酶信号通路是参与细胞凋亡及炎症因子信号传递的重要信号通路,与肝脏疾病密切相关,主要包括细胞外信号调节激酶(extracellular signal - regulated kinase,ERKs)、c - jun 氨基末端激酶(c - jun kinase,JNKs)和 p38 MAPK 这 3 条途径。p38 MAPK 信号通路的异常表达与肝炎、肝纤维化、肝癌等常见肝脏疾病关系密切。p38 MAPK 亚型 p38α(MAPK14)在肝脏中表达水平较高,p38 MAPK 的异常活化可能与肝脏疾病有关。研究表明 ERK、JNK 及 p38 MAPK 在肝纤维化进程中可调节肝星状细胞的活化。姜黄素在 CCl_4 诱发的肝纤维化模型中抑制 ERK 通路减弱 HIF - 1a 的活性,起到改善肝纤维化的作用。

因此,本研究结合网络药理学,筛选金银花活性成分作用于丝裂原活化蛋白激酶信号通路的关键靶点,利用荧光定量 PCR(quantitative real - time PCR,qRT - PCR)检测预先经金银花灌胃处理的 ALI 大鼠肝脏组织丝裂原活化蛋白激酶通路关键靶点的 mRNA 表达水平,初步探讨金银花预防急性酒精性肝损伤的药效物质基础,阐明金银花预防急性酒精性肝损伤的作用机制,为其在酒精性肝损伤的临床治疗提供实验依据,为药食同源药物研究提供方法思路。

一、材料与方法

(一)药材及试剂

称取 200 g 金银花,按照金银花 - 水 1:20 加热回流提取 3 次,每次 1.5 h,合并 3 次滤液,浓缩至所需量,低温保藏备用。阳性对照药联苯双酯滴丸(批号 A02J191019)、谷草转氨酶(批号 ZC37263 - 20200826)、谷丙转氨酶(批号 ZC36427 - 20200826)、白细胞介素 6(批号 ZC3640420200826)、肿瘤坏死因子 α(批号 ZC37624 - 20200826)、丙二醛(批号 ZC36429 - 20200826)、谷胱甘肽(批号 ZC36648 - 20200826)、超氧化物歧化酶(批号 ZC36451 - 20200826)、谷胱甘肽过氧化物酶(批号 ZC36648 - 20200826)、检测试剂盒(上海茁彩生物科技有限公司)、总 RNA 提取试剂盒(天根生化科技有限公司)、反转录试剂盒(赛默飞世尔科技有限公司)、荧光定量试剂盒(赛默飞世尔科技有限公司)、水合氯醛(天津市科密欧化学试剂有限公司)。

(二)仪器及相关数据库

Multlskan Mk3 酶标仪(赛默飞世尔仪器有限公司),数码三目摄像显微镜(麦克奥迪实业集团),Sorvall Legend Micro 17R 高速冷冻离心机(赛默飞世尔科技有限公司),N60 系列超微量(德国因普恩中国有限公司),CFX Connect 三通道梯度荧光定量 PCR 仪(美国伯乐公司)。TCMSP 数据库、SwissTargetPrediction 数据库、GeneCards 数据库、STRING 数据库、KOBAS 3.0、CTD 数据库、ALOGPS 2.1。

(三)金银花预防大鼠急性酒精性肝损伤的网络药理学研究

1. 金银花有效成分的获得和筛选

以"金银花"为关键词在 TCMSP 数据库中查找其活性成分,根据相对分子质量≤500、口服生物利用度≥30% 和类药性≥0.18 筛选金银花的活性成分。从 Pub Chem 数据库中下载其活性成分 Canonical SMILES 化学式,或利用 ALOGPS 2.1 平台将金银花化合物结构图转化为标准的 Canonical SMILES 格式。

2. 金银花有效成分作用靶点预测和急性酒精性肝损伤靶点的筛选

将 Canonical SMILES 格式文件导入 Similarity ensemble approach(SEA)和 Swiss Target Prediction 平台,将其属性设置为"homo sapiens",预测化学成分作用的潜在靶点。通过 Gene Cards 数据库,以"acute liver injury""acute hepatic damage""alcoholic liver injury"等为关键词检索与肝损伤相关的基因,筛选并删除重复靶点基因,与化合物作用的靶点基因进行比对,以获得金银花作用于急性酒精性肝损伤的靶点。

3. 化合物 - 靶点网络的构建

将关键化合物与金银花作用于急性酒精性肝损伤的靶点导入 Cytoscape 3.8.2 软件,建立金银花活性成分 - 靶点网络。度值(degree)表示化合物对应的靶点个数,degree 越大,说明化合物作用的靶点越多,可能是金银花预防急性酒精性肝损伤的关键的化合物;多个化合物作用于同一个靶点,则该靶点有可能是化合物的关键作用靶点。

4. 核心靶点之间的相互作用网络的构建和通路富集分析

将上述得到的金银花与急性酒精性肝损伤相互作用的靶点信息导入 STRING 数据库,获得这些潜在靶点之间的相互联系并可存为 TSV 形式,筛选综合得分值 0.95 以上靶点,并将靶点关系信息导入 4Cytoscape 3.8.2 软件,构建靶点互作网络图。计算 degree,设置颜色的深浅反映 degree 的大小,颜色的深浅设置用于反映结合分数的大小,从而获得最终的蛋白互作网络。利用 KOBAS 3.0 工具对金银花作用于急性酒精性肝损伤的靶点进行 KEGG 通路富集分析,并筛选 MAPK 信号通路相关的靶点信息。利用 Cytoscape 3.8.2 构建关键成分 - 靶点 - 通路网络。

（四）金银花预防大鼠急性酒精性肝损伤的作用机制

1. 急性酒精性肝损伤模型的建立

72 只 SPF 级雄性 SD 大鼠［动物生产许可证 SCXK（京）2020 - 0004］适应性喂养 3 天后，随机分为 6 组：空白组、模型组、联苯双酯滴丸阳性药组（0.15 g/kg）、金银花低剂量组（DJ，4.5 g/kg）、金银花中剂量组（ZJ，9 g/kg）、金银花低剂量组（GJ，18 g/kg）。各给药组预防性灌胃给予相应药物，每天灌胃 1 次，连续 7 天，空白组和模型组每天灌胃给予等体积的蒸馏水。除空白组外，大鼠灌胃 56 度二锅头酒，灌胃量按体质量 0.01 mL/g，持续灌胃 3 天后建立急性酒精性肝损伤模型。各组大鼠禁食不禁水 12 h，大鼠处死前称重并记录大鼠体质量，腹腔注射 10% 水合氯醛 0.004 mL/g 麻醉大鼠，取血清、肝脏组织测定各项指标。本实验符合贵州中医药大学实验动物伦理委员会审查批准要求，且实验均按照相关指导原则和规定进行。

2. 肝组织病理组织学变化及血清、肝脏组织指标检测

取肝脏组织用 10% 多聚甲醛固定，石蜡包埋，切片，HE 染色，光学显微镜观察肝脏组织病理形态的变化。腹腔主动脉取血，血液于 4 ℃静置 1 h，析出血清，4 ℃，3 500 r/min 离心 15 min，按照试剂盒方法检测血清中 AST、ALT、IL - 6、TNF - α 的含量。制备肝组织匀浆，严格按照试剂盒说明书操作测定肝组织匀浆中 MDA、GSH、SOD、GSH - Px 的含量。

3. 荧光定量 PCR 法检测 MAPK 通路关键基因的表达

提取大鼠肝脏组织总 RNA，使用 cDNA 第一链合成预混试剂盒将 RNA 逆转录为 cDNA，采用实时荧光定量 PCR 法检测 MAPK 通路关键基因的表达，以甘油醛 - 3 - 磷酸脱氢（glyceraldehyde - 3 - phosphate dehydrogenase，GAPDH）作为内参。采用 SYBR Green Master（Rox）（Roche）在伯乐荧光定量 PCR 仪器上完成操作，每组实验重复 3 次。利用 Primer 3 在线软件设计 MAPK1（mjtogen - activated protein kinase1）、MAP2K4（mitogen - activated protein kinase kinase 4）、MAPK14（mitogen - activated protein kinase 14）、MAPK3（mitogen - activated protein kinase 3）、MAPK9（mitogen - activated protein kinase 9）、FOS（protooncogene c - Fos）、GAPDH。引物序列如表 4 - 1 所示。

表 4 - 1　引物序列

基因	NCBI 序列号	引物序列（5′ - 3′）	产物大小/bp
MAPK1	NM_053842.2	F：CACCCGTACCTGGAGCAGTATT	139
		R：GCTGGAATCGAGCAGTCTCTTC	
MAP2K4	NM_001030023.1	F：AAGATCTCCCCTGAACAACACTG	201
		R：CGCATCACTACATCCAAATCCA	
MAPK14	NM_031020.3	F：CCTGCTGGAAAAGATGCTGGTT	104
		R：GCTCATCATCAGGGTCGTGGTA	
MAPK3	NM_017347.3	F：CGCAAGACCAGAGTGGCTATCA	138

表 4 - 1(续)

基因	NCBI 序列号	引物序列(5′ - 3′)	产物大小/bp
		R:TGCTCTGAGGATGTCTCGGATG	
MAPK9	NM_001270545.1	F:GATCTCTGTGGACGAAGCCTTG	196
		R:CTGGTCTTTCACCCCATTCTTG	
FOS	NM_022197.2	F:AACTTTATCCCCACGGTGACAG	219
		R:CTGCTCTACTTTGCCCCTTCTG	
GAPDH	NM_017008.4	F:GGGCTCTCTGCTCCTCCCTGT	107
		R:ACGGCCAAATCCGTTCACC	

4. 数据统计分析

用 SPSS 22.0 软件对所得数据进行统计分析,结果以平均数 ± 标准差表达,多组间比较采用单因素方差(One - way ANOVA)分析,当 $P < 0.05$ 认为差异有统计学意义;利用 GraphPad Prism 6 绘制柱状图。

二、结果

(一)金银花主要有效成分的获得

在 TCMSP 数据库中输入关键词"金银花"进行检索,得到金银花化学成分 236 种,根据生物利用度 ≥30%、类药性 ≥0.18 的筛选条件筛选出金银花的主要有效成分 23 种。其中,金丝桃苷、绿原酸、常春藤皂苷元、忍冬苷与木犀草素 - 7 - O - 葡萄糖苷这 5 种成分虽然没有达到筛选条件,但在金银花的成分中起着关键作用。因此,将这 5 种成分也列入分析对象中。最终,经过筛选获得 28 种金银花的有效成分。

(二)金银花有效成分作用靶点的预测及疾病靶点的获得

将金银花 28 种有效成分的 Canonical SMILES 格式导入 SwissTargetPrediction 数据库和 Similarity ensemble approach 数据库,预测金银花 28 种有效成分作用的靶点,并结合 CTD 数据库,最终筛选得到 366 个靶点。在 GeneCards 数据库检索与急性酒精性肝损伤疾病相关的基因,以"acute liver injury"和"acute hepatic damage"为关键词检索到 7 060 个靶点基因。将此网络与金银花对应靶点功能相映射,筛选得到金银花作用于急性酒精性肝损伤的靶点 317 个。

(三)化合物 - 靶点网络的构建与分析

将化合物和靶点导入 Cytoscape 3.8.2 软件中,构建化合物与靶点间相互关系的网络(图 4 - 2)。图中 1 种化学成分与多个靶点相互作用,不同化学成分作用于同 1 个靶点的现象,表现了中药多成分、多靶点相互作用的特点。根据化合物和靶点的 degree 可知,绿原酸与 159 个靶点发生作用,常春藤皂苷元与 69 个靶点发生作用,亚麻酸乙酯与 61 个靶点发生作用,金丝桃苷与 51 个靶点发生作用等。比较重要的靶点包括 AR(androgen receptor)、ALOX5(polyunsaturated fatty acid 5 – lipoxygenase)、ADORA1(adenosine receptor A1)、AKR1B1(aldo – keto reductase family 1 member B1)、AVPR2(vasopressin V2 receptor)、CA2(carbonic anhydrase 2)、PLG(plasminogen)、PTGS2(prostaglandin G/H synthase 2)、ACHE(acetylcholinesterase)、ADORA2A(adenosine receptor A2a)、APP(amyloid – beta A4 protein)、PLA2G1B(phospholipase A2)、PLA2G2A(phospholipase A2, membrane associated)、PPARG(peroxisome proliferator – activated receptor gamma)等。

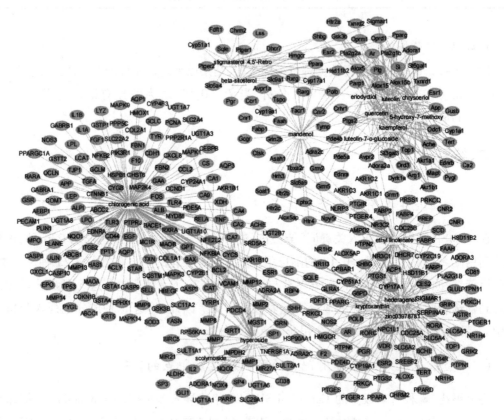

图 4 – 2　化合物 – 靶点网络

(四)靶点间相互作用网络的构建与分析

金银花与急性酒精性肝损伤相互作用的 317 个潜在靶点导入 STRING 数据库中,得到各靶点间的关系信息,保存为 TSV 格式文件,选取综合得分 0.95 以上靶点导入 Cytoscape 3.8.2 软件,绘制靶点互作关系网络(图 4 – 3)。对其进行拓扑分析,依据连接度、介度(betweenness)、紧密度(closeness)大小,确定关键核心靶标 JUN(transcription factor AP – 1)、TP53(cellular tumor antigen p53)、MAPK1、RELA、MAPK3、TNF、MAPK14、PPARG、ESR1、IL6、CASP8(caspase – 8)、CTNNB1(catenin beta – 1)、FOS 等。色深浅反映该靶点连接其他靶点

个数的多少,连接度越高,颜色越深。

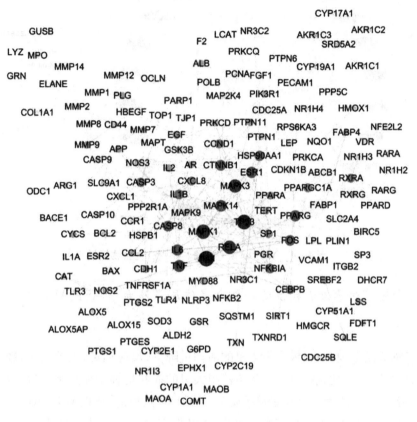

图 4 - 3　靶点互作关系网络

(五)KEGG 通路的富集与 MAPK 信号通路基因筛选

对潜在靶点基因进行 KEGG 通路富集,富集结果显示 317 个靶点主要通过 226 条 KEGG 通路起作用($P < 0.05$),筛选与肝脏损伤有关的通路,主要包括钙信号通路、MAPK 信号通路、CAMP 信号通路、雌激素信号通路、IL - 17 信号通路、PI3K - Akt 信号通路、TNF 信号通路、Toll 样受体信号通路、丙型肝炎、乙型肝炎等。金银花中关键活性成分金丝桃苷、常春藤皂苷元、绿原酸、亚麻酸乙酯、忍冬苷等作用于 MAPK 信号通路 25 个靶点,包括 MAPK14、MAPT、MAP2K4、IL1A、IL1B、EGF、TGFA、FOS、JUN、MAPK3、MAPK1、NFKB2、MAPK9、MYD88、HSPB1、PRKCA、CDC25B、TNF、RELA、FGF1、RPS6KA3、TP53、CASP3、TNFRSF1A、PPP5C 等,构建 MAPK 信号通路 - 靶点 - 化合物网络如图 4 - 4 所示。

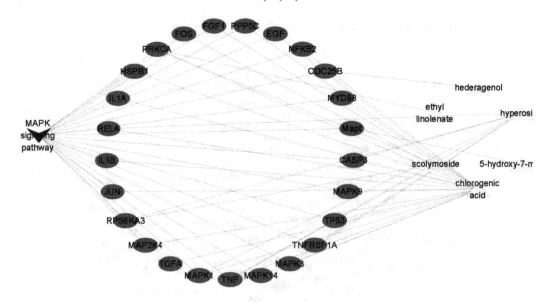

图 4 - 4　MAPK 信号通路 - 靶点 - 化合物网络

（六）金银花对急性酒精性肝损伤大鼠体质量及血清 AST、ALT、IL - 6、TNF - α 的影响

灌胃二锅头酒造模观察,模型组大鼠的活动量降低,反应迟钝,毛色暗淡、蜷缩成堆、精神不振、饮食量减少,说明造模成功;各给药组大鼠的症状均轻于模型组大鼠。与空白组相比,灌胃酒精后,模型组大鼠体质量显著降低($P < 0.01$),血清 AST、ALT、TNF - α 水平显著升高($P < 0.01$ 或 $P < 0.05$);与模型组比较,金银花低、中剂量组大鼠体质量显著升高($P < 0.01$ 或 $P < 0.05$),金银花高、中、低剂量组大鼠血清 AST 和 ALT 水平均显著降低($P < 0.01$ 或 $P < 0.05$),金银花低、高剂量组大鼠血清 IL - 6 含量均显著降低($P < 0.01$ 或 $P < 0.05$)(表 4 - 2)。

表 4 - 2　大鼠体质量及血清 AST、ALT、IL - 6、TNF - α 的检测($x \pm s, n = 12$)

组别	剂量 /(g·kg⁻¹)	体质量 /g	AST /(U·L⁻¹)	ALT /(U·L⁻¹)	IL - 6 /(ng·L⁻¹)	TNF - α /(ng·L⁻¹)
KB	—	235.00 ± 12.47	86.93 ± 12.64	27.10 ± 4.38	156.10 ± 17.81	152.59 ± 12.06
MX	—	212.50 ± 16.002	137.95 ± 18.272	31.37 ± 4.901	163.05 ± 15.08	165.29 ± 11.261
YX	0.15	233.58 ± 8.574	98.47 ± 10.374	30.85 ± 2.51	152.00 ± 13.89	162.58 ± 15.89
DJ	4.5	232.72 ± 14.194	92.45 ± 34.984	26.99 ± 5.253	145.35 ± 9.744	166.93 ± 11.09
ZJ	9	225.77 ± 5.913	91.45 ± 19.904	27.06 ± 2.203	150.86 ± 13.35	166.45 ± 20.39
GJ	18	222.72 ± 15.29	109.46 ± 17.783	25.06 ± 1.404	148.85 ± 14.973	159.52 ± 22.01

注:KB—空白组;MX—模型组;YX—阳性药组;DJ—金银花低剂量组;ZJ—金银花中剂量组;GJ—金银花高剂量组。

（七）金银花对急性酒精性肝损伤大鼠肝组织 MDA、GSH、SOD、GSH-Px 含量的影响

与空白组相比，灌胃酒精后，模型组大鼠肝脏组织 MDA 的含量显著升高（$P < 0.01$），GSH、SOD、GSH-Px 含量显著降低（$P < 0.01$ 或 $P < 0.05$），提示造模成功；与模型组相比，金银花高、中、低剂量组肝脏组织 MDA 的含量显著降低（$P < 0.01$），金银花高、中剂量组肝组织 SOD 和 GSH 含量显著升高（$P < 0.01$ 或 $P < 0.05$），金银花中剂量组肝组织 GSH-Px 含量显著升高（$P < 0.05$）（表 4-3）。结果提示，金银花中剂量组通过降低 MDA 的含量抑制炎症因子的反应，提高 GSH、SOD、GSH-Px 的活性，抑制氧化应激反应的发生，对急性酒精性肝损伤起到保护的作用。

表 4-3 各组大鼠肝组织 MDA、GSH、SOD、GSH-Px 水平的比较（$x \pm s, n = 12$）

组别	剂量 /(g·kg^{-1})	MDA /(nmol·mL^{-1})	GSH /(mg·mL^{-1})	SOD /(ng·mL^{-1})	GSH-Px /(U·mL^{-1})
KB	—	7.37 ± 1.94	1 481.45 ± 361.89	86.15 ± 22.68	308.67 ± 85.42
MX	—	11.34 ± 1.362	1 161.16 ± 451.281	60.87 ± 14.822	240.64 ± 66.771
YX	0.15	10.50 ± 0.89	1 415.98 ± 241.34	95.33 ± 20.374	339.33 ± 65.394
DJ	4.5	6.43 ± 1.614	991.9 ± 274.15	53.27 ± 18.72	201.09 ± 82.55
ZJ	9	9.30 ± 0.944	1 784.43 ± 355.214	91.78 ± 14.584	314.15 ± 23.493
GJ	18	8.27 ± 1.714	1 675.61 ± 459.504	83.19 ± 20.483	240.46 ± 50.53

注：KB—空白组；MX—模型组；YX—阳性药组；DJ—金银花低剂量组；ZJ—金银花中剂量组；GJ—金银花高剂量组。

（八）大鼠肝组织病理组织学观察

空白组大鼠肝组织以中央静脉为中心呈放射状排列、结构完整，无炎性细胞浸润；与空白组相比，模型组大鼠肝组织肝索排列不规则、细胞结构紊乱、空泡状变性、炎性细胞浸润，表明大鼠急性酒精性肝损伤模型建立成功；与模型组相比，阳性药组大鼠肝组织变性坏死、炎症程度均有较明显的改善；与模型组相比，金银花低、中、高剂量组大鼠肝组织病理改善明显，肝组织细胞着色均匀，形态基本正常，细胞变性及炎性细胞浸润明显减轻（图 4-5）。

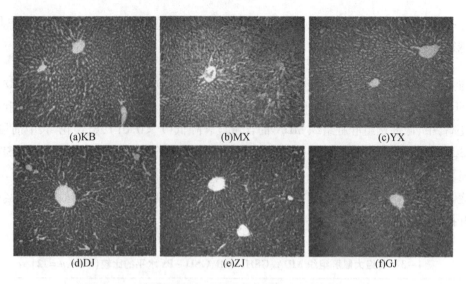

图 4 - 5　大鼠肝脏组织病理学变化情况(HE 染色,×100)

（九）肝组织 MPAK1、MAP2K4、MAPK14、MAPK3、FOS、MAPK9 mRNA 的表达水平

通过 qRT - PCR 法检测大鼠肝组织 MPAK1、MAP2K4、MAPK14、MAPK3、FOS、MAPK9 mRNA 的表达水平(图 4 - 6)。与模型组相比,金银花低剂量组可显著下调 MAP2K4、MAPK14、MAPK3、FOS mRNA 的表达量($P < 0.01$);金银花中剂量组可显著下调 MAP2K4、MAPK14、MAPK3 mRNA 的表达量($P < 0.01$);金银花高剂量组可显著下调 MAP2K4、MAPK3、MAPK9、FOS mRNA 的表达量($P < 0.05$ 或 $P < 0.01$),但金银花高、中、低剂量组均对 MAPK1 mRNA 的表达无显著影响。综上所述,金银花可能通过下调 MAP2K4 和 MAPK3 的基因表达,来减轻急性酒精性肝损伤大鼠的肝部炎症反应。

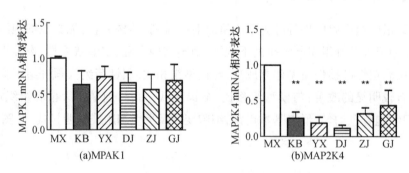

图 4 - 6　肝组织中 MAPK 相关基因的 mRNA 表达情况

注:＊表示 $P < 0.05$;＊＊表示 $P < 0.01$。

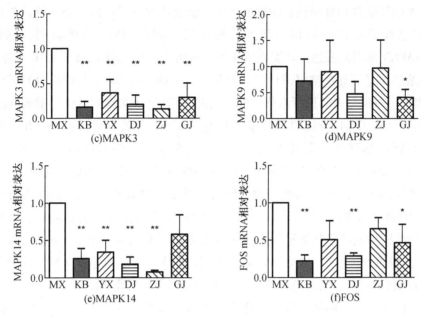

图 4 – 6（续）

三、讨论

酒精经胃肠道吸收入血后,经过酶类代谢而产生大量的氧自由基,消耗过多还原性保护物质如 GSH,导致肝细胞中的氧化产物及活性氧自由基水平升高。引起脂质过氧化反应;脂质过氧化反应的最终代谢产物 MDA,可破坏细胞膜结构,细胞膜通透性增大或肝细胞大面积坏死,引发肝脏炎症反应;转氨酶从受损的肝细胞内溢出,使血清中转氨酶升高,因此测定血清中 ALT、AST 的含量,可以判断肝脏的损伤程度。

建立大鼠 ALI 模型,与空白组相比,灌胃酒精后,模型组大鼠血清 AST、ALT、TNF – α 水平显著升高,肝脏组织 MDA 含量升高, GSH、SOD、GSH – Px 含量降低,肝组织肝索排列不规则,细胞结构紊乱、炎性细胞浸润,表明大鼠急性酒精性肝损伤模型建立成功。与模型组相比,金银花高、中、低剂量组血清 AST、ALT 和肝脏组织 MDA 水平均显著降低,金银花低、高剂量组大鼠血清 IL – 6 含量均降低,金银花中、高剂量组大鼠肝组织 SOD 和 GSH 含量显著升高。IL – 6 是造成细胞因子风暴的促炎因子,且肝细胞的坏死程度与 IL – 6 密切相关,IL – 6 的高表达可反映肝衰竭的严重程度。SOD 主要通过清除体内的超氧阴离子自由基,抑制脂质过氧化反应;GSH – Px 能够清除超氧离子自由基,阻止自由基激活的脂质过氧化过程。金银花可能通过降低炎症因子的含量抑制炎症因子的反应,提高 SOD、GSH – Px 等的活性抑制氧化应激反应的发生而对急性酒精性肝损伤起到保护的作用。

利用网络药理学方法研究金银花预防 ALI 的作用机制,构建成分 – 靶点 – 通路关系网络图,金银花中关键活性成分金丝桃苷、常青藤苷元、绿原酸等作用于 MAPK 信号通路 25 个靶点。研究表明,金丝桃苷对急性酒精性肝损伤具有保护作用。绿原酸对 CCl4 肝损伤及脂多糖诱导的小鼠急性肝损伤有较好的保护作用,通过降低 TNF – α、IL – 6 和 IL – 1β 炎症因子对 CCl4 诱导的急性肝损伤有保护的作用。金银花的关键活性成分金丝桃苷和绿原酸可能在保护急性酒精性肝损伤中起到关键作用。qRT - PCR 结果表明，金银花抑制 MAP2K4、MAPK3 基因的表达。丝裂原活化蛋白激酶 3 又称 ERK1，属于 ERK 亚家族成员。ERK1 的高表达可显著提高缺氧诱导因子 1(hypoxia inducible factor 1,HIF - 1)的活性,产生大量促炎因子。酒精是引起肝纤维化的常见病因,而肝星状细胞的活化与增殖在肝纤维化中起关键作用。在 CCl4 诱发的肝纤维化模型研究中,姜黄素通过抑制 ERK 通路减弱 HIF - 1a 的活性,起到改善肝纤维化的作用。丝裂原活化蛋白激酶(mitogen - activated protein kinase kinase 4,MAP2K4,又称 MKK4)是 p38 MAPK 通路的上游关键激活物,还可以激活 JNK 通路,促使炎症介质加快释放。研究表明,p38 MAPK 在 CCl4 诱导的肝纤维化大鼠的肝组织中表达增加,槲皮素作用后 p38 MAPK 的表达减少。薯蓣皂苷能够抑制 p38 MAPK 信号通路,抑制肝星状细胞活化,减轻大鼠肝纤维化程度。金银花显著降低 MAP2K4 和 MAPK3 基因的表达水平,涉及 MAPK 信号通路 ERKs、JNKs 和 p38 MAPK 这 3 条途径的关键基因,抑制炎症的发生,对急性酒精性肝损伤起到保护的作用。

综上所述,本文基于网络药理学及建立 ALI 大鼠模型以金银花为研究对象,探讨其保护 ALI 的作用机制。金银花能够降低炎症因子的含量,增加 SOD 活性和 GSH 含量,增强机体清除自由基能力,抑制氧化应激和脂质过氧化损伤。分子机制结果表明金银花可抑制 MAPK 信号通路 ERKs、JNKs 和 p38 MAPK 这 3 条途径的关键基因表达,减轻急性酒精肝损伤造成的炎细胞浸润。因此,金银花抑制 MAPK 信号通路对急性酒精肝损伤具有良好的保护作用。

第三节　药对金银花 - 黄芪对 COVID - 19 的潜在作用机制研究

2020 年 2 月 11 日,世界卫生组织宣布由 SARS - CoV - 2 引起的疾病被命名为 2019 年冠状病毒病(corona virus disease 2019,COVID - 19),随着疫情的发展,目前尚无特效药治疗。国家卫生健康委员会、国家中医药管理局印发的《新型冠状病毒感染的肺炎诊疗方案(试行第五版)》认为本病属于中医"疫病"范畴,病因为感受疫戾之气,各地可根据病情、当地气候特点及不同体质等情况,进行辨证论治治疗,更好地发挥中医药的作用。中医学认为,任何一种邪气侵袭人体,正气必与之抗争,正气不足,卫外不固,易导致包括 COVID - 19 在内的邪气侵袭。由于目前尚无治疗该病的特效药,主要依靠机体正气抵御外邪,因此"益气解毒"对治疗 COVID - 19 具有重大的现实意义。金琪等总结山东、广东、河北及钟南山团队的防治方案中,可见金银花和黄芪配伍用于防治新型冠状病毒肺炎。王登等分析指出,17 个地区治疗 COVID - 19 的 56 个预防方剂中共有 79 味中药,其中益气药黄芪和清热解毒药金银花用药频次最高,分别为 31 次和 30 次,说明黄芪和金银花在临床中被广泛应用于预防和治疗 COVID - 19。黄芪是常用的补气药,具有补气健脾、益卫固表等功效。黄芪中的有效成分能够调节呼吸系统、消化系统及泌尿生殖系统中黏膜黏液的分泌,从而对机体的第一道免疫防线产生影响;还能够对免疫器官、T 淋巴细胞、B 淋巴细胞及多种细胞因子有着广泛的调节作用,促进机体对侵入人体的病原体进行免疫应答,产生抗病毒作用。各地区的用药方案中除重用"补气药"之外,还广泛应用清热解毒药。金银花是常用的清热解毒药,具有清热解毒、疏散风热的功效。研究表明,金银花中的有效成分不仅具有解热抗炎和广泛的抗菌作用,还具有抗流感病毒、抗呼吸道合胞病毒的作用。黄芪配金银花益气兼以解毒祛邪,且温而不燥,能够助气血生长而不助热;金银花配黄芪清热解毒兼以益气养阴,性寒而不凉遏。因此,运用网络药理学的方法研究金银花 – 黄芪抗 COVID – 19 的机理,为两味中药遣药组方用于治疗 COVID – 19 提供理论上的支持。网络药理学是在分子水平上,基于系统药理学的方法,通过多成分、多层次、多靶点分析中药治疗疾病的机制,这与中医的整体观念相契合。本书运用网络药理学的方法,在分子水平的基础上探讨"益气 – 解毒药"药对黄芪 – 金银花抗 COVID – 19 的机理,为金银花 – 黄芪治疗 COVID – 19 提供新的思路和理论依据。

一、方法

(一)金银花 – 中药的信息收集

通过检索 TCMSP 平台获得金银花 – 黄芪所有活性成分数据,按口服生物利用度≥30%、类药性≥0.18 条件筛选出有效活性成分。同时在 CNKI 数据库中查阅相关文献,搜集整理候选中药的主要活性成分及报道有抗病毒活性的成分,与在 TCMSP 数据库筛选到的活性物质进行整合及确证,然后通过该数据库导出所选活性成分对应的潜在靶点,然后将导出的靶点导入 Unitprot 数据库,进行基因的标准化处理。

(二)COVID – 19 疾病靶点的获取

在 OMIM 数据库和 GeneCards 数据库,以疾病名称"COVID – 19"进行检索,得到目前治疗 COVID – 19 的相关靶点。

(三)金银花 – 黄芪 – 有效成分 – 疾病靶点网络图

将前文得到的药物有效成分及靶点与疾病的靶点进行合并得到金银花 – 黄芪中有效成分治疗 COVID – 19 的靶点。将得到的靶点数据上传至 Cytoscape 3.6.1 软件中,构建药物 – 成分 – 疾病 – 靶点网络图。其中,节点代表金银花 – 黄芪及其有效成分、疾病、靶点等;边代表中药金银花 – 黄芪与成分、成分与疾病、疾病与靶点之间的关系。

(四)药物 – 疾病核心 PPI 网络构建

将所得交集靶点的数据输至 STRING 数据库中,将物种定义为"人",构建金银花 – 黄芪治疗 COVID – 19 核心的 PPI 网络。将 STRING 数据库文件导入至 Cytoscape 3.7.2 软件中,并运用其插件"Network Analyze"分析网络拓扑参数,以 Degree 值大于平均值为标准筛选出核心靶点。

（五）功能富集与生物通路分析

将筛选出的 PPI 网络核心靶标导入 DAVID 数据库中，选择"OFFICE_GENE_SYMBOL" "gene list"，种属选为"Homo sapiens"，之后选取"gene ontology"下的"GOTERM_BP_DIRECT"及"pathways"下的"KEGG_PATHWAY"进行 KEGG 通路分析及 GO 功能富集分析。以 P≤0.05 为筛选标准，筛选出符合条件的前 20 条生物过程与 KEGG 通路，以表格的形式展示。

二、结果

（一）金银花-黄芪药物活性成分的筛选

通过 TCMSP 数据库和 BATMAN-TCM 平台检索金银花-黄芪的有效成分，并与文献中检索得到的有效成分及抗病毒活性成分整合，去除重复值，根据筛选标准最终得到活性成分 43 种，包括金银花 23 种，黄芪 20 种。其中有效成分包括槲皮素（quercetin）、木犀草素（luteolin）、豆甾醇（stigmasterol）、佳罗醇（jaranol）、赫达拉汀（hederagenin）等，如表 4-4 所示。

表 4-4　金银花-黄芪有效成分

编号	名称	OB/%	DL
MOL001494	mandenol	42	0.19
MOL001495	ethyl linolenate	46.1	0.2
MOL002707	phytofluene	43.18	0.5
MOL002914	eriodyctiol（flavanone）	41.35	0.24
MOL003006	（-）-（3R,8S,9R,9aS,10aS）-9-ethenyl-8-（β-D-glucopyranosyloxy）-2,3,9,9a,10,10a-hexahydro-5-oxo-5H,8H-pyrano［4,3-d］oxazolo［3,2-a］pyridine-3-carboxylic acid_qt	87.47	0.23
MOL003014	secologanic dibutylacetal_qt	53.65	0.29
MOL002773	beta-carotene	37.18	0.58
MOL003036	ZINC03978781	43.83	0.76
MOL003044	chryseriol	35.85	0.27
MOL003059	kryptoxanthin	47.25	0.57
MOL003062	4,5'-retro-b,b-carotene-3,3'-dione, 4',5'-didehydro-	31.22	0.55
MOL003095	5-hydroxy-7-methoxy-2-（3,4,5-trimethoxyphenyl）chromone	51.96	0.41
MOL003101	7-epi-vogeloside	46.13	0.58
MOL003108	caeruloside C	55.64	0.73

表 4 - 4(续 1)

编号	名称	OB/%	DL
MOL003111	centauroside_qt	55.79	0.5
MOL003117	ioniceracetalides B_qt	61.19	0.19
MOL003124	XYLOSTOSIDINE	43.17	0.64
MOL003128	dinethylsecologanoside	48.46	0.48
MOL000358	beta − sitosterol	36.91	0.75
MOL000422	kaempferol	41.88	0.24
MOL000449	stigmasterol	43.83	0.76
MOL000006	luteolin	36.16	0.25
MOL000098	quercetin	46.43	0.28
MOL000211	mairin	55.38	0.78
MOL000239	jaranol	50.83	0.29
MOL000296	hederagenin	36.91	0.75
MOL000033	$(3S,8S,9S,10R,13R,14S,17R)$ − 10,13 − dimethyl − 17 − [$(2R,5S)$ − 5 − propan − 2 − yloctan − 2 − yl] − 2,3,4,7,8,9,11,12,14,15,16, 17 − dodecahydro − 1H − cyclopenta[a]phenanthren − 3 − ol	36.23	0.78
MOL000354	isorhamnetin	49.6	0.31
MOL000371	3,9 − di − O − methylnissolin	53.74	0.48
MOL000374	5′ − hydroxyiso − muronulatol − 2′,5′ − di − O − glucoside	41.72	0.69
MOL000378	7 − O − methylisomucronulatol	74.69	0.3
MOL000379	9,10 − dimethoxypterocarpan − 3 − O − β − D − glucoside	36.74	0.92
MOL000380	$(6aR,11aR)$ − 9,10 − dimethoxy − 6a,11a − dihydro − 6H − benzofurano [3,2 − c]chromen − 3 − ol	64.26	0.42
MOL000387	bifendate	31.1	0.67
MOL000392	formononetin	69.67	0.21
MOL000398	isoflavanone	109.99	0.3
MOL000417	calycosin	47.75	0.24
MOL000422	kaempferol	41.88	0.24
MOL000433	FA	68.96	0.71
MOL000438	$(3R)$ − 3 − (2 − hydroxy − 3,4 − dimethoxyphenyl) chroman − 7 − ol	67.67	0.26
MOL000439	isomucronulatol − 7,2′ − di − O − glucosiole	49.28	0.62
MOL000442	1,7 − dihydroxy − 3,9 − dimethoxy pterocarpene	39.05	0.48
MOL000098	quercetin	46.43	0.28

(二)金银花－黄芪治疗 COVID－19 潜在作用靶点

将收集到的金银花－黄芪靶点删除重复值后,得到两味药有效成分作用靶点共 111 个,COVID－19 疾病靶点 227 个,将药物与疾病的靶点合集得到药物与疾病的 Venn 图。由图 4－7 可见,药物与疾病的交集靶点共 10 个,即金银花－黄芪治疗 COVID－19 的潜在靶点。

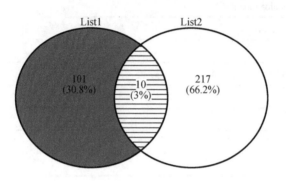

图 4－7　药物与疾病的靶点

注:List1 代表药物靶点,List2 代表疾病靶点。

(三)药物－成分－疾病的靶点网络图

金银花－黄芪治疗 COVID－19 的药物－成分－疾病－靶点网络如图 4－8 所示,图中"矩形"代表中药金银花－黄芪,"V"形代表疾病 COVID－19,"菱形"代表有效成分与疾病的靶点(以基因表示),"圆形"代表有效成分。图中共有 36 个节点,其中金银花、黄芪、COVID－19 各 1 个,金银花－黄芪有效成分 23 种,金银花－黄芪治疗 COVID－19 潜在靶点 10 个。其中槲皮素、山奈酚、木犀草素、赫达拉汀节点的自由度值分别为 20、5、3、3,说明这些成分与疾病的关系较大。

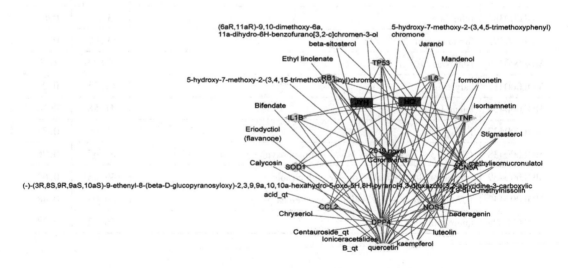

图 4－8　金银花－黄芪治疗 COVID－19 药物－成分－疾病靶点网络图

（四）药物－疾病的核心靶点 PPI 网络图

将药物金银花－黄芪与疾病 COVID－19 的靶点合并取交集,得到药物治疗疾病的 10 个靶点,10 个交集靶点是 NOS3、DPP4、SCN5A、TNF、IL－6、TP53、RB1、CCL2、IL－1B、SOD1。将这 10 个靶点导入 STRING 数据库,物种限定为"人",得到药物－疾病 PPI 网络图,如图 4－9 所示。图中共有 10 个节点,26 条边,平均节点度 5.2,节点代表靶标蛋白,边表示蛋白与蛋白之间的关系。再将该结果以 TSV 格式导出,导入到 Cytoscape3.7.2 软件中,以 Degree 值大于 5 为标准进行筛选,最终得到 9 个核心靶点,如图 4－10 所示。其中"菱形"代表节点值较高的靶点,包括 NOS3、IL6、CCL2、TNF、TP53 等。结果提示以上 9 个靶点是金银黄－黄芪治疗该病的核心靶点,说明可能在治疗 COVID－19 中发挥重要作用。

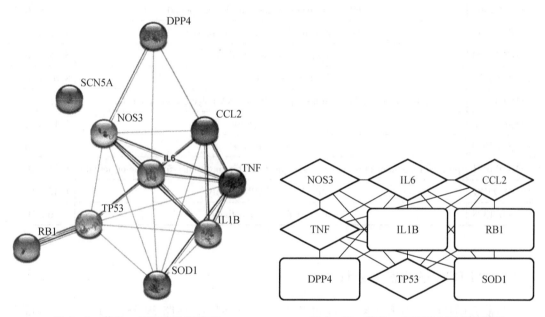

图 4－9　药物－疾病 PPI 网络图　　　　图 4－10　药物－疾病核心靶点网络图

（五）GO 生物过程结果分析

将 2.4 项得到的核心靶点录入 David 数据库并进行 GO 生物过程分析,得到分子功能、生物过程和细胞成分条目 97 个,再根据 $P \leqslant 0.05$ 进行筛选,按从小到大的顺序排序,以表格形式展示前 20 个 GO 条目,如表 4－5 所示。其主要包括对抗生素的反应、脂多糖介导的信号通路、细胞增殖的负调控、对 DNA 模板转录的正调控、蛋白激酶 B 信号转导等生物过程。

表 4－5　金银花－黄芪调控治疗 COVID－19 生物过程分析

编号	名称	P 值
GO:0046677	response to antibiotic	5.23×10^{-7}
GO:0031663	lipopolysaccharide－mediated signaling pathway	5.24×10^{-7}

表 4-5(续)

编号	名称	P 值
GO:0008285	negative regulation of cell proliferation	3.49×10^{-5}
GO:0045893	positive regulation of transcription, DNA - templated	9.74×10^{-5}
GO:0043491	protein kinase B signaling	1.34×10^{-4}
GO:0045429	positive regulation of nitric oxide biosynthetic process	2.28×10^{-4}
GO:0032755	positive regulation of interleukin - 6 production	2.49×10^{-4}
GO:0010628	positive regulation of gene expression	2.94×10^{-4}
GO:0006959	humoral immune response	4.01×10^{-4}
GO:0042802	identical protein binding	4.05×10^{-4}
GO:0071407	cellular response to organic cyclic compound	4.30×10^{-4}
GO:0043065	positive regulation of apoptotic process	4.38×10^{-4}
GO:0035690	cellular response to drug	5.88×10^{-4}
GO:0006954	inflammatory response	8.66×10^{-4}
GO:0045944	positive regulation of transcription from RNA polymeraseII promoter	1.15×10^{-3}
GO:0006955	immune response	1.17×10^{-3}
GO:0002020	protease binding	1.24×10^{-3}
GO:0051091	positive regulation of sequence - specific DNA binding transcription factor activity	1.35×10^{-3}
GO:0000187	activation of MAPK activity	1.40×10^{-3}
GO:0001328	activation of AKT activity	1.56×10^{-3}

(六)KEGG 通路富集分析

将前文得到的核心靶点录入 David 数据库,得到 KEGG 通路 39 条,以 $P \leqslant 0.05$ 为筛选标准,选取前 20 条信号通路(表 4-6),其中包括疟疾、NOD 样受体信号通路、单纯疱疹感染、类风湿性关节炎、Toll 样受体信号通路、肿瘤坏死因子信号途径等信号通路,表明金银花-黄芪可能通过以上通路参与治疗 COVID-19。

表 4-6 KEGG 富集分析表

信号通路	P 值	富集在通路上的基因
Malaria	$2.77 \times 10 - 5$	IL6, TNF, CCL2, IL1β
NOD - like receptor signaling pathway	$4.15 \times 10 - 5$	IL6, TNF, CCL2, IL1β
Herpes simplex infection	$5.50 \times 10 - 5$	IL6, TNF, CCL2, TP53, IL1β
Rheumatoid arthritis	$1.61 \times 10 - 4$	IL6, TNF, CCL2, IL1β
Chagas disease(American trypanosomiasis)	$2.64 \times 10 - 4$	IL6, TNF, CCL2, IL1β

表4-6(续)

信号通路	P 值	富集在通路上的基因
TNF signaling pathway	$2.87 \times 10-4$	IL6,TNF,CCL2,IL1B
Hepatitis	$7.02 \times 10-4$	IL6,TNF,TP53,RB1
African trypanosomiasis	$7.86 \times 10-4$	IL6,TNF,IL1β
Graft - versus - host disease	$7.87 \times 10-4$	ILβ,TNF,IL1β
Prion diseases	$8.35 \times 10-4$	IL6,IL1β,SOD1
Influenza	$1.19 \times 10-3$	IL6,TNF,CCL2,IL1β
Amyotrophic lateral sclerosis	$1.80 \times 10-3$	TNF,TP53,SOD1
Legionellosis	$2.10 \times 10-3$	IL6,TNF,IL1β
Inflammatory bowel disease	$2.94 \times 10-3$	IL6,TNF,IL1β
Cytokine - cytokine receptor interaction	$3.12 \times 10-3$	IL6,TNF,CCL2,IL1β
HTLV - I infection	$3.54 \times 10-3$	IL6,TNF,TP53,RB1
Pertussis	$4.02 \times 10-3$	IL6,TNF,IL1β
Hematopoietic cell lineage	$5.37 \times 10-3$	IL6,TNF,IL1β
Amoebiasis	$7.89 \times 10-3$	IL6,TNF,IL1β
Toll - like receptor signaling pathway	$7.89 \times 10-3$	IL6,TNF,IL1β

三、讨论

新型冠状病毒肺炎是现代医学病名,祖国医学中并无此病名,应将其归属于中医学中的"疫病"范畴,多是感受疫疠之邪,以发病急骤,传变迅速、病情凶险、具有极强的传染性和流行性为特点。隋代巢元方在《诸病源候论·时气病诸侯》中说:"时行病者,是春时应暖而反寒,夏时应热而反冷,秋时应凉而反热,非其时而有其气。是以一岁之中,病无长少,率相近似者,此则时行之气也。"此次新型冠状病毒的发生可能与"非其时而有其气"感受疫疠之气相关。张仲景在《伤寒论》中记载:"余宗族素多,向余二百,建安纪年以来,尤未十稔,其死亡者,三分有二。"可以看出疫病的病情比较凶险。范伏元等根据湖南省50余例新型冠状病毒确诊病例,总结出在治疗中根据疫毒的特点,注重顾护正气来增强机体的免疫力,体现了"正气存内,邪不可干"的思想。还有学者从五运六气方面指出本次疾病的发展趋势,同时也强调了清热解毒、补脾泄肝在疾病中的应用。

本书运用网络药理学的方法,系统分析"益气 - 清热解毒药"药对金银花 - 黄芪抗COVID - 19的机理。首先通过查询数据库获取金银花 - 黄芪中的有效成分以及靶点信息,将获取的靶点信息与疾病的靶点信息取交集后构建药物 - 成分 - 疾病靶点网络图,从而识别重要靶点干预的疾病通路和基本生物学通路,进而揭示金银花 - 黄芪对COVID - 19作用的中医辨证用药依据和多成分、多靶点、多通路的作用机制。

通过TCMSP数据库分析得出,金银花 - 黄芪的活性成分主要有槲皮素、木犀草素、豆甾醇、佳罗醇、赫达拉汀等,这些活性成分可能与治疗 COVID-19 有关。感染 COVID-19 会导致大量炎症因子被激活,因此抑制炎症因子的激活显得尤为必要。徐银凤等发现槲皮素对 LPS 刺激的小胶质细胞炎症因子有一定的下调作用,其抗炎机制可能与下调 NO、TNF-α 及 IL-1β 的产生有关,还能够阻断中东呼吸综合征冠状病毒 3CLpro 蛋白酶活性。程健等研究表明,槲皮素可以抑制相关基因和蛋白的表达,阻断 MAPK 信号通路活化,阻止炎性因子释放,最终减轻组织损伤和炎症程度。徐秋红等研究发现木犀草素具有抗炎、抗病毒、抗肿瘤等作用,能够有效改善气道炎症,还可以通过抑制血凝素(HA)和神经氨酸酶(NA)的活性达到抗 H1N1 流感病毒的作用。由此可见,金银花-黄芪中诸多活性成分具有明确的抗炎和抗病毒作用,提示金银花-黄芪对 COVID-19 具有潜在的治疗作用。

金银花-黄芪治疗 COVID-19 的多个活性成分对应多个靶点,通过药物-疾病核心靶点网络图可以发现 NOS3、DPP4、TNF、IL6、TP53、RB1、CCL2、IL1B、SOD1 等是药物治疗疾病的关键靶点。焦静等研究发现在肺发生急性损伤和炎症时,NOS3 在肺泡上皮细胞和血管上皮细胞的表达会增高,以舒张支气管和毛细血管,从而减轻肺部水肿。COVID-19 与其他肺炎相类似,都会导致 TNF、IL6、IL1B 等炎症因子大量激活,造成机体过度免疫反应,从而导致肺损伤。黄茉莉等研究发现 TNF、IL1B 等炎症因子参与介导了 COPD 炎症的反应过程,并且可以引起大量 T 淋巴细胞及中性粒细胞在黏膜内聚集,导致气道炎症,从而对小气道和肺泡组织结构和功能造成损伤。以上提示抑制炎症因子的过度激活可能是治疗 CCOVID-19 的一种新思路。

GO 生物过程包括对抗生素的反应、脂多糖介导的信号通路、细胞增殖的负调控、体液免疫应答、炎症应答等,主要涉及炎症反应、免疫系统、信号转导等一系列生物过程,说明这些生物过程在金银花-黄芪治疗 COVID-19 中发挥了关键作用。通过对 KEGG 通路分析,金银花-黄芪活性成分及靶点可能通过肿瘤坏死因子信号途径、MAPK 信号通路、NOD 样受体信号通路、疟疾、A 甲型流感、单纯疱疹、百日咳、肺结核等通路作用于 COVID-19。NOD 样受体信号通路参与多种疾病的生理过程,如病毒性感染、肿瘤、急性肾损伤、炎症性肾病等,能够通过激活 MAPK 信号通路促进炎症因子的分泌,参与免疫反应,因此抑制其信号通路的激活可以有效减缓炎症因子的释放,从而减轻肺损伤。Toll 样受体(TLRs)介导的信号通路是病毒反应的重要调控机制。目前,人体内共发现 10 种(TLR1~TLR10),其中 TLR4、TLR7 和 TLR8 等受体可以诱导相关炎症因子的激活,导致过度炎症反应和重症肺炎的发生,在抗病毒和诱导肺脏免疫伤中作用显著。IL6、TNF、CCL2、IL1B 与 TNF 信号通路相关,TNF 是重要的细胞因子,其升高会增加炎症细胞对气道的浸润,从而导致气道高反应,诱发和加重哮喘,抑制其通路的激活可以相应减轻患者的哮喘症状。以上大部分信号通路涉及病毒感染和肺部损伤两类疾病,提示金银花-黄芪可能通过抗病毒感染和修复肺部损伤来治疗 COVID-19。

综上所述,本文运用网络药理学的方法对金银花-黄芪中的有效成分、作用靶点及通路进行了系统分析,揭示了金银花-黄芪治疗 COVID-19 的潜在机理,说明金银花-黄芪通过多成分、多靶点、多途径作用于 COVID-19。但其仍有一定的局限性,需要进一步实验验证。

第五章　金银花质量控制研究进展

金银花为忍冬科植物忍冬的干燥花蕾或带初开的花,主产于山东、陕西、河南等北方多省;山银花为忍冬科植物灰毡毛忍冬、红腺忍冬、华南忍冬和黄褐毛忍冬的干燥花蕾或带初开的花,主产于四川、湖南、广东等南方多省。金银花和山银花为同科异种植物的干燥花蕾,具有清热解毒、疏散风热的功能,主治痈肿疔疮、喉痹、丹毒、热毒血痢、风热感冒、温病发热等病症。临床上两者不加区别,长期混用。《中国药典》中将金银花和山银花分列,然其性味与归经、功能与主治、用法与用量上完全相同。北方金银花产量低价格高,南方产量高而价格低,造成了金银花和山银花市场混乱,"双花"之争愈演愈烈。为了更好地对金银花和山银花进行开发利用、解决二者之争,本书就金银花和山银花的用药沿革、化学成分、药理作用及质量控制问题进行探讨。

第一节　金银花药用部位演变及本草质量概述

金银花本草名忍冬,始载于东晋《肘后备急方》。《名医别录》称"忍冬,十二月采",说明最早是以茎叶药用的,因为其叶"凌冬不凋""三四月开花",十二月采的只能是茎叶。《证类本草》引葛洪的《肘后方》治五种尸毒,谓"忍冬茎、叶,锉数斛"。由此可见,忍冬最初在晋代是以茎、叶药用的。唐朝时期,孙思邈在《千金翼方》中仍然录用《名医别录》之说。《苏沈良方》中虽然首次出现了金银花之名,但在卷第九"治痈疮疡久不合"项下使用的仍然是"嫩苗一握",提示所用依然是茎叶。在宋代明确以茎入药的记载较多,说明其已经被广泛应用到临床。如《圣惠方》用忍冬藤浓煎饮治热毒血痢,《外科精要》用忍冬藤治疗痈疽发背、一切恶疮。即使将金银花作为本草单独列项的《履巉岩本草》,其条目名称依然是"鹭鸶藤",应用的也是忍冬藤,称"锉碎,同木瓜、白芍药,煎至八分去渣"。明朝刘文泰始称用花,《本草品汇精要》忍冬"用"项下注为茎、叶、花。在《本草纲目》中,李时珍谓:"忍冬,茎叶及花,功用皆同。"在其所引附方中也是茎、叶、花均可入药,如引《万表积善堂》治一切肿毒,"用金银花,俗名甜藤,采花连茎叶自然汁"。由此可见,花的应用是从明朝开始的,认为花与茎叶"功用皆同"。明朝以后,虽然茎叶与花均可药用,但花的应用尤其受到重视。《本经逢原》谓:"金银花主下痢脓血,为内外痈肿之要药。解毒祛脓,泻中有补,痈疽溃后之圣药。"《得配本草》谓:"藤、叶皆可用,花尤佳。"《本草求真》谓:"其花尤妙。"但亦有人不这么认为,张寿颐就曾说:"……今人多用其花,实则花性轻扬,力量甚弱,不如枝蔓之气味俱厚。"在《本经逢原》中还有用根的记载,称"用此根长流水煎浴",可"治痘疮倒陷不起"。现今忍冬植株的茎叶与花仍然作为药用,但通常认为它们的功效主治还是有一定差异的,并被归属为两种不同的中药。花称金银花,专攻清热解毒;茎叶称为忍冬藤,还具通络之功。

忍冬"凌冬不凋",适应性很强,分布十分广泛。《名医别录》谓:"处处有之。"《本草正义》谓："随处都有,取之不竭。"虽然忍冬分布广泛,资源丰富,但只是到了近代人们才认识到产地对其质量有着非常重要的影响。《增订伪药条辨》中载:"金银花,产河南淮庆者为淮密,色黄白,软糯而净,朵粗大,有细毛者为最佳。禹州产者曰禹密,花朵较小,无细毛,易于变色,亦佳。济南出者为济银,色深黄,杂碎者次。亳州出者,朵小性梗,更次。湖北、广东出者色黄黑,梗多屑重,气味俱浊,不堪入药。"以上的描述恐怕不仅是产地的问题,很可能涉及忍冬原植物的不同种类。此外,伪品的出现对金银花的质量也有着很大的影响。《新修本草》谓:"……或以络石当之,非也。"《本草从新》载:"近今有以漆花伪银花,为祸最烈。"等等。

第二节　金银花和山银花的用药沿革

金银花又名忍冬花,为中医临床常用药材之一,具有清热解毒、散风消肿等功效。"忍冬"一名始载于《名医别录》,"味甘,温,无毒……十二月采,阴干"。据此,众多文献均认为当时药用的是藤和叶。"金银花"一名见于北宋《苏沈良方》。明朝之后,吴正伦在《养生类要·后集·冬月诸症治例》中认为忍冬花酒就是金银花酒;朱木肃的《救荒本草》首次以"金银花"作为忍冬的正名;此后,兰茂的《滇南本草》将金银花与忍冬藤的功用分而论之;李时珍在《本草纲目》中引的"附方"(万表积善堂方)中认为金银花的俗名是甜藤。在清代,《本草求真》也记载了以金银花泡茶喝的做法。1928年绍兴和济药局刊印的曹炳章所著的《增订伪药条辨》开始对不同产地的金银花做出了优劣之分。

金银花来源复杂,全世界忍冬属植物约200种,我国有98种,广布于全国各省区,以西南部种类最多,其中可供药用的品种达47种。《中国药典》1963年版首次收载金银花,来源为忍冬科植物忍冬;《中国药典》1977年版收载的金银花有4种植物来源,除忍冬外增加了3种,即红腺忍冬、山银花和毛花柱忍冬;其后《中国药典》1985年版、1990年版、1995年版、2000年版中金银花植物来源均与1977年版相同。《中国药典》2005年版将金银花分列为金银花和山银花,金银花基原只有忍冬1种;山银花的基原有3种,即灰毡毛忍冬、红腺忍冬和华南忍冬,并将1977—2000年5版《中国药典》金银花植物来源中的山银花改名为华南忍冬,其中灰毡毛忍冬作为山银花植物来源之一首次载入《中国药典》。《中国药典》2010年版收载的金银花植物来源和2005年版一样,只有忍冬1种,而山银花的植物来源在2005年版基础上增加了黄褐毛忍冬。《中国药典》2015年版的收载情况同2010年版。

第三节　金银花和山银花的鉴别研究

山银花与金银花的基原均是忍冬科植物,在形态及特征等方面存在许多相似之处。目前,常用的鉴别方法分为两大类:经典鉴别方法和现代鉴别方法。经典鉴别方法是在长期的实践中总结和发展起来的,能辨别金银花的真伪,还可以判断金银花药材的品质和道地性,主要包括基原鉴别、性状鉴别、显微鉴别和理化鉴别等。其中基原鉴别是应用生物分类学方法,对中药的生物学来源进行鉴定,从而确定其正确学名,这是金银花鉴定工作的基础,《中国药典》中对金银花和山银花的来源有详细的描述。性状鉴别是运用感官对中药的性状特征进行观察、鉴别的方法。山银花的 4 个品种中,灰毡毛忍冬栽培面积最广,且与正品金银花的相似度很高,随着忍冬与灰毡毛忍冬的变种越来越多,普通鉴别手段对其进行区分存在一定的困难。吴飞燕等将不同来源的忍冬样品在电镜下观察,发现其外表皮具有较多腺毛和非腺毛;而不同来源的灰毡毛忍冬外表皮几乎未发现腺毛。

金银花的现代鉴别方法可分为仪器分析法和分子生物学方法,如采用化学计量学方法进行化学模式识别,用于中药的鉴别。Ni 等通过电感耦合等离子质谱(ICP - MS)分析不同地理起源的金银花稀土元素含量。Sun 等使用 DNA 条形码技术检测 44 种金银花及其近缘种的 7 个候选 DNA 条形码,发现所有 7 个候选条形码均得到 100% 的 PCR 扩增效率,除 ITS 和 ITS2 外的其他 5 个候选条形码的测序效率也均为 100%;最明显的种间差异主要是由基因 psbA - TRNH 间隔区而产生的。

第四节 金银花和山银花所含化学成分比较

金银花和山银花中的主要药效物质包括挥发油、环烯醚萜、黄酮、三萜及其皂苷、有机酸、无机元素等多种,但具体的成分及含量却相差较大。从现有文献统计,在金银花中检测出的挥发油成分主要由醛、醇、酮、酯、酸、烷烃、烯烃等类组成,包括棕榈酸、芳樟醇、亚油酸、二十九烷、十四酸甲酯等 192 种;而山银花中挥发油成分主要由醇、酮、酯、酸等类组成,包括棕榈酸甲酯等。金银花中共检测到包括马钱素、獐牙菜苷、番木鳖酸、马钱苷、断马钱子苷半缩醛内酯等 36 种环烯醚萜类成分,而山银花中较少,仅检测到 7 - 表马钱素、马钱苷等 13 种。黄酮类成分二者均含木犀草素、槲皮素、苜蓿素 - 7 - O - 新橙皮糖苷等 10 种成分,但从金银花中还检测到木犀草苷、金丝桃苷等 11 个成分。山银花中三萜及其皂苷成分的种类及含量高于金银花,主要包括常春藤皂苷元型和齐墩果酸型。此外,金银花和山银花清热解毒的主要有效成分是有机酸,包括绿原酸、异绿原酸、咖啡酸、棕榈酸等;且二者所含成分在含量上相差甚远,如重庆秀山的山银花的绿原酸含量远高于山东平邑金银花中绿原酸的含量。刘敏彦等采用 HPLC 法同时测定不同产地金银花和山银花中 6 种有机酸含量,结果表明不同产地的金银花中新绿原酸和隐绿原酸的含量较少,而 3,5 - 二咖啡奎宁酸含量相对较高,可作为除绿原酸外的另一个质量控制指标;不同产地、不同采收期及不同的加工方法对金银花、山银花中的绿原酸、木犀草苷、灰毡毛忍冬皂苷乙和川续断皂苷乙含量有较大的影响。

第五节 质 量 控 制

《中国药典》关于金银花药材的质量标准正在不断修订和完善中,1963 年版和 1977 年版中只有金银花的性状描述;从 1985 年版起增加了以绿原酸为对照的薄层鉴别;2000 年版起新增了含量测定项,采用 HPLC 法测定金银花 50% 甲醇超声提取物中绿原酸含量,规定以干燥品计算,绿原酸含量不得少于 1.5%;2005 年版在含量测定项除绿原酸外,又增加了木犀草苷为指标成分,规定以干燥品计算,其含量不得少于 0.10%;由于 2005 年版《中国药典》标准起草时,木犀草苷色谱峰未得到良好分离,2 个异构体合为了 1 个色谱峰,含量限度偏高;2005年版《中国药典》增补本和2010年版将含量测定项下木犀草苷的含量修订为不得少于0.050%。此外,2010年版中国药典中还收载了多种以金银花入药的成方制剂,功效大多与清热解毒有关,如双黄连口服液、清开灵注射液、牛黄清宫丸、小儿退热颗粒等,其质量标准中,多数以绿原酸作为鉴别和含量测定的指标成分之一。

《中国药典》2015年版以绿原酸及木犀草苷作为金银花的质量控制指标,要求按干燥品计算,含绿原酸不得少于1.5%,木犀草苷不得少于0.050%;山银花要求按干燥品计算,含绿原酸不得少于2.0%,灰毡毛忍冬皂苷乙和川续断皂苷乙的总量不得少于5.0%。目前,金银花和山银花及制剂的质量控制主要依据HPLC法、GC法、紫外－可见分光光度(UV－Vis)法、高效毛细管电泳(HPCE)法、液－质联用技术(HPLC－MS)等现代仪器分析方法进行单成分或多成分的测定,以及依托色谱法、光谱法等指纹图谱进行整体质量控制。

一、有效成分的含量测定

(一)高效液相色谱法

高效液相色谱分离性能好,分析速度快,灵敏度高,适用性广,且能连接不同的检测器,目前广泛运用于中草药多成分分析。目前,金银花和山银花中有效成分的含量测定主要应用HPLC法以控制其质量。

辛华等采用HPLC法同时测定金银花和红腺忍冬中绿原酸、芦丁和槲皮素3种成分,结果发现金银花中绿原酸含量低于红腺忍冬;从金银花和红腺忍冬中均检测到了芦丁;槲皮素在红腺忍冬中未检出,在金银花中也只有微量存在,这表明金银花和红腺忍冬在化学成分上存在显著差异。许顺贵等采用ICP－MS法建立了金银花和山银花药材中包括重金属在内的20种元素的分析方法,结果显示金银花样品中重金属和有害元素的含量低于山银花;药材在种植和储存过程中,严格控制质量,使之符合药用规范。占永良等建立了超高效液相色谱(UPLC)串联质谱法同时测定山银花中绿原酸类、木犀草苷、灰毡毛忍冬皂苷甲等10种活性成分的方法,有效地用于山银花药材的质量控制,10种有效成分的质量分数范围在23～25 351 μg/g。王浩兵等采用UPLC法对20批金银花和山银花中绿原酸类、木犀草苷、灰毡毛忍冬皂苷乙和川续断皂苷乙等9种成分进行定性鉴别,测定了绿原酸、木犀草苷、灰毡毛忍冬皂苷乙和川续断皂苷乙4种成分的含量。结果显示不同产地的金银花和山银花中有7个共有色谱峰,2种皂苷类成分只能在山银花中检测到,表明二者的化学成分确有一定差异。张子建等采用混合线性离子肼、电喷雾离子源、多反应离子检测和负离子模式进行扫描,对口炎清颗粒中山银花所含的绿原酸及其他药味中药有效成分进行了检测,兼顾到制剂组方中的每一味药,为其质量控制提供了可靠依据。

李纳等分别用山银花与金银花按《中国药典》2015年版中双黄连口服液的制备方法制备,并按其质量标准分别检测所含绿原酸、黄芩苷和连翘苷的含量。结果显示,用山银花与金银花制备的双黄连口服液质量上无明显差异。李会军等采用高效液相联合蒸发光散射检测器(HPLC－ELSD)对金银花水解后常春藤皂苷元及齐墩果酸进行分离和含量测定,其线性范围分别为2.65～26.54 μg和1.73～17.26 μg,平均回收率分别为97.1%和96.7%,RSD分别为2.5%和3.8%。该方法准确,专属性好,可作为检测金银花中总皂苷的有效方法。

肖作为等分别采用高效液相色谱法和紫外分光光度法对样品的绿原酸和总黄酮进行含量测定,并用 DPPH 自由基清除率来检测山银花、金银花的抗氧化活性。对 3 个不同产地山银花和金银花中绿原酸、总黄酮含量及抗氧化活性进行分析,并比较之间的差异。对绿原酸提取条件进行优化,最佳提取条件为 65 ℃下 60% 乙醇溶液按料液比 1:20 超声提取 30 min;总黄酮最佳提取条件为 65 ℃下用 60% 甲醇溶液按料液比 1:10 超声提取 30 min。绿原酸在 0.119 ~ 1.190 mg/mL 内线性关系良好,r^2 为 0.999 2($n = 6$);总黄酮在 8.48 ~ 50.88 μg/mL 内线性关系良好,r^2 为 0.999 5($n = 6$)。湖南产地山银花绿原酸量、总黄酮量及自由基清除率分别为 3.99%、13.43%、62.41%。重庆产地山银花绿原酸量、总黄酮量及自由基清除率分别为 3.29%、10.08%、51.48%。广西产地金银花绿原酸量、总黄酮量、自由基清除率分别为 2.55%、7.10%、39.51%。研究者提出了结合化学成分分析和抗氧化性活性来比较不同产地山银花和金银花之间区别的分析方法,从"谱 - 效"结合思路,为山银花和金银花质量控制及鉴别提供一种新的模式。

(二)毛细管电泳法

高效毛细管电泳法是近年发展较快的分析方法之一,是以高压电场为驱动力,以毛细管为分离通道,根据样品中各组分之间淌度和分配行为上的差异而实现分离分析的方法。具有低溶剂和低样品消耗、高分离度、较短分析时间等优点,可以广泛作为分析中药和天然产物的有力工具;缺点为灵敏度较低,特别是在用 UV(DAD)为检测器。Chen 等采用毛细管区带电泳联合固相萃取技术从金银花干燥花蕾中分离得到 8 个黄酮类成分,并以广寄生苷为内标,测定了其中 4 个成分的含量,线性关系良好,回收率在 93.0% ~ 104% 之间,RSD 均小于 4.4%。

(三)气相色谱 - 质谱联用技术

GC - MS 技术兼有色谱分离效率高,定量准确及质谱的灵敏度高,鉴别能力强,可以提供丰富的结构信息,便于定性等特点。其应用广泛,尤其适用于易挥发或易衍生化合物的分析。吉力等采用 GC - MS 法对金银花的挥发油进行了定性、定量分析,将所得的质谱图与标准图谱对照,共鉴定出 47 种化合物,其含量占全油的 79.65%,其中主要成分为芳樟醇,占全油的 19.95%。

李海英等运用分子连接性指数法与总量统计矩法控制中药质量,阐明金银花、山银花挥发性成分的稳定性与一致性。通过提取不同产地金银花、山银花挥发油进行 GC - MS 测定,采用电子轰击离子源,离子源温度为 230 ℃,检测范围 m/z 35 ~ 650;结合美国国家标准与技术研究院(NIST)05 和 ChemicalBook 数据库定性分析挥发性成分,采用峰面积归一化法进行定量分析并计算总量统计矩参数和挥发性成分的零阶、一阶、二阶、三阶分子连接性指数。实验结果显示,10 批金银花、山银花各指纹图谱峰数目(RSD 分别为 28.5%,33.4%)、总量零阶矩(RSD 分别为 55.5%,128.9%)和总量二阶矩(RSD 分别为 15.3%,21.5%)不稳定,表明挥发性成分种类与含量波动剧烈;但总量一阶矩(RSD 分别为 7.5%,8.8%)和零阶、一阶、二阶、三阶分子连接性指数较稳定(RSD 分别在 8.1% ~ 10.3%,

4.2% ~5.5%),表明成分整体印迹模板相似。对各参数进行统计分析,发现金银花、山银花这2味药材挥发油的峰数、总量一阶矩及零阶、一阶、二阶、三阶分子连接性指数之间不具有显著性差异。以超分子气析印迹模板理论为指导,采用分子连接性指数法和总量统计矩参数联合表征中药体外成分印迹模板,可宏观控制中药质量的稳定性与一致性。

(四)液相色谱-质谱联用技术

近年来,HPLC-MS方法已经广泛应用于金银花中有机酸类、黄酮类、皂苷及环烯醚萜类化合物的定性和定量分析。特别是HPLC-HRMS技术的进一步运用,可以得到离子更为准确的质荷比(m/z),确定化合物的元素组成,有利于化合物的鉴定。Ren等运用HPLC-DAD-ESI/TOFMS技术,以32种化合物为指标性成分(包括6种有机酸类成分、7种环烯醚萜类成分、10种黄酮类成分及9种皂苷类成分等),定量研究了金银花和另外忍冬属的7种植物花蕾中活性成分的含量,其检测限和定量限分别在0.002 ~0.089 μg/mL和0.006 ~0.335 μg/mL,回收率在85.4% ~101.6%。同时还对金银花中另外6个未知峰结构进行了指认,包括5个有机酸类成分和1个环烯醚萜类成分。

朱姮等运用RRLC-DAD-ESI-Q-TOF-MS技术分析和测定金银花中主要化学成分,根据获得的精确相对分子质量和二级质谱碎片信息推断化合物分子式,结合数据库和文献对金银花中化学成分进行鉴别,采用RRLC-DAD法分析测定山东金银花、河南金银花和湖南山银花中主要化学成分含量,在此基础上建立了山东金银花多指标定量指纹图谱。实验结果显示,从山东金银花中检测到51种化学成分,鉴定出其中32种化学成分;对比测定了山东金银花、河南金银花和湖南山银花中10种主要化学成分(马钱酸、绿原酸、咖啡酸、马钱苷、断氧化马钱苷、芦丁、金桃苷、木犀草苷、异绿原酸A和异绿原酸C)的含量;采用指纹图谱结合相似度分析可以实现不同品种金银花和湖南山银花的正确区分,所得结果与含量测定结果一致。

RRLC-DAD-ESI-Q-TOF-MS技术分析速度快、灵敏度高、能够提供化合物及其碎片离子的精确质量信息,可以快速准确地鉴别和测定金银花中的化学成分。在此基础上建立的山东道地金银花的多指标定量指纹图谱,为山东金银花质量评价研究提供了技术支持。

二、指纹图谱

金银花跟大多数中药材一样,现有质量标准为《中国药典》中的形状鉴别;主要成分绿原酸含量、木犀草苷含量不得低于标准值等,但所有这些理化指标都不足以全面的判断金银花的总体质量及等级。指纹图谱技术因其自身的整体性与模糊性特点与中药材不谋而合,目前已被公认为研究中药材质量标准最为有效的手段。高效液相色谱技术因其分离度高、分析速度快、应用范围广、对所分析成分无损伤、可根据所需检测化合物的结构特点配置不同检测器等优点,成为中草药质量控制、指纹图谱研究中最为广泛使用的方法。在金银花的定性鉴别方面,指纹图谱的研究日益广泛。指纹图谱是采用一定的分析方法和技术得到的能够标示药物内复杂物质群中的多种化学成分特性的色谱或光谱等图谱,与1个或少数几个成分作为指标成分相比,在评价中药真实性、稳定性和有效性方面具有很大优势。

Li等建立了金银花水提物和乙醇提取物的二进制高效液相色谱指纹图谱,其中乙醇提取物中的6个色谱峰与其体外抗菌活性呈正相关。研究表明,综合运用这2种提取物的指纹图谱,能将金银花和忍冬属的其他种(如红腺忍冬、华南忍冬和黄褐毛忍冬等)明显区分开来。在化学成分研究基础上,用代表药效物质基础的化合物群所表征的指纹图谱来综合评价中药质量,可以从整体上较为全面地反映中药材及制剂的质量。近年来,研究者对金银花和山银花及其制剂的指纹图谱做了大量研究工作,为金银花和山银花的质量评价与控制提供了一定的依据。

石朗等利用UPLC法建立不同批次金银花药材及其次生代谢产物指纹图谱,以绿原酸为评价指标,追踪金银花药材与其次生代谢产物之间共有峰和特征峰的变化规律,结果推测其贮藏环境等因素会引起次生代谢物中药效组分发生变化,从而可能会影响金银花的药理活性。采用HPLC对湖南隆回等不同产地的山银花药材进行指纹图谱分析,确定了湖南不同产地山银花药材有7个共有峰,对山银花药材的内在质量进行了控制与评价;同时发现,加工方法、种质及产地对山银花药材的质量产生影响。李文龙建立了不同产地、不同批次金银花的HPCE指纹图谱,7个不同产地金银花指纹图谱相似度在0.77～0.98,说明不同产地金银花的质量存在差异;而山银花与金银花的图谱相似度仅为0.55,说明采用指纹图谱可以有效区分金银花和山银花。卢凤来等采用^{1}H-NMR指纹图谱对金银花和山银花药材的化学成分进行表征,结果显示不同产地金银花和山银花的^{1}H-NMR指纹图谱有较好的一致性,化学成分稳定,而二者之间化学成分的组成和含量有较明显差异;^{1}H-NMR指纹图谱的样品前处理简单、操作方便,适用于生产实践中的质量控制。乔卫林等建立了10批不同产地金银花药材的HPLC指纹图谱和3个不同产地金银花制备的银黄颗粒的HPLC指纹图谱;结果显示3个不同产地金银花及其制备的银黄颗粒成分、质量相似性较好,但仍存在一定的地域差异;所建立的方法可用于金银花及其制剂银黄颗粒的质量控制和综合评价。

张水寒等将金银花超微粉碎后分别用石油醚、氯仿、乙酸乙酯、正丁醇、水依次于索氏提取器中提取各极性段化学成分。各极性部位化学成分水浴蒸干后用0.1%聚山梨酯-80溶液充分振摇溶解后进行抑菌试验研究;各极性部位化学成分水浴蒸干后用甲醇溶解后在检测波长为240 nm, Lichrospher5 C18柱(200 mm×4.6 mm, 5 μm),35 ℃,甲醇-0.1%磷酸水溶液梯度洗脱条件下进行HPLC分析。结果表明,乙酸乙酯提取部位化学指纹图谱可以作为金银花超微粉体抑菌活性指纹图谱,为进一步规范金银花抑菌活性成分质量标准提供了一定的参考。

马晓青等应用金银花粉碎过筛后用50%甲醇超声提取后在Pursuit XRs C18(5 μm, 250 mm×4.6 mm)色谱柱,30 ℃,检测波长为238 nm,乙腈-0.1%磷酸水梯度洗脱条件下进行HPLC分析并对所得HPLC指纹图谱进行聚类分析的方法比较了金银花原药材、经硫黄熏蒸金银花在化学成分谱上的区别。得出金银花经硫黄熏蒸后其特征化合物含量显著降低并影响金银花品质的结论。

周萍等将金银花粉碎过筛后用70%甲醇超声提取40 min, 提取液高速离心后上清液在330 nm处以流动相为磷酸水溶液-乙腈梯度洗脱,色谱柱为Kromasil KR100-5C18(250 mm×4.6 mm, 5 μm),柱温30 ℃条件下进行HPLC指纹图谱测定。所得HPLC指纹图谱应用中药色谱指纹图谱相似度评价系统软件进行相似度评价,10批次金银花饮片的相似度高于

0.95。

刘伟等将粉碎过筛后的金银花细粉用50%甲醇回流提取,提取液微孔滤膜过滤后在色谱柱为 Aichrom Bond – AQ C18(5 μm, 250 mm×4.6 mm),30 ℃,238 nm 处,乙腈 – 0.1%磷酸水流动相梯度洗脱等色谱条件下进行 HPLC 指纹图谱测定与采集。在此基础上对烘干金银花、硫黄熏蒸金银花指纹图谱进行比较,结果显示硫黄熏蒸金银花与烘干金银花在化学成分上存在明显的区别,也进一步证明了对于中药材不同的炮制方法对于药效应是有很大影响的。

陈炜奇等取金银花药粉以1:20的料液比加入50%甲醇超声提取30 min,提取液微孔滤膜过滤后在色谱柱为 Agilent ZORBAXSB C18(4.6 mm×150 min, 5 μm),25 ℃,0.1%甲酸水 – 甲醇梯度洗脱,检测波长326 nm 条件下进行色谱分析,采集了 UV 指纹图谱和质谱指纹图谱。在此条件下比较了山银花和金银花的异同,结果显示在质谱条件下更能区分金银花和山银花。

赵君峰等应用50%甲醇超声提取金银花药粉,提取液过滤后在237 nm 处甲醇 – 0.1%磷酸水梯度洗脱,色谱柱为 Kromasil C18(5 μm, 250 min×4.6 mm),30 ℃条件下采集 HPLC 指纹图谱,建立了川渝地区金银花的标准指纹图谱,得到 11 个共有特征峰,相似度均大于0.92。

张芳等将金银花药粉用70%乙醇超声提取 1 h,提取液过滤后在检测波长为250 nm,色谱柱选用 Aglient TC – C18(5 μm, 250 min×4.6 mm),30 ℃,1%乙酸水 – 乙腈梯度洗脱条件下进行 HPLC 指纹图谱采集。比较了 10 批次不同产地金银花的 HPLC 指纹图谱,相似度在0.955以上,符合相关标准。但就 10 批次不同产地金银花中绿原酸、木犀草苷进行定量分析后发现以上相似度高于0.955的不同金银花药材中绿原酸、木犀草苷含量存在显著的差异。

梁从莲等将金银花药粉经50%甲醇超声、过滤后所得提取液在检测波长254 nm、325 nm, ZORBAX SB C18 色谱柱(4.6 mm×250 mm, 5 μm),30 ℃,乙腈 – 0.1% 甲酸水梯度洗脱条件下采集其 HPLC 指纹图谱,得 12 个特征峰。后对这 12 个特征峰峰面积标准化处理后与金银花药液对 DPPH 自由基 IC50 值进行皮尔逊相关系数分析,结果发现绿原酸、异绿原酸 B、异绿原酸 C 含量变化与 DPPH 自由基清除活性呈显著性负相关。

李博等将金银花干粉水回流提取,醇沉除杂后滤液经大孔吸附树脂柱色谱分析,收集30%乙醇洗脱部分,浓缩后冷冻干燥,该部分经证明具有提高小鼠心肌细胞耐缺氧活性。所得冻干粉溶于50%甲醇后在 330 nm 处以乙腈 – 0.5%三氟乙酸水为流动性进行梯度洗脱,采集该条件下 HPLC 指纹图谱,10 批次金银花样品指纹图谱相似度均大于0.98,有 8 个特征峰,通过对照品对照的方法指认了其中 5 个共有峰。

刘亚楠等将金银花药粉用甲醇回流提取,滤膜过滤后在色谱条件 350 nm, 乙腈 – 0.5磷酸水梯度洗脱下采集 HPLC 指纹图谱。12 批次金银花色谱峰中有 11 个共有特征峰,多点矫正后计算相似度均大于0.95,同样的方法对 4 批次山银花进行处理后所得相似度均小于0.8,结果显示该方法可用于区别金银花与山银花的。

宋九华等将金银花用甲醇超声提取 1 h 后过滤,滤液在如下色谱条件下进行 HPLC 指纹图谱采集:CP – C18 色谱柱(5 μm, 4.6 mm×150 mm),乙腈 – 0.2%磷酸水梯度洗脱,检测波长 254 nm。16 批次金银花有 13 个共有峰特征峰,相似度均在 0.916 以上。

路俊仙等将金银花药粉用 50% 甲醇超声处理 30 min 后过滤,滤液在 C18 柱(250 mm × 4.6 mm,5 μm),乙腈(A)−3% 甲酸溶液(B)梯度洗脱,检测波长 250 nm,柱温 30 ℃,流速 1.0 mL/min 条件下进行 HPLC 分析。10 批次金银花有 25 个共有峰,相似度高于 0.97,而 10 批次灰毡毛忍冬只采集到 10 个共有峰,相似度高于 0.98。两者间的相似度仅为 0.84,该方法能明显地将金银花与灰毡毛忍冬区别开来,且研究发现咖啡因和另一种未鉴别定性的化合物有望成为鉴别两者的标志性化合物。

范毅等将金银花药粉用水煎煮 3 次,合并提取液浓缩至干,所得提取物加 50% 乙醇超声提取 30 min 后过滤,滤液在 347 nm,Agilent ZORBAX SB − phenyl(250 mm × 4.6 mm,5 μm)色谱柱,乙腈 − 0.5% 乙酸梯度洗脱,柱温 35 ℃ 等色谱条件下进行 HPLC 分析。15 批次金银花中有 12 个共有峰,利用对照品对照的方法指认其中 9 种化合物,经相似度计算,15 批次金银花指纹图谱的相似度均高于 0.94,研究结果表明不同产地金银花之间存在很大程度上的相关性,但在一些指标成分的含量上却存在较大的差异。

刘惠等将金银花药粉用 50% 乙醇超声提取 45 min 后过滤,滤液在检测波长为 238 nm,0.4% 磷酸水溶液 − 乙腈梯度洗脱,柱温 30 ℃,Inertsil ODS − 3 色谱柱(4.6 mm × 250 mm,5 μm)等条件下进行 HPLC 分析。所得 HPLC 指纹图谱采用总量统计矩分析法进行分析比较,结果显示 10 批次金银花相似度在 0.92 以上,10 批次山银花相似度在 0.93 以上,且金银花与山银花的标准指纹图谱相似度为 0.84,表明金银花与山银花整体化学成分存在很大的相似性。

刘善新等将金银花粉碎后用 50% 甲醇超声提取 30 min,提取液过滤后在检测波长 238 nm 处,以乙腈(含 0.1% 甲酸)− 0.1% 甲酸水为流动相梯度洗脱,Agilent Zorbax Eclipse XDB − C18(50 mm × 2.1 mm,1.8 μm)色谱柱,50 ℃ 使用超高效液相色谱测定其指纹图谱。结构确认 8 批次山东产金银花的 31 个共有峰,各批次样品间色谱指纹图谱相似度良好,可用于判断金银花的真伪。

朱姮等将金银花粉碎后用 50% 甲醇超声提取,过滤后进行超高压液相色谱联合质谱对化学成分进行高分辨质谱鉴别,通过化合物一级质谱、二级质谱的相关分析最终从山东金银花中检测到 51 种化合物,并鉴定了其中的 32 种。10 批次山东金银花主要有 26 个共有特征峰,相似度大于 0.976,6 批次河南产金银花相似度大于 0.975,而 6 批次湖南产金银花相似度均低于 0.635,结果显示金银花的内源性化学成分与产地存在很大的相关性。

朱凤洁等将金银花用 80% 甲醇超声提取 30 min,提取液过滤后在如下条件下进行 UPLC − MS/MS 分析:色谱柱(2.1 mm × 100 mm,1.7 μm,Waters,USA),0.1% 甲酸水溶液 − 0.1% 甲酸乙腈梯度洗脱,流速 0.50 mL/min,柱温 40 ℃,进样量 1 μL;负种离子模式采集数据,质量扫描范围 m/z 100 ~ 1 500。41 个不同批次金银花有 23 个共有特征峰,通过对照品对照及参考文献信息鉴别出其中 17 种化合物的结构。

韩永成等将金银花用 70% 乙醇超声提取 45 min 后过滤,滤液在色谱柱 Agilent ZORBAX RH C18(2.1 mm × 50 mm,1.8 μm),30 ℃,0.2% 磷酸水 − 乙腈梯度洗脱,检测波长 238 nm 条件下进行 UPLC 分析,14 批次金银花有 21 个共有峰。对其中 5 个化合物进行了鉴定,将所得 UPLC 指纹图谱进行相似度计算,发现其相似度均大于 0.915,聚类分析发现各批次金银花之间存在一定的差异。

王春鹏等将金银花用 70% 甲醇超声提取 45 min 后微孔滤膜过滤,滤液在 335 nm,30 ℃,乙腈－水梯度洗脱下进行 UPLC 分析。17 批次金银花指纹图谱中具有抗氧化活性的主要化合物有 8 种,其中绿原酸和异绿原酸 A 为抗氧化作用的主要分子。

梁生旺等采用 HPLC 法获得了金银花不同提取部位的指纹图谱,同时选择小鼠耳肿胀抗炎实验测定不同提取部位的药理活性,揭示了化学信息与药理活性之间的关系,结果表明甲醇提取部位的药理活性最强,故以甲醇部位的 HPLC 图谱来制定金银花的药效谱。也有报道以 HPLC 法对金银花小鼠血清药物化学成分进行系统研究,探究金银花经胃给药吸收入血药物成分的变化,建立谱效关系模型,确认金银花主要药效成分,为确定金银花药效物质基础与质量控制提供依据。

整体来看,UPLC 因分离度更高,所用分析时间更短,将逐渐成为中药质量控制及指纹图谱研究的主要方法。针对金银花高效液相色谱指纹图谱研究,在制备样品液时,研究者们采取了不同的提取溶剂、不同的提取方法,如用水煎煮的、用甲醇超声提取的、用乙醇超声提取等,且所用甲醇、乙醇浓度上也存在很大的差异,理论上说不同提取试剂、提取方法所得提取物会存在一定的差异;在进行高效液相分析时不同研究者所采用的色谱柱、柱温、检测波长、流动相等都存在一定的差异。所有这些差异最后都在所得指纹图谱及后续分析中展现出来,不同的共有特征峰个数、共有峰的出峰时间、色谱图间的相似度等。那么,所有这些差异应怎么去评价,在有限的实验室条件下,研究者们又应采用什么样的标准来评价金银花的质量,这将是金银花后续质量控制的关键。

三、基于化学成分群动态变化研究

目前,中药材质量评价方法有色形气味鉴别、显微鉴别、药效成分含量测定、指纹图谱等,但均存在一定的局限性,尚不能全面评价中药材的质量,中药材质量控制技术是中药学及其相关交叉学科领域的重大科学技术问题之一。现代药理研究显示,金银花具有广谱抗菌作用,可抑制金黄色葡萄球菌、肺炎链球菌、无乳链球菌、化脓链球菌、大肠杆菌等多种细菌,被称为抗菌之王。由于中药是通过多种化学成分作用于人体多个靶点而发挥药效,故需同时考虑多种与药材质量相关的成分。然而如何通过多成分筛选优质药材是个急需研究的问题。当前采用的多指标综合评分法是一种使用较广泛的方法,但将其指标转化成评分的方式有很大的主观性,会对评价结果有较大的影响。此外,综合指标是由各指标评分加和得到,当药材的某个活性对 2 个指标作用相反时,对综合评分的影响会相互抵消。周培培等研究发现谱－效关系(YZL)值可较好地评判药材的优劣。因此,米慧娟等对 21 批金银花药材化学成分群动态变化和抗金黄色葡萄球菌活性的进行研究。通过 PLS,获得 21 批金银花药材的 YZL 值,再通过对 YZL 值的正态拟合和界定,得到当 YZL 值≥2.53 时,为优质抗菌金银花药材;当 YZL 值≤1.79 时,为劣质抗菌金银花药材。同时,另取 10 批金银花药材验证该结果,得到用 YZL 值评价金银花药材抗菌活性的质量优劣具有重现性。实验结果显示,YZL 值可较好地界定优质药材和劣质药材,但对介于优质和劣质之间的药材质量的准确甄别,尚需通过增加样本量和减小活性数据库的误差做进一步研究。

四、基于中药质量标志物的评价体系

中药指纹图谱的建立及谱效关系的研究是目前检控中药质量的重要趋势,其以化学成分系统研究为基础,可用于评价生药、饮片、中成药的真实性、优劣性及稳定性,但受到诸多不稳定因素的影响及缺乏与传统中医药理论的关联性。而中药质量标志物(Q-marker)的提出,为指纹图谱及谱效关系的研究提供了新的思路和方法。中药指纹图谱体系的建立包括 UV、IR、TLC、HPLC、GC 及生物指纹图谱等多种方法,具备专属性、稳定性及重现性等特点。但由于中药材的种植、采收及加工炮制等多方面的影响,使得中药指纹图谱的优化及其数据库的建立受到诸多不稳定因素的影响,而且仅靠指纹图谱所标示的化学成分难以阐明中药药效物质基础。而将中药指纹图谱与谱效学相结合,则可以更好地体现出化学信息与药理药效的相关性。中药谱效学的研究就是建立在中药指纹图谱的基础上,将其中特征的化学成分变化与中药的药理药效相结合,阐明药效相关的活性成分。目前,中药指纹图谱及谱效关系的研究尚处于初步阶段,但必将成为中药质量评价的重要发展趋势之一。中药 Q-marker 的概念于 2016 年由刘昌孝院士首先提出,是中药质量控制的新概念,为中药质量标准的确立提供了新的科学定义和内涵。其具有有效性、特有性、传递与溯源性、可测性及中医药理论相关性等特点。中药 Q-marker 的提出从源头上夯实了中药指纹图谱及谱效关系研究的基础,填补了其与传统中医药理论联系的空白,提供了科学系统的指导思想和研究方法。

刘天亮等以金银花为例,探究基于中药 Q-marker 理论指导下,中药指纹图谱评价体系的研究思路与方法的建立。中药的定义中着重强调中医理论的指导,而中医理论正是从一代代中医药人的实践中积累下来的,因此中药 Q-marker 的功效关联性是其研究的出发点。必须结合中医临床的辨证施治的思想、复方配伍的形式,来确定其 Q-marker。故金银花指纹图谱中 Q-marker 的选择应增加对环烯醚萜苷类成分的重视,以切合金银花在中医临床清热解毒的功效。中药的生命周期包括药效物质的合成、获取及传输形式、体内代谢过程及最终生物效应的表达。刘天亮等在对金银花指纹图谱化学组分的研究中共标出 15 个共有峰,包括有机酸类(新绿原酸、绿原酸、隐绿原酸、咖啡酸、断马钱子酸及异绿原酸 A、异绿原酸 B、异绿原酸 C)、黄酮类(芦丁、异槲皮素、木犀草苷、忍冬苷)、环烯醚萜苷类(当药苷、马钱苷、断氧化马钱苷),通过对不同产地、等级及加工方式的样品进行实验,采用国家药典委员会中药色谱指纹图谱相似度评价系统软件进行分析,发现不同样品金银花的指纹图谱相似度较好,但其之间差异仍有迹可循。现代药理学研究表明其总酚、总环烯醚萜及皂苷部位均具有明显的抗炎作用且以总酚部分作用最强。因此,与 Q-marker 溯源和传递性的特点相结合,针对金银花中不同成分在植物体内的合成机制及在人体内的代谢机制仍需进行更深层次研究。

金银花中 Q-marker 的可测性的特点要求 Q-marker 必须满足具有一定含量和体内暴露量、定量测定方法及其方法的专属性等条件。基于中药多成分、多靶点的作用特性建立相应的多元质量控制方法,主次分明,点-线-面-体相结合,即指标成分、指示性成分、类成分、全息成分的研究相结合。对于金银花指标成分的研究应从其清热解毒的功效属性出发,利用网络药理学的方法和策略,通过对金银花中化合物的分离与结构分析、靶蛋白的筛

选与处理、分子网络的对接等过程建立金银花专属性的分子－靶点网络图,并以其专属性为基础,积极研究和优化时效性较高的指纹图谱方法。金银花中指示性成分以绿原酸类为例,包括绿原酸(5－咖啡酰奎尼酸)、隐绿原酸(4－咖啡酰奎尼酸)、新绿原酸(3－咖啡酰奎尼酸)、异绿原酸 A(3,5－二咖啡酰奎尼酸)、异绿原酸 B(3.4－二咖啡酰奎尼酸)、异绿原酸 C(4,5－二咖啡酰奎尼酸)。鉴于这些成分结构类似,具有相似的理化性质,又因其在金银花中含量较大,抗炎、抗菌作用明显,在建立金银花指纹图谱库时,可建立其酚酸类物质的子图谱库,或者以多波长的扫描方法针对绿原酸类化合物进行重点分析。在研究金银花的类成分,本课题组重点优化了金银花中多糖类与总黄酮类物质的检测方法,利用二硝基水杨酸法(DNS)法和苯酚－硫酸法相结合可同时得到金银花中还原糖与多糖类成分的数据,对不同金银花样品的实验测定结果表明,由于不同产地、规格、加工的影响,造成其中还原糖类、多糖类以及总黄酮类物质具有显著性的差异;中药化学成分复杂,某单个成分是否有效尚不能完全确定,所以在对金银花的全息成分研究过程中,应对指纹图谱的条件不断优化,使其成分尽可能全部分离,保证其整体的"化学轮廓"及"生物学模式"的研究更加清晰、高效。

第六节　本章小结

金银花中化学成分复杂,药理作用多样,无论单独使用还是制成各种复方制剂,均已广泛应用于临床实践,并取得良好疗效,但对其质量控制方面仍存在一些不足。

首先,目前以绿原酸和木犀草苷作为指标成分用于金银花的鉴别及含量测定研究最多且方法相对成熟,但这 2 种成分在其他药材中也存在,甚至含量比金银花中更高,因此将其作为金银花及其制剂质量控制的指标成分缺乏专属性。

其次,虽然近年来研究较多的金银花指纹图谱能较全面地反映其中所含的化学成分,但图谱缺乏统一、可靠的评价模式及规范的色谱适用条件,在稳定性和可控性方面存在不足,应用到实际质量监督和评价中还存在一定困难。而且这种化学指纹图谱不能体现金银花的药效与化学成分间的相关性,不是所有的化学成分都是有效成分,应加强对金银花中有效成分的寻找,并建立基于有效成分的指纹图谱来控制金银花的质量。

此外,大量研究发现,金银花药材的质量受到产地、气候、生态环境、采收期和加工方法等因素的影响。因此,需要积极探求金银花的质量和生态环境的相关性,寻找道地药材的形成规律和金银花的优质品种,并建立一种检测方法,能够快速鉴别金银花药材的真伪和质量优劣,从而推进中药产业的健康发展。

第六章 忍冬叶活性成分研究

第一节 忍冬叶研究进展

忍冬科植物忍冬各部位均具有药用价值,花蕾及花称为金银花或忍冬花,茎枝称为忍冬藤,叶称为忍冬叶,前两种均收载于《中国药典》中。忍冬叶在古籍文献中已有记载,最早记载于梁代陶弘景著《名医别录》中,"列为上品,主治寒热身肿"。据当时记载,仅用忍冬茎叶(藤)入药,而非用其花;唐代《新修本草》中对忍冬记载较为详细,描述了忍冬藤、茎和花,但并没提出忍冬花或者金银花的说法;《本草纲目》曰:"茎、叶及花,功用皆同。"说明自古以来忍冬叶与其花具有相似的药用功效。相关文献报道忍冬叶木犀草苷含量最高为1.23 mg/g;异绿原酸 A、异绿原酸 C、咖啡酸、木犀草苷累积量分别可达 3.82 mg/株、21.56 mg/株、2.92 mg/株、27.63 mg/株;同一株忍冬中,忍冬叶中绿原酸的含量略低于花中含量,而叶中总黄酮含量显著高于花中含量。这证明忍冬叶可能同样具有较好的应用价值,并且忍冬叶产量为花的 10 倍,资源丰富。有研究利用含量测定 UPLC 分析方法结合聚类分析和主成分分析等化学计量学方法对三个药用部位(花、叶、茎枝)分析,并且采用超快速液相色谱 - 三重四极杆飞行时间串联质谱(UFLC - triple - TOF - MS/MS)和偏最小二乘判别分析 PLS - DA(PLS - DA)相结合的方法,对忍冬不同药用部位的化学成分进行鉴别,发现其化学成分相似,表明忍冬叶可以作为金银花的替代品。本书系统总结了忍冬叶化学成分与药理作用研究的国内外文献,对已分离的化合物的结构进行综述,并对其药理活性进行分类总结,以期进一步开发忍冬资源产业链,为开发新药源提供理论依据。

一、化学成分

通过查阅忍冬叶近 10 年相关文献,对忍冬叶的化学成分做出了总结,发现其主要的化学成分为黄酮、有机酸、萜类、挥发油等。

(一)黄酮及其苷类

黄酮又名类黄酮,其母核骨架为 2 - 苯基色原酮 - 4 - 酮(2 - 苯基 - 1 - 苯并吡喃 - 4 - 酮)的黄酮类化合物。黄酮类化合物结构中常连接有酚羟基、甲氧基、甲基、异戊烯基等官能团。此外,它还常与糖结合成苷。

忍冬叶中黄酮类化合物主要有槲皮素(querce - tin,1)、木犀草素(lutrolin,2)、芦丁(rutin,3)、木犀草苷(luteoloside,4)、木犀草素 - 7 - O - β - D - 葡萄糖苷(luteolin - 7 - O - β - D - glucoside,5)、木犀草素 - 7 - O - [α - L - 吡喃阿拉伯糖基 - (1→6)] - β - D - 吡喃葡萄糖苷(Luteolin - 7 - O - [α - L - pyranafinosyl - (1→6)] - β - D - glucopyranoside,6)、白杨素(chrysin,7)、异槲皮苷(isoquercitrin,8)、芹菜素 - 7 - O - β - D - 吡喃葡萄糖苷

（apigenin – 7 – *O* – β – D – glucopyranoside,9）、芹菜素 – 7 – *O* – 新橙皮苷（apigenin – 7 – *O* – neohes – peridoside,10）、忍冬苷（lonicerin,11）、木犀草素 – 7 – *O* – β – D – 吡喃葡萄糖苷（luteolin – 7 – *O* – β – D – glucopyr – anoside,12）、槲皮素 3 – *O* – β – D – 吡喃葡萄糖苷（quercetin – 3 – *O* – β – D – glucopyranoside,13）、芹菜素（apigenin,14）、芹菜素 – 7 – *O* – 龙胆苷（apigenin – 7 – *O* – gentibioside,15）、芹菜素 – 7 – *O* – 槐糖苷（apige – nin – 7 – *O* – sophoroside,16）、芹菜素 – 7 – *O* – α – L – （2g – 鼠李糖基） – 龙胆苷（apigenin – 7 – *O* – α – L – （2g – rhamnosyl） – gentiobioside,17）、香叶木素（diosmetin,18）、香叶木素 – 7 – *O* – β – D – 葡萄糖苷（diosmetin – 7 – *O* – β – D – glucoside,19）[12]野漆树苷（rhoifolin,20）、异鼠李素 – 3 – *O* – 葡萄糖苷（isorhamnetin – 3 – *O* – glucoside,21）、茜草素（tricin,22）、茜草素 – 7 – *O* – β – D – 吡喃 葡萄糖苷（alizarin – 7 – *O* – β – D – glucopyranoside,23）、大风子素（hydnocarpin）D、山奈酚 – 3 – *O* – β – D – 吡喃葡萄糖苷（kaempferol – 7 – *O* – β – D – glucopyranoside,24）、香叶木素 – 7 – *O* – β – D – 吡喃葡萄糖苷（diosmetin – 7 – *O* – β – D – glucopyranoside,25）、次 大 风 子 素（ hydno – carpin）、似梨木双黄酮（ochnaflavone）、似梨木双黄酮 – 7 – *O* – β – D – 吡喃葡萄糖苷（ochnaflavone – 7 – *O* – β – D – glucopyranoside）、5,7,4′ – 三羟基 – 8 – 甲氧基黄酮（5,7,4′ – trihydroxy – 8 – methoxyflavone）、implexafla – von、3′ – *O* – 甲基黄酮、（3′ – *O* – methyl flavone）、赭黄酮 – 7′ – *O* – β – D – 吡喃葡萄糖苷（ochnaflavone – 7′ – *O* – β – D – glu – copyranoside）、金连木双黄酮（ochnaflavone）、金连木双黄酮 – 7 – *O* – β – D – 吡喃葡萄糖苷（ochnaflavone – 7 – *O* – β – D – glucopyranoside）、忍冬酮（loniflavone）。忍冬叶中黄酮类化合物的母核结构如图 6 – 1 所示，其主要化合物取代基如表 6 – 1 所示。

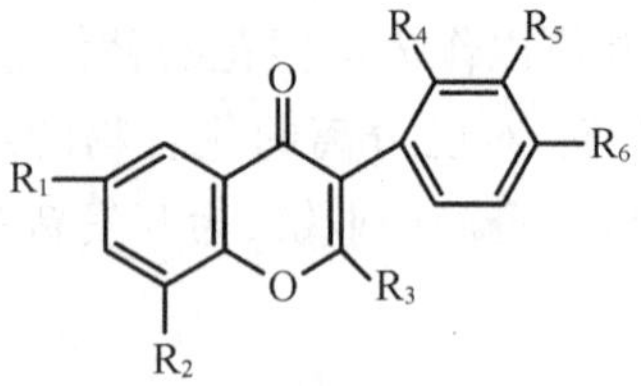

图 6 – 1 忍冬叶中黄酮类化合物的母核结构

表 6 – 1 忍冬叶中主要黄酮类化合物取代基

序号	取代基					
	R_1	R_2	R_3	R_4	R_5	R_6
1	H	OH	OH	OH	OH	H
2	OH	OH	H	OH	OH	H
3	OH	OH	Rha – Glc	OH	OH	H
4	Glu	OH	H	H	OH	OH
5	β – D – Glc	OH	H	OH	OH	H
6	α – L – Ara(1→6)β – D – Gal	OH	H	OH	OH	H

表6-1(续)

序号	取代基					
	R₁	R₂	R₃	R₄	R₅	R₆
7	H	OH	H	H	H	H
8	OH	OH	Glu	OH	OH	H
9	β-D-Gal	OH	H	H	OH	H
10	Glc(2→1)-Rha	OH	H	H	OH	H
11	Glc(2→1)-Rha	OH	H	OH	OH	H
12	β-D-Gal	OH	H	OH	OH	H
13	OH	OH	β-D-Gal	OH	OH	H
14	OH	OH	H	H	OH	H
15	Glc(1→6)Glc	OH	H	H	OH	H
16	Glc(1→2)Glc	OH	H	H	OH	H
17	α-1-2G-Rha-Glc1(1→6)Glc	OH	H	H	OH	H
18	OH	OH	H	OH	OCH3	H
19	β-D-Glc	OH	H	OH	OCH3	H
20	Glc(2→1)-Rha	OH	H	H	OH	H
21	OH	OH	Glc	OCH3	OH	H
22	OH	OH	OCH3	OH	OCH3	H
23	β-D-Gal	OH	OCH3	OH	OCH3	H
24	OH	OH	β-D-Gal	H	OH	H
25	β-D-Gal	OH	H	OH	OCH3	H

(二)有机酸类化合物

有机酸化合物是指广泛存在于生物中的一种含有羧基的酸性有机化合物,但不包括氨基酸。最常见的有机酸,其酸性源于羧基(—COOH)的羧酸。有机酸可与醇反应生成酯。忍冬叶中有机酸类化合物主要含有绿原酸(chlorogenic acid,26)、新绿原酸(neo-chlorogenic acid,27)、异绿原酸C(isochlorogenic acid C,28)、咖啡酸(caffeic acid,29)、丁香酸(syringic acid,30)、肉桂酸(cinnamic acid,31)、3,4-O-二咖啡酰基奎宁酸甲酯(3,4-O-dicaffeoylquinic acidmethyl ester,32)、3,4-O-二咖啡酰基奎宁酸(3,4-O-dicaffeoylquinic acid,33)、1,3-O-二咖啡酰基奎宁酸(1,3-O-caffeoylquinic acid,34)、3,5-二咖啡酰基奎宁酸(3,5-dicaffeoylquinic acid,35)、对香豆酸(p-coumaric acid)、3,4-二羟基苯甲酸(3,4-dihydroxy-benzoic acid)、4,5-O-二咖啡酰奎宁酸(4,5-O-dicaffeoylquinic acid)、5-O-咖啡酰基奎宁酸甲酯(5-O-caffeoyl quinic acid methyl ester)、5-O-咖啡酰基奎宁酸(5-O-caffeoylquinic acid)4-O-咖啡酰基奎宁酸(4-O-caffeoylquinic acid)、4,5-二咖啡酰基奎宁酸(4,5-dicaffeoylquinic acid)、1,5-二咖啡酰

基奎宁酸(1，5 - dicaffeoylquinic acid)、5 - O - (3' - O - 咖啡酰葡萄糖基) 奎宁酸[5 - O - (3' - O - caffeoyl glucosyl) quinic acid]、5 - O - (4' - O - 咖啡酰葡萄糖基) 奎宁酸[5 - O - (4' - O - caf - feoyl glucosyl) quinic acid]。忍冬叶中主要有机酸类化合物结构如图6 - 2 所示。

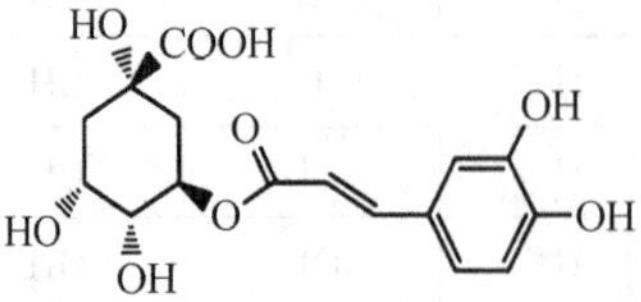

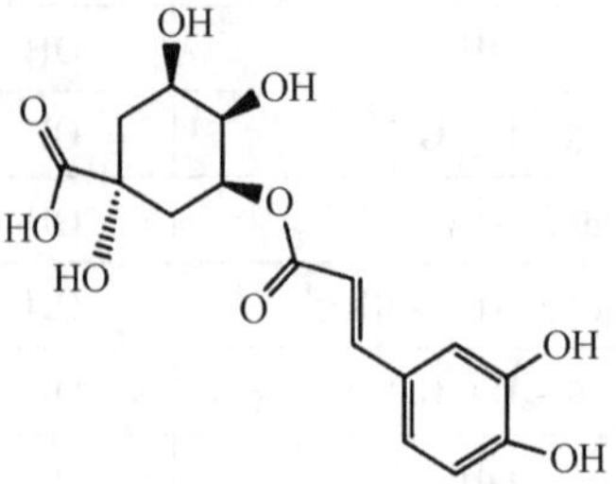

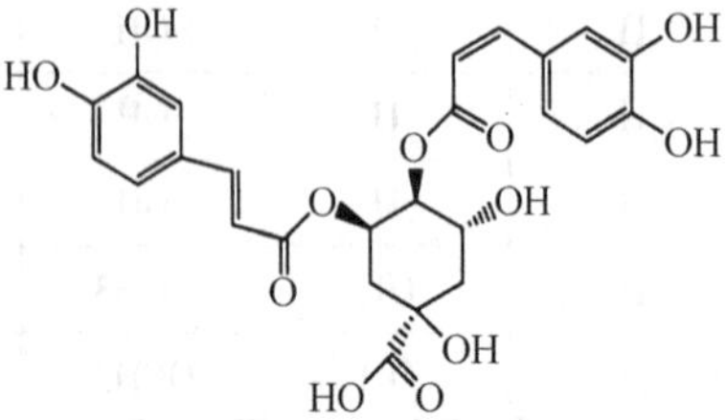

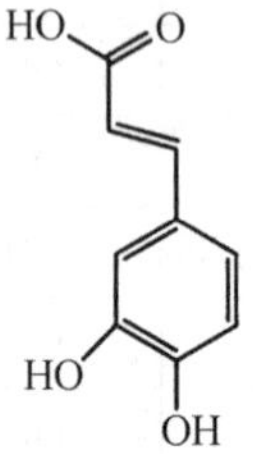

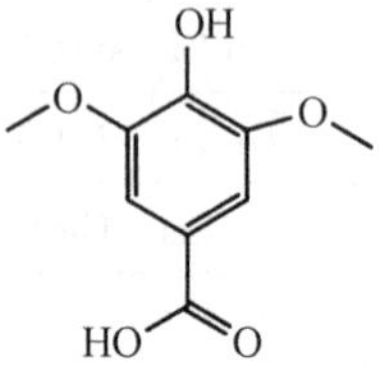

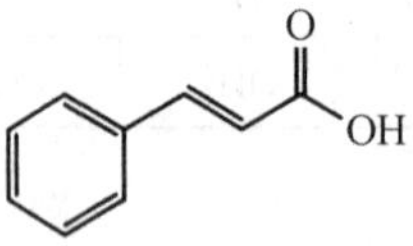

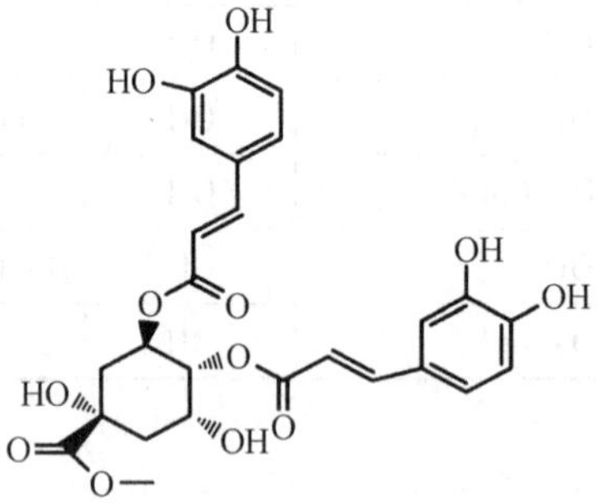

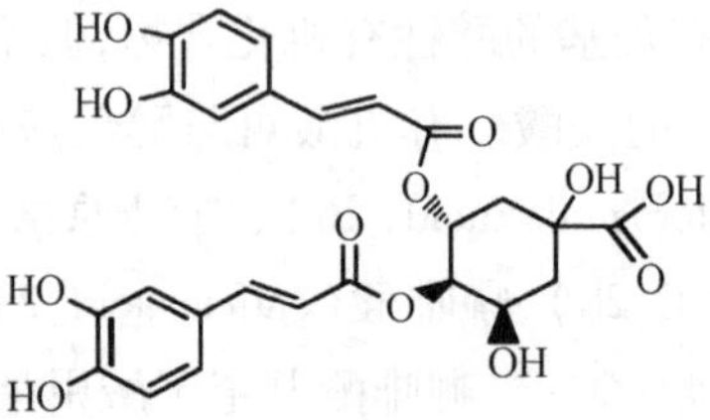

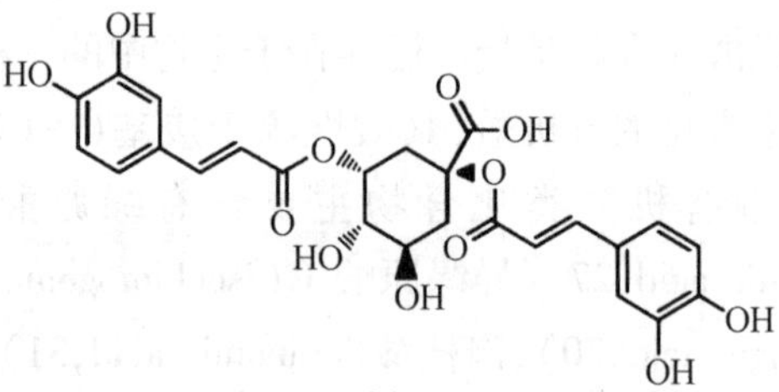

图 6 - 2　忍冬叶中主要有机酸类化合物结构

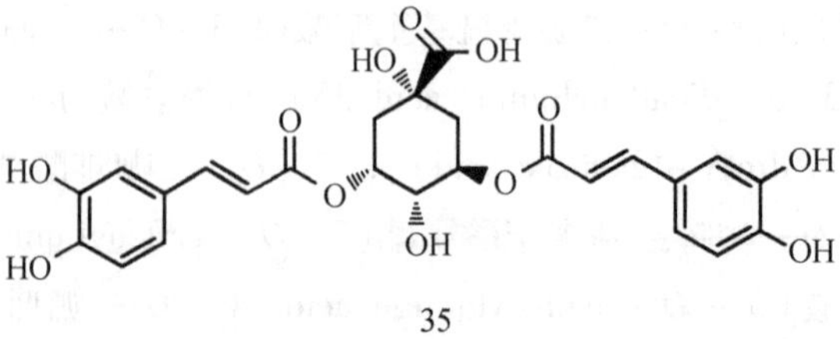

（三）萜类及其苷类化合物

萜类化合物是指由甲戊二羟酸衍生而成的一类成分,其基本骨架多具有 2 个或 2 个以上异戊二烯单位(C_5)。开链萜烯的通式为(C_5H_8)$_n$,碳原子数一般为 5 的倍数,而氢的比例一般不是 8 的倍数。按 C_5 单位的多少,将萜类化合物分为单萜、倍半萜、二萜、二倍半萜和三萜等。每类再根据基本碳链是否成环及成环数的多少进一步分类。萜类化合物广泛存在于自然界,是构成某些植物的香精、树脂、色素等的主要成分。

1. 环烯醚萜类

环烯醚萜苷类成分属于单萜类化合物,按其结构不同可分为环烯醚萜苷和裂环烯醚萜苷。忍冬叶中主要含有裂环马钱子苷(secologanin)、裂环马钱素(secologa – nin)、马钱子苷(loganin)、马钱子苷酸(loganic acid)、獐牙菜苷(swerosid)、裂环马钱子苷二甲基乙缩醛(secologanin dimethyl acetal)、裂环氧化马钱素(split epoxidized loganin)、莫罗忍冬苷(mor – roniside)、7 – O – 乙基莫罗忍冬(7 – O – ethyl – morroni – side)、裂环马钱素酸(secoxyloganin)、6′ – O – 7 – α – 羟基 – 当药酰氧番木鳖苷 6′ – O – (7α – hydroxy – swerosyloxy)loganin、7 – O – (4 – β – D – 吡喃葡糖氧基 – 3 – 茴香酰)四乙酰开联番木鳖苷酸[7 – O – (4 – β – D – glucopy – ranosyloxy – 3 – methoxy ben – zoyl)secologanolic acid]、(E) – aldosecologanin、(Z) – 醛糖龙胆素(Z) – aldosec – ologanin、demethylsecologanol、L – phenylalaninosec – ologanin。

2. 其他萜类及其苷

忍冬苦苷 A(loniceroside A)、忍冬苦苷 B(loniceroside B)、齐墩果酸(oleanolic acid)、反式角鲨烯(trans – squalene)、忍冬苦苷 F(loniceroside F)、忍冬苦苷 G(loniceroside G)、忍冬苦苷 H(loniceroside H)、忍冬苦苷 I(loniceroside I)、忍冬苦苷 J(loniceroside J)。

（四）挥发油类化合物

芳樟醇(linalool)、蕨类 – 7,9(11)二烯 – 3α,16α – 二醇(ferna – 7,9(11)diene – 3α,16α – diol)、蕨类 – 7,9(11)二烯 – 3α,16α,19α 三醇(ferna – 7,9(11)diene – 3α,16α,19αtriol)、蕨类 – 7,9(11)二烯 – 3α,16α,19α 三醇(ferna – 7,9(11)diene – 3α,16α,19αtriol)、蕨类 – 7,9(11)二烯 – 3α,16α – 二醇(ferna – 7,9(11)diene – 3α,16α – diol)、二丁基乙醛缩色甘醇(secologanin dibutylacetal)、亚油酸(linoleic acid)、亚油酸乙酯(ethyl linoleate)、9,12,5 – 十八碳三烯酸甲基酯(9,12,15 – octadecatri – carboxylic acid methyl ester)、9,12,15 – 十八碳三烯酸乙基酯(9 12,15 – octadecatricarbox ylic acid ethyl ester)、二十二酸甲酯(methyl be – henate)、9,12 – 十八碳二烯酸甲基酯(9,12 – octadec – adicarboxylic acid methyl ester)、9,12 – 十八碳二烯酸乙基酯(9,12 – octadecadicarboxylic acid ethyl ester)、十六烷酸乙基酯(ethyl palmitate)、L – phenylalani – nosecologan、邻苯二甲酸单乙基己酯(mono – ethyl – hexyl phthalate)、α – 荜澄茄烯、β – 红没药烯、叶醇(leaf alcohol)、壬醛(nonaldehyde)、苯甲醛(benzal – dehyde)、金合欢基丙酮(farnesyl acetone)、δ – 杜松烯、2 – 己酮(2 – hexanone)、己醛(hexanal)、十四碳烯(tetradecene)、十四烷酸(tetradecanoic acid)、棕榈酸、(Z)3 十四烷[(Z)3tetradecane]、月桂酸(lauric acid)、(E)3 –

壬烯[(E)3-nonene]、2,6,6-三甲基双环[3,1,1]庚烷(2,6,6-trimethyl-bicyclo[3,1,1]heptane)、十八烷(octadecane)、香叶醇(geraniol)、十五烷(pentadecane)、6,10,14 三甲基-2-十五烷酮(6,10,14trimethyl-2-pentadecanone)、棕榈酸(palmitic acid)、十六烷酸(hexadecanoic acid),甲酯(methyl ester)、十五烷酸,14-甲基-,甲酯(pentadecanoic acid,14-methyl-,methyl ester)、3,5,11,15-四甲基-1-十六醇(3,5,11,15-tetramethyl-1-hexadecen3-ol)、十五烷醛(pentadecanal)、十四碳醛(tetradecanal)、四氢吡喃-4-基(tetrahydropyran-4-yl)、(正戊基)-醚、叶绿醇(phytol)、(Z)9-十八烯酰胺[(Z)9-octadece-namide]、二十烷(eicosane)、二十七烷(heptaco-sane)、十七烷(heptadecane)、(E)5-二十碳烯[(E)5-eicosene]。

(五)其他类成分

东莨菪素(scopoletin)、厚朴素 D(hydno-carpin D)、β-谷甾醇(β-sitosterol)、胡萝卜苷(daucosterol)、无机元素(Mg、P、K、Ca、Mn、Fe、Cu、Zn)、蛋白质、鞣质、葡萄糖(Glucose)。

二、药理作用

忍冬作为传统药源植物,具有许多药理活性,例如抗炎、抑菌、抗氧化、抗肿瘤、降糖及神经保护等活性,由此可以治疗呼吸道感染、流感、肝炎、风湿关节炎、糖尿病及增强免疫力等。

(一)抗菌作用

现代药理学研究表明忍冬叶具有广谱抗菌活性。熊检华等采用琼脂扩散法,研究了忍冬叶中化合物对大肠杆菌(escherichia coli)及金黄色葡萄球菌(staphylococcus aureus)的抑制作用,且各化合物的抑菌性强弱为 3,5-二咖啡奎宁酸>3,5-O-咖啡酰基奎宁酸>5-O-咖啡奎宁酸>4,5-二咖啡奎宁酸及木犀草苷>3-O-咖啡奎宁酸>断氧化马钱子苷。结果表明,酚类物质的抑菌性更强,是忍冬叶抑菌作用的主要活性成分。胡居武等以大肠杆菌、沙门氏菌、金黄色葡萄球菌为菌种研究了忍冬叶提取物的抗菌活性,结果表明忍冬叶提取物对金黄色葡萄球菌的抑制效果最好。Sun 等进行了忍冬叶的乙醇提取物对体外食源性细菌的抑菌作用研究。结果表明,该提取物对 L. monocytogenes ATCC 19116、B. subtilis ATCC 6633、B. cereus SCK 111、S. aureus(ATCC 6538 and KCTC 1916)、S. enteritidis KCTC 12021、S. typhimurium KCTC 2515、E. aerogenes KCTC 2190 and E. coli ATCC 8739 有强的抑制作用,由此证明忍冬叶乙醇提取物可作为天然食物防腐剂来源。

翟凤艳等的实验研究发现,忍冬叶乙醇提取液对高粱紫斑病菌、玉米大斑病菌、小麦纹枯病菌、玉米青枯病菌抑菌效果较好,其中对小麦纹枯病菌抑菌效果最好,这对忍冬叶在农业和水产养殖业的开发应用具有重大的意义。谢新芳等用忍冬叶的水提物和醇提物对奇异变形杆菌抑菌作用进行研究,证明其水、醇提取物均有较好的抑菌作用,其醇提物和水提物的最低抑菌浓度分别为 13.5 mg/mL 和 31.3 mg/mL,说明醇提物的抑菌作用大于水提物。Yan 等采用紫外-可见分光光度法测定总黄酮含量,气相色谱-质谱法分析挥发物成分,采用高效液相色谱技术检测绿原酸、新绿原酸、黄芩苷酸等 9 种生物活性成分,不同部位的异绿原酸C、咖啡酸、木犀草素、金丝桃苷、金丝桃苷、芦丁、槲皮素。采用琼脂平板打孔法进一步测定了叶、花、绿芽的抗菌效果。抗菌作用表明忍冬叶对金黄色葡萄球菌（staphlococcus aureus, SA）和超广谱 β - 内酰胺酶金黄色葡萄球菌（extended spectrum β - lactamase sphlococcus aureus, ESBLs - SA）具有最佳的抑制活性。Yan 等以忍冬叶提取物（AgNPs - LLJ）为原料，绿色合成银纳米粒子（AgNPs），并对其抗炎、抗菌作用进行了研究。采用液相化学还原法（AgNPs - $N_2H_4 \cdot H_2O$）合成了 AgNPs。利用多种分析技术对合成的 AgNPs 进行了鉴定。结果表明，两种 AgNPs 均为球形颗粒，AgNPs - LLJ 平均粒径为 20 ~ 30 nm, Ag - NPs - $N_2H_4 \cdot H_2O$ 的平均粒径为 10 ~ 20 nm，对 5 - 脂氧合酶的 IC50 分别为 5.08 $\mu g/mL$ 和 59.12 $\mu g/mL$，其中 Ag - NPs - LLJ 具有明显的抗炎作用，研究认为 AgNPs - LLJ 有可能成为纳米生物医学应用的纳米药物。

忍冬花及其叶中均含有绿原酸和黄酮，长期以来一直以绿原酸含量作为忍冬叶的质量检测指标。熊建华等从忍冬叶片中筛选抗菌生物活性化合物，用 SA 和大肠埃希菌（escherichia coli）作为指示细菌，抑菌试验指导提取和逐步分配样品得到五个酚类化合物（3 - O - 咖啡酰奎宁酸、断氧化马钱子苷、木犀草甘、3,5 - 二 - O - 咖啡酰奎宁酸和 4,5 - 二 - O - 咖啡酰奎尼酸），其中抗菌活性依次为 3,5 - 二 - O - 咖啡酰奎宁酸、4,5 - 二 - O - 咖啡酰奎宁酸、木犀草苷、3 - O - 咖啡酰奎宁酸、断氧化马钱子苷。结果显示，酚类化合物是其主要抗菌活性成分。王悠悠[37]采用打孔法对忍冬属植株不同药用部位忍冬叶、绿芽和花的抑菌活性进行初步考察，对 ESBLs - SA、SA、超广谱 β - 内酰胺酶大肠埃希菌（extended spectrum β - lactamases escherichia coli）、大肠埃希菌进行药敏试验。结果表明，忍冬叶、绿芽及花（6 月份）均对 SA 和 ESBLs - SA 抑菌效果较好，忍冬叶对 ES - BLs - SA 和 SA 抑菌圈对分别为 4 mm 和 13 mm，优于忍冬花（抑菌圈分别为 11 mm 和 12 mm）和绿芽（抑菌圈分别为 13 mm 和 11 mm）。

马艳妮等以河南封丘忍冬叶为研究对象，以总黄酮为主要考察指标，通过大孔树脂柱色谱分离得到忍冬叶总黄酮，并对其进行最小抑菌浓度（MIC）、最小杀菌浓度（MBC）、抑菌圈活性等体外抗菌评价。建立了忍冬叶总黄酮简便、有效的分离工艺，证实了忍冬叶总黄酮对 9 种供试病原菌具有较好的广谱抑菌性（MIC 为 1.9562.5 g/L, MBC 几乎均为 125 g/L）。此外，当忍冬叶总黄酮部位同时含有较多绿原酸（4.2%）时，不仅得率高（10.5%），活性也更强。此研究表明，忍冬叶总黄酮具有较好的广谱抗菌性，可以将其开发抗畜禽病原菌药物或者饲料添加剂，这也为忍冬叶资源的合理开发利用奠定了坚实的基础。

（二）抗病毒作用

王岱杰利用细胞病变效应（cytopathic effect, CPE）抑制实验评价了忍冬叶提取组分及单体抗禽流感病毒细胞能力，并进行血凝（HA）试验测定血凝性。其研究表明，忍冬叶咖啡酰奎宁酸类、黄酮类化合物均具有良好的抗禽流感病毒活性。当病毒接种量为 0.1 $TCID_{50}/0.1$ mL，木犀草素和 3, 4 - O - 二咖啡酰奎宁酸甲酯最低浓度分别为 94 $\mu g/mL$ 和 752 $\mu g/mL$ 时，CPE 数降低、HA 效价变为零，说明忍冬叶里的化合物可完全抑制禽流感病毒。刘利青通过测定忍冬叶提取物对 PRRSV 感染 Marc - 145 细胞和半数组织培养感染剂量（$TCID_{50}$）细胞的最低保护浓度，评价其体外抗病毒作用。结果表明，60% 乙醇洗脱液对 PRRSV 感染细胞具有良好的保护作用,最低保护浓度为 6.25 μg/mL。6.25 μg/mL 的 60% 乙醇洗脱组分使 PRRSV 滴度从 105.8 TCID$_{50}$降低到 100.3 TCID$_{50}$。也就是说,忍冬叶 60% 乙醇洗脱组分具有良好的抗 PRRSV 作用,是一种潜在的抗病毒药物。

(三)抗炎作用

炎症是当今一些最威胁生命疾病,如动脉硬化、癌症、糖尿病和阿尔茨海默病等的病理特征,是与许多疾病发生密切相关的重要病理过程。现代药理研究已证明忍冬叶具有抗炎活性。吴丹丹用脂多糖(lipopolysaccharide,LPS)作诱导剂,研究忍冬叶活性成分对小鼠巨噬细胞系 RAW 264.7 的抗炎作用,建立 RAW 264.7(小鼠巨噬细胞)炎症模型,对忍冬叶中降低细胞炎症因子 NO 含量的作用的 5 – LOX 抑制剂(槲皮素、木犀草素、异绿原酸 C、木犀草苷、未知化合物混合物、忍冬苷)进行研究,探究其抗炎效果和机制。结果表明,异绿原酸 C、忍冬苷、未知化合物混合物在实验剂量下无细胞毒性,同时能够降低 NO 的释放量,具有良好的抗炎效果。朱英等用二甲苯引起的小鼠耳部肿胀,角叉菜胶引起的爪子肿胀和棉球引起的肉芽肿的小鼠模型用于研究忍冬叶中不同溶剂提取物的抗炎作用。抗炎实验的结果,与模型组相比,忍冬提取物对二甲苯诱导的耳肿等模型具有一定的抑制作用,能显著降低足趾肿胀炎症组织中前列腺素 E$_2$(dinoprostone prostin E$_2$,PGE$_2$)的含量和炎症血清中的 NO 含量($P < 0.01$ 或 $P < 0.05$),结合 PGE$_2$、NO 含量和肿胀抑制率指标,95% 醇提高剂量组抗炎效果较好。Ortmann 等研究忍冬的茎叶之间在成分抗菌和抗炎活性方面的差异,采用加速溶剂萃取法用甲醇、乙醇和二氯甲烷(CH$_2$Cl$_2$)制成了萃取物。用环氧合酶 – 1 和 – 2 酶进行 PGE$_2$抑制试验,用人粒细胞进行白三烯 B$_4$(LTB$_4$)抑制试验,以及用 LPS/IFNγ 刺激的小鼠巨噬细胞进行 NO 产生抑制试验。在 PGE$_2$和 LTB$_4$抑制试验中,CH$_2$Cl$_2$提取物活性最高,乙醇提取物的活性稍差。

忍冬性寒味甘,具有清热解毒、疏散风热的功效,现代药理研究表明忍冬叶具有良好的抗炎功效。闫璐赟等以 5 – 脂肪氧合酶(5 – LOX)为作用靶点对其抗炎活性进行了较深入的研究。以二氧化钛纳米管(TNTs)为载体,通过化学键合法固定 5 – LOX,建立了快速高效筛选忍冬叶中 5 – LOX 抑制剂的 HPLC 方法,经确认筛选出的 5 – LOX 抑制剂为木犀草素、木犀草苷、忍冬苷、异绿原酸 C 及未知组分 M1。利用 Fe^{2+} – 二甲酚橙显色法研究了所筛选的抑制剂与 5 – LOX 的相互作用,结果表明所筛化合物对 5 – LOX 均有明显抑制作用,圆二色谱法、红外光谱法及分子模拟结果表明化合物与 5 – LOX 结合改变了酶的二级结构,使其 α – 螺旋含量增多、β – 折叠明显减少。此外,所筛选出的活性成分对小鼠巨噬细胞系 RAW264.7 的抗炎实验结果表明,异绿原酸 C、忍冬苷、M1 在实验剂量下无细胞毒性,同时能够降低 NO 的释放量,具有良好的抗炎效果。并采用了鸡蛋清致大鼠足跛肿胀急性炎症模型,探究结果表明忍冬叶活性成分在体内有较好的抗炎功效。实验结果为天然产物源的抗炎药物筛选和综合利用提供依据。

(四)抗氧化作用

抗氧化是抗氧化自由基(anti – oxidant)的简称。人体因为与外界的持续接触体内产生自由基。科学研究表明,癌症、衰老或其他疾病大都与过量自由基的产生和堆积有关联。

研究抗氧化可以有效克服其所带来的危害。罗磊等对忍冬叶中黄酮的抗氧化功效及 H_2O_2 诱导 RAW264.7 巨噬细胞损伤的保护作用进行了研究,其叶中黄酮抗氧化作用比较强,可修复 H_2O_2 诱导的 RAW264.7 巨噬细胞的损伤,其作用可能与调节细胞氧化还原系统、清除自由基、提高细胞内抗氧化酶系的活力有关。张冰洁等利用衰老模型小鼠研究忍冬叶中黄酮在机体内的抗氧化机制。结果表明,其黄酮一方面通过提高机体总抗氧化能力,提高抗氧化酶活力和还原性保护物质谷胱甘肽含量,清除机体中的自由基和有害有毒物质,从而减轻机体的损伤程度;另一方面通过减少机体中的有害物质丙二醛含量,降低脂质过氧化作用形成脂质过氧化物含量,减缓机体膜系统受氧自由基攻击后的损伤,从而间接增强机体抵抗自由基攻击的能力。Zheng 等建立了波长转换法测定忍冬叶片中绿原酸、木犀草素和木犀草苷的含量。绿原酸含量为 2.05%,木犀草素和木犀草素含量分别为 1.12% 和 0.57%。以 VC 为参比物质,采用 1,1 - 二苯基 - 2 - 三硝基苯肼总抗氧化能力检测试剂盒和氧化自由基吸收能力(oxygen radical absorbance capacity, ORAC)法对忍冬叶片中有效成分的抗氧化活性进行了评价。忍冬叶片中粗提物、粗品、绿原酸、木犀草素和木犀草素均具有较强的抗氧化活性。抗氧化能力最强的物质是木犀草素,其 IC_{50} 值、还原能力和 ORAC 值分别为 0.017 64 mg/mL、(1751.8 ± 13.9)mmol/L 和 23 817.44 μmol/g。用 30% 乙醇洗脱的粗馏分也显示出较高的抗氧化活性,其 IC_{50} 值、还原能力和 ORAC 值分别为 0.025 48 mg/mL、(933.8 ± 11.6)mmol/L 和 10 557.97 μmol/g。并且每种成分的抗氧化活性随抗氧化剂浓度和纯度的增加而增加。Balan 等对忍冬的叶提取物进行绿色合成 AgNPs,合成的 AgNPs 具有较强的抗氧化活性。Ag NPs 对 α - 淀粉酶和 α - 葡萄糖苷酶等糖类消化酶有抑制作用,IC_{50} 值分别为 54.56 μg/mL 和 37.86 μg/mL。用 LB 和 Dixon 图分析了其对动力学机制的抑制作用,AgNPs 是可逆的非竞争性抑制剂,对糖尿病关键酶(α - 淀粉酶和 α - 葡萄糖苷酶)KI 值分别为 25.9 μg 和 24.6 μg。结果表明,AgNPs 对糖尿病关键酶具有显著的抗糖尿病活性。Zhang 等采用 DPPH 自由基清除法测定了忍冬叶中 9 种化合物的抗氧化活性作用,5 - O - 咖啡酰奎尼酸、绿原酸、4 - O - 咖啡酰奎尼酸、木犀草素 - 7 - O - [α - L - 阿拉伯吡喃糖基 - (1→6)] - β - D - 吡喃吡喃糖苷、木犀草苷、3,4 - 二 - O - 咖啡酰奎尼酸、3,5 - 二 - O - 咖啡酰奎尼酸、4,5 - 二 - O - 咖啡酰奎尼酸和木犀草素,以抗坏血酸为阳性对照。木犀草苷抗氧化活性最强,IC_{50} 为 0.018 18 g/L,木犀草素 IC_{50} 为 0.023 6 g/L,绿原酸 IC_{50} 为 0.035 17 g/L。此外,木犀草苷和木犀草素的抗氧化活性强于抗坏血酸(IC_{50} 为 0.027 54 g/L),结果表明忍冬叶具有较好的抗氧化作用。Lei 等采用单因素试验和响应面分析相结合的方法对从忍冬叶片中提取的黄酮进行抗氧化试验,结果表明其黄酮具有较强的抗氧化能力,超氧阴离子自由基清除能力与反应时间呈负相关,与浓度呈正相关。清除羟基自由基的 IC_{50} 为 0.11 mg/mL,比对照提高了 34 倍。南海娟等进行忍冬花及其叶醇提物对油脂的抗氧化活性比较,研究结果表明忍冬花、叶醇提物能显著抑制猪油、大豆油、花生油、玉米油的氧化,花提取物显著优于叶提取物。对 4 种油的抗氧化能力由强到弱依次为大豆油 > 猪油 = 玉米油 > 花生油。可用于食用油抗氧化剂进一步开发利用。

(五)保肝护肾作用

在中医理论知识中,肝为将军之官,谋虑出焉。服用中成药、中药饮片和西药均可引起不同程度的药物性肝损伤,因此在日常生活中应注重肝脏的养护。忍冬叶中含有多种具有保肝、利胆功效的化学成分,如绿原酸、黄酮等。李思远发现沼生忍冬叶 30% 乙醇洗脱部位具有较强的 DPPH 清除能力,IC_{50} 为 51.50 μg/mL。他对 30% 乙醇洗脱部位的沼生忍冬叶提取物体内肝保护作用进行进一步研究发现,30% 乙醇洗脱部位的沼生忍冬叶提取物能显著降低 CCl_4 致小鼠血清中 AST 和 ALT 的活性的升高,并能显著升高小鼠肝匀浆中 GSH、SOD 的活性,降低 MDA 的含量,并且能显著改善肝组织的病理损伤。忍冬叶提取物具有良好的抗氧化活性,这可能是其具有肝保护作用的内在机制。Venkataiah 在对忍冬叶乙醇提取物的初步筛选及其对肾脏的保护作用中发现叶的乙醇提取物对庆大霉素所致大鼠肾毒性有明显的保护作用,且呈剂量依赖性。忍冬叶含有多种化学成分,其乙醇提取物显示出显著的肾脏保护作用。可能与其化学物质、抗氧化剂和自由基清除活性有关。

(六)免疫作用

张文文等对比了金银花与忍冬叶挥发油对小鼠淋巴细胞增殖效果,利用小鼠灌胃,进行淋巴细胞转化实验测定。结果显示,两者均能明显加快淋巴细胞转化,并且忍冬叶效果更佳。李玉杰采用单因子方差分析进行试验研究忍冬叶对鸡免疫功能的影响,测定不同阶段鸡体重、血清抗新城疫病毒(NDV)抗体效价、免疫器官重量及其指数。结果显示,忍冬叶能促进鸡抗 NDV 抗体的产生,且高效价抗体维持时间长,说明忍冬叶对鸡的免疫有显著影响。

第二节　忍冬叶化学成分研究

一、从忍冬叶中分离得到的化合物

利用溶剂分步萃取和各种色谱分离纯化手段(反复硅胶柱色谱、大孔吸附树脂柱色谱、制备薄层、Sephadex LH - 20 柱色谱和反复重结晶技术等),从忍冬的叶中分离得到 45 种化合物。根据化合物的理化性质分析、波谱解析(NMR,MS 等)及与对照品或文献比较,鉴定了其中的 39 种化合物的化学结构,分属于黄酮类:5,7,4′ - 三羟基 - 8 - 甲氧基黄酮(5,7,4′ - trihydroxy - 8 - methoxyflavone, 1)、5,7,4′ - 三羟基 - 6 - 甲氧基黄酮(2)、5,7,4′ - 三羟基黄酮(3)、5,7,4′ - 四羟基黄酮(4)、5,4′ - 二羟基 - 6,7,3′,5′ - 四甲氧基黄酮(5)、苜蓿素(tricin, 6)、苜蓿素 - 7 - O - β - D - 吡喃葡萄糖苷(tricin - 7 - O - β - D - glucopyranoside,7)、苜蓿素 - 7 - O - 新橙皮糖苷(tricin - 7 - O - neohesperidoside,8)、木犀草素(luteolin, 9)、山奈酚 - 7 - O - β - D - 吡喃葡萄糖苷(kaempferol - 7 - O - β - D - glucopyranoside,10)、木犀草素 - 7 - O - β - D - 吡喃葡萄糖苷(luteolin - 7 - O - β - D - glucopyranoside, 11)、金连木双黄酮(ochnaflavone, 12)、金连木双黄酮 - 7 - O - β - D - 吡喃葡萄糖苷(ochnaflavone - 7 - O - β - D - glucopyranoside,13)、芹菜素 - 7 - O - β - D - 吡喃葡萄糖苷(apigenin - 7 - O - β - D - glucopyranoside, 14)、香叶木素 - 7 - O - β - D - 吡喃葡萄糖苷(diosmetin - 7 - O - β - D - glucopyranoside,15)、忍冬苷(lonicerin, 16)、大飞子素(hydnocarpin,17);有机酸类:3,4 - O - 二咖啡酰基奎宁酸甲酯(3,4 - di - O - caffeoyl quinic acid methyl ester, 18)、5-O-咖啡酰基奎宁酸甲酯(5-O-caffeoyl quinic acid methyl ester, 19)、3,4-O-二咖啡酰奎宁酸(3,4-di-O-caffeoyl quinic acid,20)、1,3-O-二咖啡酰奎宁酸(1,3-di-O-caffeoyl quinic acid,21)、3,5一二咖啡酰基奎宁酸(3,5-di-O-caffeoyl quinic acid,22)、4,5-O-二咖啡啡酰基奎宁酸(4,5-O-caffeoyl quinic acid, 23)、绿原酸(chlorogenic acid,24)、新绿原酸(25)、隐绿原酸(26)、咖啡酸(27)、咖啡酸甲酯(28);环烯醚萜类:獐牙菜苷(sweroside, 29)、裂环马钱子苷(secologanin, 30)、裂环马钱子二甲基乙缩醛(secologanin dimethylacetal, 31)、裂环氧化马钱素(secoxylognin,32)、裂环马钱素(secologanin,33);三萜皂苷:忍冬苷 A(34)、忍冬苷 B(35)、忍冬苷 C(36);其他类:肌醇(inositol, 37)、β-谷甾醇(β-sitosterol, 38)、胡萝卜苷(daucosterol, 39)。其中,化合物 13 为新化合物,化合物 1、化合物 4、化合物 12 为首次从该属植物中分离得到,化合物 3、化合物 8、化合物 9、化合物 11 为首次从该种植物中分离得到。忍冬叶提取物的成分及鉴定方法如表 6-2 所示。

表 6-2　忍冬叶提取物的成分及鉴定方法

序号	名称	结构	鉴定方法
1**	5,7,4'-三羟基-8-甲氧基黄酮		^1H-NMR, $^{13}C-NMR$
2	5,7,4'-三羟基-6-甲氧基黄酮		mp., ^1H-NMR, $^{13}C-NMR$
3	5,7,4'-三羟基黄酮		mp., ^1H-NMR, $^{13}C-NMR$
4	5,7,3',4'-四羟基黄酮		mp., ^1H-NMR, $^{13}C-NMR$

表6-2(续1)

序号	名称	结构	鉴定方法
5	5,4'-二羟基-6,7,3',5'-四甲氧基黄酮		^{1}H-NMR,^{13}C-NMR
6***	苜蓿素		^{1}H-NMR,^{13}C-NMR
7	苜蓿素-7-O-β-D-吡喃葡萄糖苷		^{1}H-NMR,^{13}C-NMR
8	苜蓿素-7-O-新橙皮糖苷		^{1}H-NMR,^{13}C-NMR
9	木犀草素		^{1}H-NMR,^{13}C-NMR

表 6 – 2(续 2)

序号	名称	结构	鉴定方法
10**	山奈酚 – 7 – O – β – D – 吡喃葡萄糖苷		¹H – NMR, ¹³C – NMR
11	木犀草素 – 7 – O – β – D – 吡喃葡萄糖苷		¹H – NMR, ¹³C – NMR
12	金连木双黄酮		¹H – NMR, ¹³C – NMR, HMBC, HMQC, ESI – MS
13*	金连木双黄酮 – 7 – O – β – D – 吡喃葡萄糖苷		¹H – NMR, ¹³C – NMR, HMBC, HMQC, ESI – MS, HR TOF MS
14***	芹菜素 – 7 – O – β – D – 吡喃葡萄糖苷		¹H – NMR, ¹³C – NMR
15***	香叶木素 – 7 – O – β – D – 吡喃葡萄糖苷		¹H – NMR, ¹³C – NMR

表 6 – 2(续 3)

序号	名称	结构	鉴定方法
16	忍冬苷		^{1}H – NMR, ^{13}C – NMR
17	大风子素		^{1}H – NMR, ^{13}C – NMR
18***	3,4 – O – 二咖啡酰基奎宁酸甲酯		^{1}H – NMR, ^{13}C – NMR
19**	5 – O – 咖啡酰基奎宁酸甲酯		^{1}H – NMR, ^{13}C – NMR
20	3,4 – O – 二咖啡酰奎宁酸		^{1}H – NMR, ^{13}C – NMR

表 6-2(续 4)

序号	名称	结构	鉴别方法
21	1,3-O-二咖啡酰基奎宁酸		^1H-NMR, $^{13}C-NMR$
22	3,5-O-二咖啡酰基奎宁酸		^1H-NMR, $^{13}C-NMR$
23	4,5-O-二咖啡酰基奎宁酸		^1H-NMR, $^{13}C-NMR$
24	绿原酸		^1H-NMR, $^{13}C-NMR$
25	新绿原酸		^1H-NMR, $^{13}C-NMR$
26	隐绿原酸		^1H-NMR, $^{13}C-NMR$

表 6 −2（续 5）

序号	名称	结构	鉴别方法
27	咖啡酸		^{1}H − NMR, ^{13}C − NMR
28	咖啡酸甲酯		^{1}H − NMR, ^{13}C − NMR
29	獐牙菜苷		^{1}H − NMR, ^{13}C − NMR
30	裂环马钱子苷		^{1}H − NMR, ^{13}C − NMR
31	裂环马钱子二甲基乙缩醛		^{1}H − NMR, ^{13}C − NMR

表 6 − 2(续 6)

序号	名称	结构	鉴定方法
32	裂环氧化马钱素		^{1}H − NMR，^{13}C − NMR
33	裂环马钱素		^{1}H − NMR，^{13}C − NMR
34	忍冬苷 A	 R_1=Ara，R_2=H，R_3=Rha−(1→2)−[xy1−(1→6)]−Glc	^{1}H − NMR，^{13}C − NMR
35	忍冬苷 B	 R_1=Rha−(1→2)−Ara，R_2=H，R_3=H	^{1}H − NMR，^{13}C − NMR

表 6-2(续7)

序号	名称	结构	鉴别方法
36	忍冬苷 C	R_1=Rha-(1→2)-Ara，R_2=H，R_3=Glc-(1→6)-Glc	^{1}H-MR，^{13}C-NMR
37	肌醇		mp.，Co-TLC
38	β-谷甾醇		mp.，Co-TLC
39	胡萝卜苷		mp.，Co-TLC

注:＊为新化合物;＊＊为该属首次分离得到;＊＊＊为该种首次分离得到。

二、化合物结构解析

(一)黄酮类化合物

化合物 1:5,7,4′-三羟基-8-甲氧基黄酮。

黄色粉末(甲醇),mp 299～301 ℃。三氯化铁-铁氰化钾反应阳性,提示有酚羟基存在;盐酸-镁粉反应阳性,提示为黄酮类化合物。^{1}H-NMR(600 MHz,DMSO-d_6)谱中:

δ 12.65(1H,s),10.75(1H,br s),10.42(1H,br s)为三个活泼质子信号,其中 12.65(1H,s)为 5 位羟基质子信号;δ 7.94(2H,d,$J=8.4$ Hz)与 6.96(2H,d,$J=8.4$ Hz)为 B 环 4′羟基取代所形成的 AA′BB′系统中 2′,6′和 3′,5′质子信号;δ 6.28(1H,s)为 C-6 位质子信号;δ 6.82(1H,s)为 C-3 位质子信号;δ 3.84(3H,s)为一甲氧基质子信号。

^{13}C NMR(150 MHz,DMSO-d$_6$)谱中给出 16 个碳信号:δ 182.5(C-4),163.4(C-2),161.4(C-4′),157.3(C-7),156.5(C-5),149.7(C-9),128.4(C-2′,6′),127.8(C-8),121.7(C-1′),116.3(C-3′,5′),103.8(C-3),102.9(C-10),99.1(C-6),61.2(-OCH$_3$)。以上 NMR 与文献报道的 5,7,4′-三羟基-8-甲氧基黄酮基本一致,故推定化合物 1 为 5,7,4′-三羟基-8-甲氧基黄酮。

化合物 2:5,7,4′-三羟基-6-甲氧基黄酮。

黄色针晶(甲醇),mp 280~282℃。10% H$_2$SO$_4$乙醇溶液显淡黄色,紫外(254 nm)下有明显暗斑。^{1}H-NMR(300 MHz,DMSO-d$_6$):δ 13.08(1H,s,OH-5),10.43(2H,br s,OH-7,4′),δ 7.92(2H,d,$J=7.56$ Hz,H-2′,6′),6.92(2H,d,$J=7.56$ Hz,H-3′,5′),6.78(1H,s,H-3),6.60(1H,s,H-8),3.89(3H,s,-OCH$_3$)。^{13}C-NMR(75 MHz,DMSO-d$_6$):δ 182.2(C-4),163.9(C-2),161.3(C-4′),157.4(C-7),152.4(C-5),152.8(C-9),128.6(C-2′,6′),131.4(C-6),121.3(C-1′),116.1(C-3′,5′),104.2(C-3),102.5(C-10),94.2(C-8),60.0(-OCH$_3$)。以上数据对照相关文献,推定化合物 2 为 5,7,4′-三羟基-6-甲氧基黄酮。

化合物 3:5,7,4′-三羟基黄酮。

黄色针晶(甲醇),mp > 300 ℃。10% H$_2$SO$_4$乙醇溶液显淡黄色,紫外(254 nm)下有明显暗斑。^{1}H-NMR(300 MHz,DMSO-d$_6$):δ 12.97(1H,s,OH-5),10.48(2H,br s,OH-7,4′),7.93(2H,d,$J=7.56$ Hz,H-2′,6′),6.95(2H,d,$J=7.56$ Hz,H-3′,5′),6.80(1H,s,H-3),6.48(1H,d,$J=2.00$ Hz,H-8),6.18(1H,d,$J=2.00$ Hz,H-6)。以上数据对照相关文献,推定化合物 3 为 5,7,4′-三羟基黄酮。

化合物 4:5,7,3′,4′-四羟基黄酮。

淡黄色无定形粉末,三氯化铁-铁氰化钾反应阳性,盐酸-镁粉反应阳性。^{1}H-NMR(300 MHz,DMSO-d$_6$)谱中给出 10 个质子信号:δ 12.98(1H,s,OH-5),10.79(1H,br s,OH-4′),9.50(2H,br s,OH-7,3′),7.40(1H,d,$J=2.1$Hz,H-2′),7.42(1H,dd,$J=2.1$ Hz,8.1Hz,H-6′),6.98(1H,d,$J=8.1$ Hz,H-5′),6.68(1H,s,H-3),6.45(1H,d,$J=1.9$ Hz,H-8),6.19(1H,d,$J=1.9$ Hz,H-6)。以上数据对照相关文献,推定化合物 4 为 5,7,3′,4′-四羟基黄酮。

化合物 5:5,4′-二羟基-6,7,3′,5′-四甲氧基黄酮。

黄色针晶(甲醇),mp 240~242℃。10% H$_2$SO$_4$乙醇溶液显淡黄色,紫外(254 nm)下有明显暗斑,三氯化铁-铁氰化钾反应阳性,盐酸-镁粉反应阳性。^{1}H-NMR(300 MHz,DMSO-d$_6$):δ 12.95(1H,s,OH-5),9.35(1H,br s,4′-OH),7.38(2H,s,H-2′,6′),7.07(1H,s,H-3),7.01(1H,s,H-8),3.95(3H,s,7-OCH$_3$),3.90(6H,s,3′,5′-OCH$_3$),3.74(3H,s,6-OCH$_3$)。^{13}C-NMR(75 MHz,DMSO-d$_6$):δ 104.5(C-2′,6′),148.3(C-3′,5′),56.6(3′,5′-OCH$_3$),182.4(C-4),164.1(C-2),158.7(C-7),152.8(C-5),152.1

（C－9），140.1（C－4′），132.0（C－6），120.3（C－1′），105.2（C－3），103.5（C－10），91.9（C－8），60.1（6－OCH₃），56.6（7－OCH₃）。以上数据对照相关文献，推定化合物5为5，4′－二羟基－6，7，3′，5′－四甲氧基黄酮。

化合物6：苜蓿素。

浅黄色针状结晶（氯仿－甲醇），mp 291.0～292.0 ℃，三氯化铁－铁氰化钾反应阳性，示有酚羟基存在；盐酸－镁粉反应阳性，提示为黄酮类化合物。¹H－NMR（300 MHz，DMSO－d₆）中，δ 12.97（1H，s，5－OH），δ 10.87（1H，s，7－OH），δ 9.34（1H，s，4′－OH），提示有三个酚羟基。δ 6.56（1H，d，J＝2.1 Hz）、δ 6.20（1H，d，J＝2.1 Hz）为典型的间位偶合苯环质子信号，分别归属为 A 环 8、6 位质子信号，δ 6.99（1H，s）为 3 位质子特征信号。δ 3.89（6H，s）提示有 2 个甲氧基，由于其化学环境一致，故推断 2 个甲氧基位于 B 环的 3′，5′或 2′，6′位。δ 7.33（2H，s）的 2 个质子则归属于 3′，5′或 2′，6′位，¹³C－NMR（75 MHz，DMSO－d₆）中共给出 17 个碳信号，其中 δ 148.3（2×C）和 δ 139.9 为三个连氧碳信号。综上所述，与文献中苜蓿素的谱学数据和理化性质对照，基本一致，故推定化合物6为苜蓿素。

化合物7：苜蓿素－7－O－β－D－吡喃葡萄糖苷。

黄色针晶（氯仿－甲醇），mp 240.0～241.0 ℃，三氯化铁－铁氰化钾反应阳性，提示有酚羟基存在；盐酸－镁粉反应阳性，Molish 反应阳性，提示该化合物可能为黄酮苷类化合物，酸水解检出葡萄糖。¹H－NMR（300 MHz，DMSO－d₆）中，烯烃区给出 5 个质子信号 δ：7.37（2H，s，H－2′，6′），7.09（1H，s，H－3），6.94（1H，d，J＝1.8 Hz，H－8），6.47（1H，d，J＝1.8 Hz，H－6），高场区给出 2 个甲氧基的质子信号 δ 3.89（6H，s，3′，5′－OCH₃），确定其母核为苜蓿素；糖区给出糖的端基质子信号 δ 5.06（1H，d，J＝7.2 Hz，1″－H），根据其端基质子的偶合常数确定糖苷键为β构型。¹³C－NMR（75 MHz，DMSO－d₆）中给出糖的端基碳信号 δ 100.2（C－1″），在 δ 76.6～60.6 处给出与甲基－β－D－吡喃葡萄糖苷一致的 5 个碳信号，此外还给出黄酮母核的 15 个碳信号 δ：182.2（C－4），164.2（C－2），163.1（C－7），161.2（C－9），157.0（C－5），148.3（C－3′，5′），140.1（C－4′），120.3（C－1′），105.5（C－10），104.6（C－2′，6′），103.9（C－3），99.6（C－6），95.4（C－8）。将其核磁数据与化合物2的对照，发现母核碳信号基本一致，多出了一组糖区碳信号，C₇位碳信号向高场位移了 0.7 个化学位移单位，C₁₀位碳信号向低场位移了 1.7 个化学位移单位，C₆、C₈位碳信号分别向低场位移了 0.7、1.1 个化学位移单位，同时 7 位羟基质子信号消失，H－6、H－8 位氢信号分别向低场位移了 0.26、0.38 个化学位移单位，根据苷化位移的规律，推测葡萄糖以氧苷的形式连于苜蓿素的 7 位。经与文献的谱学数据和理化性质对照，基本一致，故将化合物 7 推定为苜蓿素－7－O－β－D－吡喃葡萄糖苷。

化合物8：苜蓿素－7－O－新橙皮糖苷。

淡黄色粉末（氯仿－甲醇），mp ＞300 ℃，三氯化铁－铁氰化钾反应阳性，提示有酚羟基存在；盐酸－镁粉反应阳性，Molish 反应阳性，提示该化合物可能为黄酮苷类化合物，酸水解检出葡萄糖和鼠李糖。¹H－NMR（300 MHz，DMSO－d₆）中，烯烃区给出 5 个质子信号 δ：7.34（2H，br s，H－2′，6′），7.09（1H，br s，H－3），6.89（1H，br s，H－8），6.38（1H，br s，H－6），高场区给出 2 个甲氧基的质子信号 δ 3.88（6H，s，3′，5′－OCH₃），确定其母核为苜蓿素；糖区给出糖的端基质子信号 δ：5.21（1H，d，J＝7.2 Hz，1″－H）为葡萄糖端基质子信号，根据其端基质子的偶合常数确定糖苷键为 β 型;5.12(1H,br s,$1'''$ – H)为鼠李糖端基质子信号,结合碳谱中 $5'''$ 位碳信号 δ 68.8 确定糖端基构型为 α 型;高场区给出 1 个鼠李糖的甲基质子信号 δ 1.20(3H,d,J = 6.3 Hz,$5'''$ – CH$_3$)。^{13}C – NMR(150 MHz,DMSO – d$_6$)中给出黄酮母核的 15 个碳信号 δ:182.5(C – 4),164.6(C – 2),163.1(C – 7),161.5(C – 9),157.4(C – 5),148.7(C – $3'$,$5'$),140.5(C – $4'$),120.6(C – $1'$),106.0(C – 10),104.9(C – $2'$,$6'$),104.4(C – 3),98.7(C – 6),95.4(C – 8)和 2 个糖端基碳信号 δ:101.0(C – $1'''$),99.9(C – $1''$)。将其 ^{13}C – NMR 数据与化合物 3 的对照,发现母核信号基本一致,多出了一组糖区碳信号,C – $2''$ 向低场移动了 4.5 个化学位移单位,C – $1''$、C – $3''$ 分别向高场位移 0.3、0.6 个化学位移单位,推测其 7 位成双糖苷,且鼠李糖为外侧糖。将其谱学数据和理化性质与文献的对照,基本一致,故推定化合物 8 为首蓿素 – 7 – O – 新橙皮糖苷。化合物 6 ~ 8 的氢谱、碳谱数据比较如表 6 – 3、表 6 – 4 所示。

表 6 – 3 化合物 6 ~ 8 的 ^{1}H – NMR(300 MHz,DMSO – d$_6$)

序号	化合物(δ H,J in Hz)		
	6	7	8
3	6.99(1H,s)	7.09(1H,s)	7.09(1H,s)
6	6.21(1H,d,2.1)	6.47(1H,d,1.8)	6.38(1H,br s)
8	6.56(1H,d,2.1)	6.94(1H,d,1.8)	6.89(1H,br s)
$2'$,$6'$	7.33(2H,s)	7.37(2H,s)	7.34(2H,s)
5 – OH	12.97(1H,br s)	12.96(1H,br s)	12.95(1H,br s)
7 – OH	10.82(1H,br s)		
$4'$ – OH	9.34(1H,br s)	9.40(1H,br s)	9.40(1H,br s)
$1''$		5.06(1H,d,7.2)	5.21(1H,d,7.0)
$1'''$			5.12(1H,br s)
$3'$,$5'$ – OCH3	3.89(3H,s)	3.89(3H,s)	3.88(3H,s)
$6'''$ – CH3			1.20(3H,d,6.3)

表 6 – 4 化合物 6 ~ 8 的 ^{13}C – NMR(150 MHz,DMSO – d$_6$)

序号	6	7	8	序号	6	7	8
2	164.2	164.2	164.6	$4'$	139.9	140.1	140.5
3	103.7	103.9	104.4	$1''$		100.2	99.9
4	181.9	182.2	182.5	$2''$		73.3	77.8
5	157.4	157.0	157.4	$3''$		77.5	76.9
6	98.9	99.6	98.7	$4''$		69.7	72.3
7	163.8	163.1	163.1	$5''$		76.6	77.7
8	94.3	95.4	95.4	$6''$		60.7	61.0
9	161.5	161.2	161.5	$1'''$			101.0

表6-4(续)

序号	6	7	8	序号	6	7	8
10	103.8	105.5	106.0	2‴			70.3
3′,5′-OCH3	56.5	56.4	56.4	3‴			70.8
1′	120.5	120.3	120.6	4‴			70.9
2′,6′	104.4	104.6	104.9	5‴			68.8
3′,5′	148.3	148.3	148.7	6‴			18.2

化合物9:木犀草素。

淡黄色粉末(甲醇),mp 328.0~330.0 ℃。三氯化铁-铁氰化钾反应阳性,盐酸-镁粉反应阳性,Molish 反应阴性。^{1}H-NMR(300 MHz,DMSO-d$_6$)δ:12.98(1H,s,5-OH),10.82(1H,s,7-OH),7.43(1H,dd,J=1.8,8.1 Hz,H-6′),7.42(1H,d,J=1.8 Hz,H-2′),6.89(1H,d,J=8.1 Hz,H-5′),6.69(1H,s,H-3),6.45(1H,d,J=1.8 Hz,H-8),6.19(1H,d,J=1.8 Hz,H-6);^{13}C-NMR(75 MHz,DMSO-d$_6$)δ:182.1(C-4),164.6(C-7),164.3(C-2),161.9(C-9),157.7(C-5),150.1(C-4′),146.2(C-3′),121.9(C-6′),119.5(C-1′),116.5(C-5′),113.8(C-2′),104.1(C-10),103.3(C-3),99.3(C-6),94.3(C-8)。以上数据对照相关文献,推定化合物9为木犀草素。

化合物10:山奈酚-7-O-β-D-吡喃葡萄糖苷。

黄色无定形粉末(甲醇),mp 267~268℃;三氯化铁-铁氰化钾反应阳性,提示有酚羟基存在;盐酸-镁粉反应阳性,Molish 反应阳性,推测为黄酮苷类化合物;酸水解检出 D-葡萄糖。^{1}H-NMR(300 MHz,DMSO-d$_6$)谱中:δ 12.50(1H,s,5-OH),10.18(1H,s)和9.60(1H,s)为三个酚羟基质子信号;δ 8.08(2H,d,J=9.0 Hz)与δ 6.94(2H,d,J=9.0 Hz)为4′-取代黄酮类化合物 B 环上 H-2′,6′和 H-3′,5′特征质子信号;δ 6.42(1H,d,J=2.1 Hz)与δ 6.81(1H,d,J=2.1 Hz)为 A 环6,8 位质子信号,依据其^{1}H-NMR 给出的数据,可知该化合物具有山奈酚母核;此外,在^{1}H-NMR 高场区多出 11 个糖区质子信号,δ_{H} 5.43(1H,d,J=4.8 Hz)为葡萄糖的端基氢信号,提示该糖端基的相对构型为 β 构型。在^{13}C NMR(75 MHz,DMSO-d$_6$)中,由于 C-7 向高场位移至δ 162.8,同时 C-6,C-8 分别向低场位移至δ 98.9,94.5,故可推断 10 的 C-7 被苷化。综上所述,其 NMR 数据与文献对照基本一致,故推定该化合物为山奈酚-7-O-β-D-吡喃葡萄糖苷。

化合物11:木犀草素-7-O-β-D-吡喃葡萄糖苷。

黄色粉末(甲醇),三氯化铁-铁氰化钾反应阳性,盐酸-镁粉反应阳性,Molish 反应阳性,提示为黄酮苷类化合物。^{1}H-NMR(300 MHz,DMSO-d$_6$)谱中给出三个活泼氢质子信号,δ 12.99(1H,s),9.99(1H,br s)和9.46(1H,br s);δ 12.99(1H,s)为黄酮5 位缔合羟基质子信号;δ 7.44(1H,dd,J=8.4,2.1 Hz),7.42(1H,d,J=2.1 Hz)与δ 6.89(1H,d,J=8.4 Hz)构成一个 ABX 偶合系统,分别为黄酮母核 B 环上的 6′,2′和5′位质子;δ 6.74(1H,s)为黄酮3 位质子特征信号;δ 6.79(1H,d,J=1.8 Hz)和δ 6.44(1H,d,J=1.8 Hz)分别为 A 环上的 8 位和6 位质子信号;δ 5.40~3.03 之间有 11 个糖区质子信号,其中δ 5.07(1H,d,J=7.2 Hz)为糖端基质子信号,其偶合常数提示该糖端基碳的相对构型为 β 构型。由

^{1}H – NMR 给出的信息可知该化合物含有为木犀草素母核,其^{13}C NMR(75 MHz,DMSO – d$_6$)给出 21 个碳信号,与木犀草素的碳谱数据相比,多出一组葡萄糖碳信号:δ 100.0(C – 1″),77.3(C – 3″),76.5(C – 5″),73.2(C – 2″),69.7(C – 4″),60.8(C – 6″),另外,C – 7 向高场位移至 δ 163.1,而 C – 6,C – 8 分别向低场位移至 δ 99.7,94.9,其他位置的化学位移基本一致,故可推断该化合物的 C – 7 位发生糖苷化。综合以上理化性质和波谱数据,并与相关文献对照,推定该化合物为木犀草素 – 7 – O – β – D – 吡喃葡萄糖苷,化合物 10 和化合物 11 的^{13}C NMR 数据比较如表 6 – 5 所示。

表 6 – 5 化合物 10 和化合物 11 的^{13}C – NMR(75 MHz DMSO – d$_6$)

序号	10	11	序号	10	11
2	147.6	164.6	3′	115.6	145.9
3	136.1	103.3	4′	159.5	150.1
4	176.2	182.0	5′	115.6	116.1
5	160.5	157.1	6′	129.8	119.3
6	98.9	99.6	1″	100.0	100.0
7	162.8	163.0	2″	73.2	73.2
8	94.5	94.8	3″	77.3	77.3
9	155.9	161.3	4″	69.7	69.7
10	104.8	105.5	5″	76.5	76.5
1′	121.6	121.5	6″	60.7	60.7
2′	129.8	113.7			

化合物 12:金连木双黄酮。

黄色粉末(甲醇),10% 硫酸乙醇溶液显黄色,三氯化铁 – 铁氰化钾反应阳性。ESI – MS 给出准分子离子峰[M – H]$^-$ m/z 537.25,结合^{1}H – NMR、^{13}C – NMR 谱数据,推测其分子式为 C$_{30}$H$_{18}$O$_{10}$。

^{13}C – NMR(75 MHz,DMSO – d$_6$)谱中在 δ 90 ~ 185 范围内给出 20 个 sp^2 杂化的碳信号,并由其中的某些黄酮类化合物特征性数据,如 δ 94.2,94.2,99.0,99.1,181.8,182.1,推测该化合物含有两个黄酮体,即为双黄酮类化合物。

进一步观察其^{1}H – NMR(600 MHz,DMSO – d$_6$)谱:δ 12.89(1H,s),12.87(1H,s)为两个 C – 5 位活泼质子信号;δ 8.03(2H,d,J = 9.0 Hz),7.02(2H,d,J = 9.0 Hz)为黄酮 B 环 4′羟基取代所形成的 AA′BB′系统中 2‴,6‴ 和 3‴,5‴ 质子信号;δ 7.89(1H,br d,J = 9.0 Hz),7.88(1H,br s)和 δ 7.16(1H,d,J = 9.0 Hz)为黄酮 B 环 3″,4″ 二羟基取代后形成的 ABX 偶合系统中的质子信号;6.19(1H,d,J = 2.4 Hz),δ 6.48(1H,br s)为一组黄酮 A 环 6 位和 8 位质子信号;6.18(1H,d,J = 1.8 Hz),δ 6.48(1H,br s)为另一组黄酮 A 环 6 位和 8 位质子信号;δ 6.85(1H,s),6.84(1H,s)为两个黄酮体 C 环 3 位质子信号。综上所述,可以推断该双黄酮的母核是由一分子木犀草素片段和一分子芹菜素片段通过 3′ – O – 4″ 连接而成的。此

连接方式可以通过 HMBC 得以验证,在 HMBC 中 δ 7. 16(H - 5′),7. 88(H - 2′)与 153. 5 (C - 4′),141. 7(C - 3′)存在远程相关。

以上信号与文献报道的金连木双黄酮基本一致。综上所述,推定化合物 12 为金连木双黄酮。根据 HSQC、HMBC 谱中提供的相关信息,对该化合物的碳氢核磁数据进行了具体归属,如图 6 - 3 所示。

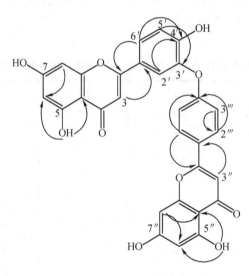

图 6 - 3 化合物 12 的 HMBC(H→C)

化合物 13:金连木双黄酮 - 7 - O - β - D - 吡喃葡萄糖苷。

黄色粉末,三氯化铁 - 铁氰化钾反应阳性,盐酸 - 镁粉反应阳性,Molish 反应阳性,表明其可能为黄酮苷类化合物;酸水解检测出 D - 葡萄糖。ESI - MS m/z:699 [M - H]$^-$,537 [M - H - 162]$^-$;HR TOF - MS m/z:723. 132 1 [M + Na]$^+$(calcd for $C_{36}H_{28}NaO_{15}$:723. 132 0), 推测化合物 13 的分子式为 $C_{36}H_{28}O_{15}$。

^{1}H - NMR (600 MHz,DMSO - d$_6$)谱中在 δ 5. 06(1H,d,J = 7. 2 Hz)处为一糖端基质子信号,结合^{13}C - NMR(150 MHz,DMSO - d$_6$)中的 δ 99. 9,77. 2,76. 5,73. 2,69. 6 和 60. 7,推断该化合物有一个 β - D 构型的葡萄糖片段。

另外,^{13}C - NMR(150 MHz,DMSO - d$_6$)谱中在 δ 90 ~ 185 范围内给出 30 个 sp^2 杂化的碳信号,并由其中的某些黄酮类化合物特征性数据,如 δ 94. 1,95. 0,99. 0,99. 7,181. 8,182. 1,推测该化合物含有两个黄酮体,即为双黄酮。进一步观察其^{1}H - NMR (600 MHz,DMSO - d$_6$) 谱:δ 12. 90(1H,s),12. 86(1H,s)为两个 C - 5 位活泼质子信号;8. 04(2H,d,J = 9. 0 Hz), 7. 03(2H,d,J = 9. 0 Hz)为黄酮 B 环 4′羟基取代所形成的 AA′BB′系统中 2‴,6‴和 3‴,5‴质子信号;7. 92(1H,br s),7. 92(1H,br s)和 7. 16(1H,d,J = 9. 0 Hz)为黄酮 B 环 3′,4′二羟基取代后形成的 ABX 偶合系统中的质子信号;6. 43(1H,d,J = 2. 4 Hz),δ 6. 85(1H,d,J = 2. 4 Hz)为一组黄酮 A 环 6 位和 8 位质子信号;6. 19(1H,d,J = 1. 8 Hz),δ 6. 48(1H,d,J = 1. 8 Hz)为另一组黄酮 A 环 6 位和 8 位质子信号;6. 95(1H,s),6. 85(1H,s)为两个黄酮体 C 环 3 位质子信号。由以上信息,可以推断该双黄酮的母核是由一分子芹菜素和一分子木犀

草素连接而成的,且含有一分子的葡萄糖。

在其 ESI MS 谱图中,m/z 699.0 处给出了该化合物的准分子离子峰[M − H]⁻,m/z 537 脱掉糖基的碎片离子峰及失掉一分子芹菜素后的碎片离子峰 431.1($C_{21}H_{19}O_{10}{}^-$)和碎片离子峰($C_{21}H_{19}O_{11}{}^-$)447.1,在 ESI MS 二级谱中,给出了碎片离子峰 285.2($C_{15}H_9O_6{}^-$)及 269.1($C_{15}H_9O_5{}^-$),由此推测葡萄糖基与木犀草素片段相连。进一步分析¹H − NMR 可发现,其中一组黄酮 A 环 6 位和 8 位质子信号的化学位移[δ 6.85(1H,d,J = 2.4 Hz),6.43(1H,d,J = 2.4 Hz)]明显高于另一组[δ 6.48(1H,d,J = 1.8 Hz),6.19(1H,d,J = 1.8 Hz)],推测是由于 C − 7 位发生苷化位移所致,即葡萄糖基连在木犀草素的 C − 7 位,另外在其 HMBC 谱中,δ 5.06(1H,d,J = 7.2 Hz),6.85(1H,d,J = 2.4 Hz),6.43(1H,d,J = 2.4 Hz)与 δ 163.3(C − 7)皆有远程相关,证明了葡萄糖基确实与木犀草素片段的 C − 7 位相连。

进一步分析¹³C NMR,木犀草素片段的 C − 3′,4′和 5′分别位移至 141.7,153.5 和 118.0,这是由于木犀草素的 C − 3′位与芹菜素的 C − 4′位通过氧原子相连发生烷基化所致,HMBC 谱中,δ 7.93(1H,br d,J = 9.0 Hz),7.16(1H,d,J = 9.0 Hz)分别与 δ 153.5(C − 4′),141.7(C − 3′)有远程相关,也证实了木犀草素的 C − 3′位与芹菜素的 C − 4′位通过氧原子相连。综上所述,将该化合物的苷元的¹H 和¹³C NMR 数据与文献中金连木双黄酮数据比较,基本一致。化合物 13 的 HMBC(H→C)如图 6 − 4 所示。

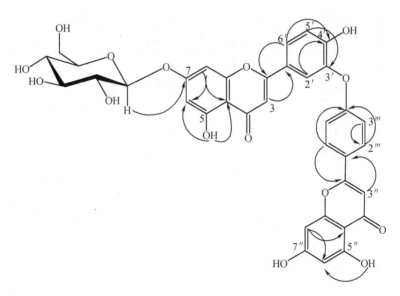

图 6 − 4 化合物 13 的 HMBC(H→C)

综合以上理化性质和波谱数据与文献,推定化合物 13 为金连木双黄酮 − 7 − O − β − D − 吡喃葡萄糖苷,经 Scifinder 系统检索,确定该化合物为一未见文献报道的新化合物。

根据 HSQC、HMBC 谱中提供的相关信息,对化合物 12 和化合物 13 的碳氢核磁数据进行了具体归属,如表 6 − 6 所示。

表 6 – 6　化合物 12、化合物 13、木犀草素和芹菜素的[1] H NMR、[13] C – NMR

位置	12 δ C	12 δ H(J Hz)	13 δ C	13 δ H(J Hz)	木犀草素
2	162.8		163.1		164.3
3	103.9	6.85(s)	103.5	6.95(s)	103.3
4	181.9		182.1		182.0
5	161.6		161.2		161.9
6	99.0	6.18(s,1.8)	99.7	6.43(d,2.4)	99.0
7	164.4		163.3		164.6
8	94.2	6.48(br s)	95.0	6.85(d,2.4)	94.3
9	157.5		157.0		157.7
10	104.1		105.4		104.1
1′	122.4.		122.4		119.5
2′	121.4	7.88(br s)	121.5	7.92(br s)	113.8
3′	141.7		141.7		146.2
4′	153.5		153.5		150.1
5′	118.0	7.16(d,9)	118.0	7.16(d,9)	116.5
6′	125.5	7.89(br d,9)	125.5	7.92(br s)	121.5
位置	δ C	δ H(J Hz)	δ C	δ H(J Hz)	芹菜素
2″	162.8		163.1		164.1
3″	104.1	6.85(s)	104.1	6.85(s)	103.2
4″	181.9		181.8.		182.2
5″	160.9		160.9		161.5
6″	99.0	6.19(d,2.4)	99.0	6.19(d,1.8)	99.3
7″	164.4		164.4		163.7
8″	94.5	6.48(br s)	94.1	6.48(d,1.8)	94.0
9″	157.5		157.4		161.6
10″	104.1		103.8		103.7
1‴	124.5		124.5		124.2
2‴	128.5	8.03(d,9)	128.5	8.04(d,9)	128.4
3‴	116.2	7.02(d,9)	116.1	7.03(d,9)	116.4
4‴	161.5		161.5		161.1
5‴	116.2	7.02(d,9)	116.1	7.03(d,9)	116.4
6‴	128.5	8.03(d,9)	128.5	8.04(d,9)	128.4
7 – O – Glc1‴″			99.9	5.06 d(7.2)	
2‴″			73.2	3.22 m	

表 6 −6（续）

位置	12		13		芹菜素
	δ C	δ H(J Hz)	δ C	δ H(J Hz)	
3''''			77.2	3.42 m	
4''''			69.6	3.17 m	
5''''			76.5	3.28 m	
6''''a			60.7	3.68dd(5.0,10.8)	
6''''b				3.45dd(5.0,13.2)	

化合物 14：芹菜素 $-7-O-\beta-D-$ 吡喃葡萄糖苷。

黄色粉末（氯仿 − 甲醇），mp 180 ~ 181℃。三氯化铁 − 铁氰化钾反应阳性，盐酸 − 镁粉反应阳性，Molish 反应阳性，提示为一含酚羟基的黄酮苷类化合物。^{1}H − NMR（300 MHz，DMSO − d$_6$）中给出两个活泼质子信号：δ 12.96（1H，s），10.40（1H，br s）；7 个芳香质子信号：其中 δ 7.95（2H，d，J = 8.7 Hz），6.92（2H，d，J = 8.7 Hz）为 B 环 4′羟基取代所形成的 AA′BB′系统中 2′，6′和 3′，5′质子信号，δ 6.43（1H，d，J = 2.1 Hz），6.82（1H，d，J = 2.1 Hz）为 A 环 6 位和 8 位质子信号；δ 6.87（1H，s）为 C 环 3 位质子信号；另外在 δ 5.50 ~ 3.10 之间有 11 个糖区质子信号。依据其 ^{1}H − NMR 给出的信息，可知该化合物具有芹菜素的母核；在 ^{13}C NMR（75 MHz，DMSO − d$_6$）中，C −7 向高场位移至 δ 161.4，而 C −6、C −8 分别向低场位移至 δ 99.6，94.9，故可推断化合物 14 的 C −7 被苷化，同时在化合物 14 的 ^{13}C NMR 中的糖区给出一组葡萄糖信号：δ 100.0（C − 1′），77.3（C − 3′），76.5（C − 5′），73.2（C − 2′），69.7（C − 4′），60.7（C − 6′）。由此推断 δ_H 5.42（1H，J = 7.5 Hz）和 δ_C 100.0 为葡萄糖的端基信号，提示该糖端基碳为 β 构型。综合以上理化性质和波谱数据，并与文献进行对照，推定化合物 14 为芹菜素 $-7-O-\beta-D-$ 吡喃葡萄糖苷。

化合物 15：香叶木素 $-7-O-\beta-D-$ 吡喃葡萄糖苷。

黄色粉末（氯仿 − 甲醇），三氯化铁 − 铁氰化钾反应阳性，盐酸 − 镁粉反应阳性，Molish 反应阳性，提示为一含酚羟基的黄酮苷类化合物。

^{1}H − NMR（300 MHz，DMSO − d$_6$）中给出两个活泼质子信号：δ 12.94（1H，s），9.47（1H，br s），其中 δ 12.94（1H，s）为黄酮类化合物的 5 − 羟基的特征质子信号；δ 6.82（1H，br s）和 δ 6.45（1H，br s）为 A 环上 8 位和 6 位的特征质子信号；7.11（1H，d，J = 8.7 Hz），7.58（1H，br d，J = 8.7 Hz），7.46（1H，br s）为 B 环 ABX 系统，分别为 B 环 5′，6′，2′位质子信号。6.85（1H，s，）为 C 环 3 位质子信号，3.88（3H，s）为芳香环上甲氧基质子信号，δ_H 5.08（1H，d，J = 6.8 Hz）为葡萄糖的端基信号，提示该葡萄糖端基碳为 β 构型。依据其 NMR 数据，可知该化合物具有香叶木素的母核。在化合物 15 的 ^{13}C NMR（75 MHz，DMSO − d$_6$）中与香叶木素碳谱数据比较，C −7 向高场位移至 δ 161.2，而 C −6、C −8 分别向低场位移至 δ 99.7，94.8，故可推断 9 的 C −7 被苷化。综合以上理化性质和波谱数据，并与文献进行对照，推定化合物 15 为香叶木素 $-7-O-\beta-D-$ 吡喃葡萄糖苷。化合物 14 和化合物 15 的 ^{13}C NMR 数据归属比较如表 6 −7 所示。

表 6 – 7　化合物 14,15 的 ^{13}C – NMR(75 MHz DMSO – d$_6$)

序号	8	9	No.	8	9
2	164.3	164.2	3′	116.1	146.9
3	105.4	103.9	4′	161.2	151.4
4	182.0	182.1	5′	116.1	112.2
5	157.0	161.2	6′	128.6	119.0
6	99.6	99.7	1″	100.0	100.0
7	161.4	161.2	2″	73.2	73.2
8	94.9	94.9	3″	77.3	77.3
9	163.9	157.1	4″	69.6	69.6
10	103.2	105.5	5″	76.5	76.5
1′	121.1	123.0	6″	60.7	60.7
2′	128.6	113.2	OCH3		55.9

化合物 16:忍冬苷。

黄色粉末(甲醇),三氯化铁 – 铁氰化钾反应阳性,提示有酚羟基存在;盐酸 – 镁粉反应阳性,Molish 反应呈阳性,提示为黄酮苷类化合物,酸水解,薄层检识出葡萄糖和鼠李糖。

^{1}H – NMR(300 MHz,DMSO – d$_6$)中给出三个活泼质子信号:δ 12.99(1H,s,5 – OH),9.98(1H,br s,4′ – OH)和 9.42(1H,br s,3′ – OH);6 个芳香质子信号:δ 7.42(1H,d,J = 2.1 Hz),7.44(1H,dd,J = 2.1,8.1 Hz)与 δ 6.92(1H,d,J = 8.1 Hz)构成一个 ABX 偶合系统,分别为黄酮母核 B 环上的 2′,6′和 5′位质子;δ 6.76(1H,s)为黄酮 3 位质子特征信号;δ 6.77(1H,d,J = 1.5 Hz)和 δ 6.36(1H,d,J = 1.5 Hz)为 5,7 – 二氧取代黄酮 A 环上的 8 位和 6 位质子信号,依据其 ^{1}H – NMR 给出的信息,可知该化合物具有木犀草素的母核。δ 5.09(1H,d,J = 6.9 Hz)为葡萄糖糖端基质子信号,其偶合常数提示该糖端基碳的相对构型为 β 构型,δ 4.71(1H,br s)为鼠李糖端基质子信号,1.19(3H,d,J = 1.5 Hz)为鼠李糖上的 CH$_3$ 质子信号。^{13}C NMR(75 MHz,DMSO – d$_6$)谱:δ 164.6(C – 2),103.6(C – 3),182.0(C – 4),161.3(C – 5),97.8(C – 6),162.6(C – 7),94.5(C – 8),157.3(C – 9),105.4(C – 10),145.9(C – 3′),150.0(C – 4′),116.1(C – 5′),119.2(C – 6′),Glc:99.4(C – 1″),77.3(C – 2″),77.1(C – 3″),76.4(C – 5″),69.7(C – 4″),60.7(C – 6″);Rha:100.5(C – 1‴),70.5(C – 2‴),70.6(C – 3‴),72.0(C – 4‴),68.4(C – 5‴),18.3(C – 6‴)。综合以上理化性质和波谱数据,与文献中报道忍冬苷 NMR 数据基本一致,故推定化合物 16 为忍冬苷。

化合物 17:大风子素。

淡黄色粉末(甲醇),三氯化铁 – 铁氰化钾反应阳性,提示有酚羟基存在;盐酸 – 镁粉反应阳性,提示该化合物可能为黄酮类化合物。^{1}H – NMR(300 MHz,DMSO – d$_6$)δ:12.90(1H,s,5 – OH),10.84(1H,s,7 – OH),6.87(1H,s,H – 3),6.21(1H,d,J = 2.0 Hz,H – 6),6.52(1H,d,J = 2.0 Hz,H – 8),7.66(1H,d,J = 2.0 Hz,H – 2′),7.09(1H,d,J = 8.4 Hz,H – 5′),7.60(1H,dd,J = 8.4,2.0 Hz,H – 6′),7.04(1H,br s,H – 2″),6.81(1H,d,J = 8.0 Hz,

$H-5''$),$7.09(1H,br\ d,J=8.0\ Hz,H-6'')$,$4.96(1H,br\ s,H-7'')$,$4.28(1H,br\ s,H-8'')$,$3.58(1H,d,J=11.2\ Hz,H-9''a)$,$3.31(1H,d,J=11.2\ Hz,H-9''b)$,$3.79(3H,s,3''-OCH_3)$。$^{13}C\ NMR(75\ MHz,DMSO-d_6)\delta:164.3(C-2)$,$104.0(C-3)$,$181.6(C-4)$,$157.4(C-5)$,$98.9(C-6)$,$161.5(C-7)$,$94.2(C-8)$,$163.0(C-9)$,$103.9(C-10)$,$123.6(C-1')$,$114.9(C-2')$,$143.6(C-3')$,$147.2(C-4')$,$116.6(C-5')$,$119.3(C-6')$,$127.0(C-1'')$,$111.8(C-2'')$,$147.7(C-3'')$,$147.2(C-4'')$,$115.4(C-5'')$,$120.7(C-6'')$,$78.1(C-7'')$,$76.4(C-8'')$,$60.1(C-9'')$,$55.8(3''-OCH_3)$。以上数据与文献报道的大风子素数据对照基本一致，推定该化合物为大风子素。

(二)有机酸类化合物

化合物18:3,4-O-二咖啡酰基奎宁酸甲酯。

白色粉末(甲醇);mp 116～117 ℃;三氯化铁-铁氰化钾反应呈阳性,提示结构中有酚羟基存在;溴甲酚绿反应阴性,提示分子中没有游离的羧基存在。

$^1H-NMR(300\ MHz,DMSO-d_6)$中:$\delta\ 6.82(2H,br\ d,J=8.1\ Hz)$,$7.03(2H,dd,J=8.1,2.1\ Hz)$和$7.07(2H,d,J=2.1\ Hz)$构成两组ABX偶合系统中的质子信号;$\delta\ 7.56(1H,d,J=15.9\ Hz)$,$7.47(1H,d,J=15.9\ Hz)$和$\delta\ 6.32(1H,d,J=15.9\ Hz)$,$6.19(1H,d,J=15.9\ Hz)$提示结构中有两对反式偶合的烯烃质子,说明分子中含有两个咖啡酰基,$\delta\ 3.65(3H,s)$为甲氧基质子信号;$^{13}C-NMR(75MHz,DMSO-d_6)$谱中,可见两组咖啡酰基信号:$\delta\ 166.6(C-9')$,$165.3(C-9'')$,$148.7(C-4')$,$148.6(C-4'')$,$147.6(C-7')$,$147.1(C-7'')$,$145.7(C-3')$,$145.5(C-3'')$,$125.6(C-1')$,$125.3(C-1'')$,$121.5(C-6')$,$121.0(C-6'')$,$115.9(C-5')$,$114.9(C-5'')$,$114.5(C-2',2'')$,$113.9(C-8')$,$113.4(C-8'')$;另外还有一组奎宁酸片段信号:$\delta\ 173.5(C-7)$,$73.2(C-1)$,$72.4(C-4)$,$67.9(C-3)$,$65.5(C-5)$,$37.8(C-2)$,$36.8(C-6)$及$52.1(OCH_3)$。综合$^1H-NMR$和$^{13}C\ NMR$给出的信息,推测该化合物为二咖啡酰基取代的奎宁酸类化合物,且为3,4取代模式,在^1H-NMR中,$\delta\ 3.65(3H,s)$结合碳谱$\delta\ 52.1$的碳信号,推测有一个甲氧基,故化合物成甲酯。综合理化性质与波谱数据分析,并与相关文献对照,推定该化合物18为3,4-O-二咖啡酰基奎宁酸甲酯。

化合物19:5-O-咖啡酰基奎宁酸甲酯。

白色粉末(氯仿/甲醇);mp 113～115 ℃;三氯化铁-铁氰化钾反应呈阳性,提示结构中有酚羟基存在。溴甲酚绿反应阴性,提示分子中没有游离的羧基存在。

$^1H-NMR\ (300\ MHz,CD_3OD)$中,$\delta\ 7.03(1H,d,J=1.8\ Hz)$,$6.94(1H,dd,J=8.4,1.8\ Hz)$和$\delta\ 6.77(1H,d,J=8.4\ Hz)$构成了ABX偶合系统;$\delta\ 7.51(1H,d,J=15.6\ Hz)$和$\delta\ 6.21(1H,d,J=15.6\ Hz)$,提示结构中有一对反式偶合的烯烃质子;结合$^{13}C\ NMR$,$\delta\ 168.2$,$175.4$可能为2个酯羰基碳信号,其中168.2为一个$\alpha,\beta$不饱和酯羰基碳信号;结合$^{13}C\ NMR$,$\delta\ 127.8,116.5,149.7,146.9,115.2,123.0$为6个芳香碳信号;$\delta\ 147.7,115.0$为烯碳信号,故推测化合物含有一个咖啡酰基片段;此外,氢谱中$\delta\ 5.26(1H,m,H-5)$,$4.12(1H,ddd,J=13.3,3.6,3.0\ Hz,H-3)$,$3.71(1H,dd,J=2.4,7.2\ Hz,H-4)$和$2.00～2.21(4H,m,H-2,6)$构成了奎宁酸片段特征质子信号;$^{13}C\ NMR$谱中共给出16个碳信号,其中37.8,

38.0,70.4,72.5,72.0,75.8 为奎宁酸片段特征碳信号;在 ^{1}H – NMR 中,δ 3.68(3H,s)结合碳谱 δ 52.9 的碳信号,推测有一个甲氧基,故化合物成甲酯,经与文献对照基本一致,推定化合物 19 为 5 – O – 咖啡酰基奎宁酸甲酯。

化合物 20:3,4 – O – 二咖啡酰奎宁酸。

淡黄色粉末(甲醇),mp 238 ~ 239 ℃;三氯化铁 – 铁氰化钾反应呈阳性,提示结构中有酚羟基存在;溴甲酚绿反应阳性,提示分子中有游离的羧基存在。ESI – MS m/z 515 [M – H]$^-$。^{1}H – NMR(300 MHz,CD$_3$OD)中:δ 7.05(1H,d,J = 1.8 Hz,H – 2'),7.00(1H,d,J = 1.8 Hz,H – 2″),6.93(1H,dd,J = 1.8,8.2 Hz,H – 6'),6.91(1H,dd,J = 1.8,8.2 Hz,H – 6″),6.77(1H,d,J = 8.2 Hz,H – 5'),6.75(1H,d,J = 8.2 Hz,H – 5″),7.60(1H,d,J = 16.2 Hz,H – 7'),7.50(1H,d,J = 16.2 Hz,H – 7″),δ 6.29(1H,d,J = 16.2 Hz,H – 8'),6.17(1H,d,J = 16.2 Hz,H – 8″)提示分子中含有两个咖啡酰基片段;5.55(1H,m,H – 3),5.12(1H,m,H – 4),4.35(1H,m,H – 5),2.24(2H,m,Heq – 2,6),2.10(2H,m,Hax – 2,6)。以上 NMR 数据与文献报道的基本一致,故推定该化合物为 3,4 – O – 二咖啡酰奎宁酸。

化合物 21:1,3 – O – 二咖啡酰奎宁酸。

淡黄色粉末(甲醇),mp 238 ~ 239 ℃。三氯化铁 – 铁氰化钾反应呈阳性,提示结构中有酚羟基存在,溴甲酚绿反应阳性,提示分子中有游离的羧基存在。ESI – MS m/z 515 [M – H]$^-$。^{1}H – NMR(300 MHz,CD$_3$OD)中:δ 6.94(1H,d,J = 1.8 Hz,H – 2'),6.84(1H,d,J = 1.8 Hz,H – 2″),6.77(1H,br d,J = 8.2 Hz,H – 6'),6.61(1H,br d,J = 8.2 Hz,H – 6″),6.65(1H,d,J = 8.2 Hz,H – 5'),6.53(1H,d,J = 8.2 Hz,H – 5″),7.49(1H,d,J = 15.8 Hz,H – 7'),7.44(1H,d,J = 16.7 Hz,H – 7″),6.22(1H,d,J = 15.8 Hz,H – 8'),6.14(1H,d,J = 15.8 Hz,H – 8″)提示分子中含有两个咖啡酰基片段;5.36(1H,m,H – 3),4.16(1H,m,H – 5),3.67(1H,br d,J = 8.3 Hz H – 4),1.80 – 2.87(4H,m,H – 2,6)。以上数据与文献报道的基本一致,故推定该化合物为 1,3 – O – 二咖啡酰奎宁酸。化合物 18 ~ 21 的 ^{13}C – NMR 数据比较如表 6 – 8 所示。

表 6 – 8 化合物 18 ~ 21 的 ^{13}C – NMR（CD$_3$OD 75 MHz）

序号	29	30	31	32
quinic acid				
1	73.2	73.6	76.2	79.8
2	37.8	37.3	39.3	33.1
3	67.9	68.2	68.8	73.0
4	72.4	70.5	75.7	75.3
5	65.5	71.0	69.5	67.9
6	36.8	36.3	38.4	41.3
7	173.5	175.1	176.8	175.0
OCH$_3$	52.1	52.9		
caffeoy				

表 6 - 8（续）

序号	29	30	31	32
1′,1″	125.6,125.1	125.7	127.7,127.6	127.5,127.5
2′,2″	114.5,114.6	114.9	115.1,114.9	115.3,115.2
3′,3″	145.7,145.5	145.1	146.7,146.7,	146.5,146.4
4′,4″	148.7,148.1	148.5	149.6,149.6	149.7,149.5
5′,5″	115.9,114.9	115.9	116.5,116.5	116.5,116.1
6′,6″	121.5,121.0	125.7	123.1,123.1	122.9,122.0
7′,7″	147.6,147.1	145.7	147.6,147.5	147.7,147.2
8′,8″	113.9,113.4	114.4	114.7,114.5	115.4,115.3
9′,9″	166.6,165.3	165.5	168.6,168.4	167.8,168.8

化合物 22:3,5 - 二咖啡酰奎宁酸。

白色无定形粉末，ESI - MS m/z：515［M - H］⁻。¹H - NMR（300 MHz,CD₃OD）δ：2.13 ~ 2.34(4H,m,H - 2,6),3.98(1H,dd,J = 3.4,7.6 Hz,H - 4),5.39(1H,ddd,J = 4.5,8.2,10.8 Hz,H - 5),5.43(1H,m,H - 3),6.26(1H,d,J = 16.0 Hz,H - 8′),6.33(1H,d,J = 16.0 Hz,H - 8″),6.77(1H,d,J = 8.2 Hz,H - 5′),6.78(1H,d,J = 8.2 Hz,H - 5″),6.96(1H,dd,J = 2.0,8.2 Hz,H - 6′),6.97(1H,dd,J = 2.0,8.0 Hz,H - 6″),7.06(1H,d,J = 2.0 Hz,H - 2′),7.07(1H,d,J = 2.0 Hz,H - 2″),7.56(1H,d,J = 16.0 Hz,H - 7′),7.60(1H,d,J = 16.0 Hz,H - 7″)；13C - NMR(75 MHz,CD₃OD)δ：36.3(C - 2),37.5(C - 6),70.6(C - 4),72.4(C - 3),72.8(C - 5),74.8(C - 1),115.4(C - 8″),115.6(C - 8′),115.8(C - 2′,2″),116.7(C - 5′,5″),123.1(C - 6′,6″),127.9(C - 1′,1″),146.8(C - 3′,3″),147.4(C - 7′),147.6(C - 7″),149.8(C - 4′,4″),168.5(C - 9′),168.9(C - 9″),175.8(- COOH)。以上数据与文献报道基本一致，故推定化合物 22 为 3,5 - 二咖啡酰奎宁酸。

化合物 23:4,5 - 二咖啡酰奎宁酸。

淡黄色粉末，ESI - MS m/z：515［M - H］⁻。¹H - NMR（300 MHz,CD₃OD）δ：1.94 ~ 2.34(2H,m,H - 2),4.35(1H,m,H - 3),5.02(1H,dd,J = 3.2,8.2 Hz,H - 4),5.63(1H,ddd,J = 4.5,8.2,10.8 Hz,H - 5),1.94 ~ 2.34(2H,m,H - 6),7.02(1H,d,J = 2.0 Hz,H - 2′),6.74(1H,d,J = 8.0 Hz,H - 5′),6.88(1H,dd,J = 2.0,8.0 Hz,H - 6′),7.53(1H,d,J = 15.9 Hz,H - 7′),6.24(1H,d,J = 15.9 Hz,H - 8′),7.04(1H,d,J = 2.0 Hz,H - 2″),6.76(1H,d,J = 8.0 Hz,H - 5″),6.89(1H,dd,J = 2.0,8.0 Hz,H - 6″),7.59(1H,d,J = 15.9 Hz,H - 7″),6.28(1H,d,J = 15.9 Hz,H - 8″)；¹³C - NMR（100 MHz,CD3OD）δ：38.6(C - 2),39.5(C - 6),69.4(C - 3),69.5(C - 5),75.9(C - 4),76.2(C - 1),114.8(C - 8″),114.9(C - 8′),115.4(C - 2′,2″),116.7(C - 5′,5″),123.1(C - 6′,6″),127.6(C - 1′,1″),146.8(C - 3′,3″),147.8(C - 7′),147.9(C - 7″),149.8(C - 4′,4″),168.5(C - 9′),168.9(C - 9″),175.8(- COOH)。以上数据与文献报道基本一致，故推定化合物 23 为 4,5 - 二咖啡酰奎宁酸。

化合物 24:绿原酸。

白色粉末（氯仿/甲醇）,mp 207 ~ 208 ℃。三氯化铁 - 铁氰化钾反应呈阳性,提示结构中有酚羟基存在,溴甲酚绿反应阳性,提示分子中有游离的羧基存在。与绿原酸对照品在三种溶剂系统中共薄层色谱,R_f 值一致且混合熔点不下降,故推定该化合物为绿原酸。

化合物 25:新绿原酸。

白色粉末,mp 193 ~ 195 ℃,ESI – MS m/z:353 [M – H]⁻。¹H – NMR(300 MHz,DMSO – d6)δ:1.86 ~ 2.01(4H,m,H – 2,6),3.78(1H,m,H – 4),4.12(1H,m,H – 3),5.21(1H,m,H – 5),6.26(1H,d,J = 16.0 Hz,H – 8′),6.77(1H,d,J = 8.0 Hz,H – 5′),6.95(1H,dd,J = 2.0,8.0 Hz,H – 6′),7.05(1H,d,J = 2.0 Hz,H – 2′),7.50(1H,d,J = 16.0 Hz,H – 7′);¹³C – NMR(75 MHz,DMSO – d6)δ:35.1(C – 2),38.6(C – 6),70.3(C – 3),70.6(C – 4),67.3(C – 5),72.6(C – 1),114.5(C – 2′),114.9(C – 8′),115.8(C – 5′),121.1(C – 6′),125.7(C – 1′),144.3(C – 3′),144.7(C – 7′),145.7(C – 4′),166.3(C – 9′),175.4(– COOH)。以上数据与文献报道基本一致,故推定化合物 25 为新绿原酸。

化合物 26:隐绿原酸。

白色粉末,ESI – MS m/z:353 [M – H]⁻。¹H – NMR(300 MHz,DMSO – d6)δ:7.60(1H,d,J = 16.0 Hz,H – 3′),7.04(1H,d,J = 2.0 Hz,H – 5′),6.95(1H,dd,J = 2.0,8.0 Hz,H – 9′),6.77(1H,d,J = 8.1 Hz,H – 8′),6.30(1H,d,J = 16.0 Hz,H – 2′),4.90(1H,m,H – 4),2.40(2H,m,H – 6),2.14(2H,m,H – 2);¹³C – NMR(75 MHz,DMSO – d6)δ:177.3(C – 7),165.6(C – 1′),148.6(C – 7′),145.8(C – 6′),145.6(C – 3′),125.5(C – 4′),121.6(C – 9′),115.9(C – 8′),114.9(C – 2′),113.9(C – 5′),75.8(C – 1),71.5(C – 5),68.6(C – 4),62.9(C – 3),36.6(C – 2),35.8(C – 6)。以上数据与献报道照基本一致,故推定化合物 26 为隐绿原酸。

化合物 27:咖啡酸。

浅黄色粉末,ESI – MS m/z:179 [M – H]⁻。¹H – NMR(300 MHz,CD₃OD)δ:6.18(1H,d,J = 15.9 Hz,H – 8),6.76(1H,d,J = 8.0 Hz,H – 5),6.92(1H,dd,J = 2.1,8.4 Hz,H – 6),7.01(1H,d,J = 2.0 Hz,H – 2),7.52(1H,d,J = 16.0 Hz,H – 7);¹³C – NMR(75MHz,CD₃OD)δ:127.9(C – 1),115.6(C – 2),146.8(C – 3),149.3(C – 4),116.6(C – 5),122.8(C – 6),147.0(C – 7),115.0(C – 8),171.2(C – 9)。以上数据与文献报道基本一致,故推定化合物 27 为咖啡酸。

化合物 28:咖啡酸甲酯。

白色针晶(甲醇),ESI – MS m/z:193[M – H]⁻。¹H – NMR(300 MHz,CD3OD)δ:7.44(1H,d,J = 16.0 Hz,H – 7),7.03(1H,d,J = 2.0 Hz,H – 2),6.98(1H,dd,J = 2.0,8.0 Hz,H – 6),6.77(1H,d,J = 8.0 Hz,H – 5),6.25(1H,d,J = 16.0 Hz,H – 8),3.67(3H,s, – OCH₃);¹³C – NMR(75 MHz,CD₃OD)δ:125.9(C – 1),116.5(C – 2),146.4(C – 3),149.3(C – 4),121.6(C – 5),115.3(C – 6),145.6(C – 7),114.0(C – 8),167.6(C – 9),51.6(– OCH3)。以上数据与文献报道基本一致,故推定化合物 28 为咖啡酸甲酯。

（三）环烯醚萜类化合物

化合物 29:獐牙菜苷。

白色粉末(甲醇),mp 106 ~ 108℃。10% 浓硫酸溶液显墨绿色,Molish 反应阳性。

$^1H-NMR(600\ MHz,DMSO-d_6)$谱中,$\delta\ 7.49(1H,s,H-3)$与$^{13}C-NMR(125MHz,DMSO-d_6)$谱中$\delta\ 104.9(C-4),151.5(C-3)$和$164.7(C-11)$为环烯醚萜中典型的2-氧-3-烯-11-羧基片段特征信号;此外,$5.48(1H,m,H-8),5.32(1H,m,H-10a)$和$5.12(1H,m,H-10b)$为端烯氢信号,$\delta\ 132.5(C-8)$和$120.3(C-10)$为端烯碳信号,这是裂环环烯醚萜化合物的特征信号峰,说明化合物29属于裂环环烯醚萜苷类。$\delta\ 4.50(1H,d,J=8.4\ Hz)$为葡萄糖糖的端基质子信号,其偶合常数提示该糖端基碳的相对构型为β构型;$^{13}C\ NMR$谱中共给出16个碳信号,$\delta\ 164.7$一个酯羰基信号,$132.5,120.3$是烯键碳信号,$60\sim100$之间的一组数据是糖链的碳信号;$\delta\ 95.6$为1位次甲二氧基特征的碳信号,结合$\delta\ 5.44(1H,d,J=3.6\ Hz,H-1)$,说明葡萄糖连在1位成苷。综合以上理化性质和波谱数据,经对比与文献中獐牙菜苷数据基本一致,故推定化合物29为獐牙菜苷。

化合物30:裂环马钱子苷。

白色粉末(甲醇),mp 140~142℃。10%浓硫酸溶液显墨绿色,Molish反应阳性,溴甲酚绿反应为阳性,推测含有羧基。

$^1H-NMR(300\ MHz,DMSO-d_6)$谱中,$\delta\ 7.35(1H,s,H-3)$与$^{13}C\ NMR(75MHz,DMSO-d_6)$谱中$\delta\ 109.7(C-4),151.2(C-3),166.8(C-11)$为环烯醚萜中典型的2-氧-3-烯-11-羧基片段特征信号;此外,$5.58(1H,m,H-8),5.20(1H,m,H-10a)$和$5.12(1H,m,H-10b)$为端烯氢信号,$\delta\ 134.2(C-8)$和$119.1(C-10)$为端烯碳信号,这是裂环环烯醚萜化合物的特征信号峰,说明化合物29属于裂环环烯醚萜类。$\delta\ 4.47(1H,d,J=7.8\ Hz)$为葡萄糖糖的端基质子信号,其偶合常数提示该糖端基碳的相对构型为β构型;$^{13}C\ NMR$谱中共给出17个碳信号,$\delta\ 166.8$是酯键的碳信号,与羧基碳信号相比,其化学位移值向高场移动;$\delta\ 175.3$是羧基的碳信号;$\delta\ 151.2,109.7,134.3,119.7$是烯键的碳信号;$\delta\ 50.9$是甲氧基的碳信号;$\delta\ 98.9,73.1,76.9,70.0,77.4,61.1$是葡萄糖的碳信号;$\delta\ 96.1$为1位次甲二氧基特征的碳信号,结合$\delta\ 5.40(1H,d,J=3.6\ Hz,H-1)$,说明葡萄糖连在1位成苷。综合以上理化性质和波谱数据,经对比与文献中裂环马钱子苷数据基本一致,故推定化合物29为裂环马钱子苷。

化合物31:裂环马钱子二甲基乙缩醛。

白色粉末(甲醇),mp 140~142℃。1%香草醛浓硫酸溶液显红色,10%浓硫酸溶液显墨绿色,Molish反应阳性,溴甲酚绿反应为阴性,推测不含有羧基。

$^1H-NMR\ (600\ MHz,CD_3OD)$谱中,$\delta\ 7.46(1H,s,H-3)$与$^{13}C\ NMR(150\ MHz,DMSO-d_6)$谱中$\delta\ 111.6(C-4),153.2(C-3)$和$169.1(C-11)$为环烯醚萜中典型的2-氧-3-烯-11-羧基片段特征信号;此外,$5.75(1H,m,H-8),5.36(1H,m,H-10a)$和$5.28(1H,m,H-10b)$为端烯氢信号,$\delta135.8(C-8)$和$119.8(C-10)$为端烯碳信号,这是裂环环烯醚萜化合物的特征信号峰,说明化合物31属于裂环环烯醚萜苷类。$^1H-NMR\ (600\ MHz,CD_3OD)$谱中,给出3个甲氧基质子信号:$\delta\ 3.29(3H,s,7-OCH_3),3.31(3H,s,7-OCH_3)$和$3.67(3H,s,11-OCH_3)$;$\delta\ 4.71(1H,d,J=7.8\ Hz)$为葡萄糖糖的端基质子信号,其偶合常数提示该糖端基碳的相对构型为β构型;$^{13}C\ NMR$谱中共给出19个碳信号,169.1为酯羰基碳信号,与羧基碳信号相比,其化学位移值向高场移动了5-7化学位移值;$\delta\ 153.2,111.6,119.8$和$135.8$是烯键碳信号,$\delta\ 60\sim100$之间的一组数据是糖链的碳信号,$\delta\ 51.2,52.5$和

53.9 是分别是 7 位和 11 位的甲氧基碳信号。其中 δ 97.8 为 1 位次甲二氧基特征的碳信号，结合 δ 5.53（1H，d，$J=5.2$ Hz，H−1），说明葡萄糖连在 1 位成苷。综合以上理化性质和波谱数据，经与文献中裂环马钱子苷数据基本一致，故推定化合物 31 为裂环马钱子苷二甲基乙缩醛。

化合物 32：裂环氧化钱汞。

白色无定形粉末，mp 128 ~ 130 ℃。10% 浓硫酸溶液显墨绿色，Molish 反应阳性，溴甲酚绿反应为阳性，推测含有羧基。ESI−MS（m/z）413 [M+Na]$^+$。^{1}H−NMR（600 MHz，D_2O）δ：5.54（1H，d，$J=4.5$ Hz，H−1），7.49（1H，s，H−3），2.23（1H，m，H−5），2.78（1H，d，$J=10.8$ Hz，H−6a），2.44（1H，d，$J=10.8$ Hz，H−6b），5.70（1H，m，H−8），2.82（1H，m，H−9），5.37（1H，d，$J=17.5$ Hz，H−10a），5.32（1H，d，$J=17.5$ Hz，H−10b），4.85（1H，d，$J=7.8$ Hz，H−1′）。以上数据与文献报道一致，故推定该化合物为裂环氧化马钱素。

化合物 33：裂环马钱素。

白色无定形粉末，mp 114 ~ 115℃。10% 浓硫酸溶液显墨绿色，Molish 反应阳性，溴甲酚绿反应为阴性，推测不含有羧基。ESI−MS（m/z）411 [M+Na]$^+$。^{1}H−NMR（600 MHz，DMSO−d_6）δ：5.40（1H，d，$J=5.0$ Hz，H−1），7.46（1H，s，H−3），3.32（1H，d，$J=7.0$ Hz，H−5），2.60（1H，dd，$J=10.8，7.0$ Hz，H−6a），2.42（1H，dd，$J=10.8，7.0$ Hz，H−6b），9.62（1H，s，H−7），5.60（1H，m，H−8），2.68（1H，dd，$J=9.0，5.0$ Hz，H−9），5.20（2H，m，H−10），3.60（3H，s，OCH$_3$），4.47（1H，d，$J=7.8$ Hz，H−1′）。以上数据与文献报道一致，故推定该化合物为裂环马钱素。化合物 29 ~ 33 的 ^{13}C−NMR 数据比较如表 6−9 所示。

表 6−9　化合物 29 ~ 33 的^{13}C−NMR

序号	29	30	31	32	33
1	96.1	95.6	97.8	97.1	96.5
3	151.2	151.5	153.2	152.1	152.2
4	109.7	104.9	111.6	110.2	108.2
5	28.1	24.4	29.4	28.4	26.2
6	35.9	26.8	33.2	34.2	43.6
7	175.3	67.8	104.4	175.2	201.5
8	134.3	132.3	135.8	132.7	133.6
9	43.1	41.6	45.3	43.8	43.9
10	119.7	120.4	119.8	120.8	119.9
11	166.8	164.7	169.1	169.2	166.6
7−OCH3			51.2		
7−OCH3			52.5		
11−OCH3	50.9		53.9		51.1
1′	98.9	98.2	100.0	98.8	98.7

表 6 - 9(续)

序号	29	30	31	32	33
2′	73.1	73.2	74.5	72.7	73.0
3′	77.4	77.4	78.3	75.8	77.4
4′	70.0	70.1	71.5	69.7	70.0
5′	76.9	76.4	77.9	76.5	76.8
6′	61.1	61.1	62.7	60.9	61.0

化合物 34:忍冬苷 A。

白色粉末,浓硫酸溶液显红色;Liebermann - Burchard 和 Molish 反应阳性,提示可能为三萜皂苷;酸水解检出葡萄糖、鼠李糖、木糖和阿拉伯糖,苷元与常春藤皂苷元共薄层展开,R_f 值一致;ESI - MS 给出准分子离子峰 m/z 1067.7 $[M + Na]^+$,m/z 1083.6 $[M + K]^+$;^{1}H - NMR 谱给出 4 个糖的端基质子信号 δ:6.12(1 H,d,$J = 8.0$ Hz,Glc - 1),6.51(1H,br s,Rham - 1),4.94(1H,d,$J = 7.2$ Hz,Ara - 1),4.87(1H,d,$J = 7.2$ Hz,Xyl - 1);高场区 7 个甲基信号 δ:1.73(3H,d,$J = 6.0$ Hz,Rham - Me),0.84(3H,s,Me - 30),0.88(3H,s,Me - 29),0.91(3H,s,Me - 25),0.99(3H,s,Me - 24),1.11(3H,s,Me - 26),1.18(3H,s,Me - 27)和一个烯氢质子信号 δ5.41(1H,br s,12 - H);^{13}C - NMR 谱 δ176.53,82.01 提示化合物为 3,28 - O - 双糖链苷,δ106.63,105.56,101.48,94.72 四个糖的端基碳确证化合物为含四个糖的三萜皂苷。ESI - MS(positive) m/z:1067.7 $[M + Na]^+$,1083.6 $[M + K]^+$;^{1}H - NMR(C_5D_5N,400 MHz)δ:6.12(1 H,d,$J = 8.0$ Hz,Glc - 1),6.51(1H,br s,Rham - 1),4.94(1H,d,$J = 7.2$ Hz,Ara - 1),4.87(1H,d,$J = 7.2$ Hz,Xyl - 1),5.41(1H,br s,12 - H),1.73(3H,d,$J = 6.0$ Hz,Rham - Me),0.84(3H,s,Me - 30),0.88(3H,s,Me - 29),0.91(3H,s,Me - 25),0.99(3H,s,Me - 24),1.11(3H,s,Me - 26),1.18(3H,s,Me - 27);^{13}C - NMR(C_5D_5N,100 MHz)δ:38.88(C - 1),26.11(C - 2),82.01(C - 3),43.45(C - 4),47.67(C - 5),18.23(C - 6),32.34(C - 7),39.97(C - 8),48.20(C - 9),36.95(C - 10),23.85(C - 11),122.74(C - 12),144.08(C - 13),41.94(C - 14),28.65(C - 15),23.38(C - 16),47.16(C - 17),42.27(C - 18),46.34(C - 19),30.71(C - 20),34.01(C - 21),32.97(C - 22),64.56(C - 23),13.58(C - 24),16.26(C - 25),17.53(C - 26),25.88(C - 27),176.53(C - 28),33.12(C - 29),23.85(C - 30),106.63(Ara - 1),73.09(Ara - 2),74.76(Ara - 3),69.59(Ara - 4),66.99(Ara - 5),94.72(Glc - 1),75.53(Glc - 2),79.58(Glc - 3),71.14(Glc - 4),77.98(Glc - 5),69.02(Glc - 6),105.56(Xyl - 1),74.70(Xyl - 2),77.56(Xyl - 3),71.03(Xyl - 4),66.99(Xyl - 5),101.48(Rha - 1),72.22(Rha - 2),72.53(Rha - 3),73.84(Rha - 4),69.81(Rha - 5),18.78(Rha - 6)。以上数据与文献报道基本一致,故推定此为化合物忍冬苷 A。

化合物 35:忍冬苷 B。

白色粉末,1% 香草醛浓硫酸溶液显红色;Liebermann - Burchard 和 Molish 反应阳性,提示可能为三萜皂苷;酸水解检出鼠李糖、木糖、阿拉伯糖和葡萄糖,苷元与常春藤皂苷元共薄层层析,相同 R_f 值处斑点颜色一致;ESI - MS 给出准分子离子峰 m/z 1225.8 $[M + Cl]^-$;

^{1}H – NMR 谱给出 5 个糖的端基质子信号 δ:6.15(1 H,d,J = 8.2 Hz,Glc – 1),6.20(1H,br s,Rham – 1),6.57(1H,br s,Rham – 1′),4.87(1H,d,J = 7.5 Hz,Xyl – 1),5.09(1H,d,J = 6.2 Hz,Ara – 1),结合 ^{13}C – NMR 谱中糖的端基数据 δ 105.7,104.5,101.7,101.5,94.7 和酸水解结果,推测该化合物含一分子葡萄糖、一分子木糖、一分子阿拉伯糖和两分子鼠李糖,高场区给出 6 个甲基单峰 δ 0.83(3H,s,Me – 30),0.90(3H,s,Me – 29),0.99(3H,s,Me – 25),1.01(3H,s,Me – 24),1.10(3H,s,Me – 26),1.18(3H,s,Me – 27)和两个甲基双峰 δ 1.62(3H,d,J = 6.4 Hz,Rham – Me),1.73(3H,d,J = 6.0 Hz,Rham′ – Me),以及一个烯氢质子信号 5.40(1H,br s,12 – H);^{13}C – NMR 谱中 δ 144.06,122.76 提示化合物为齐墩果烷型三萜皂苷,δ 176.53,81.15 提示化合物含有两条糖链。ESI – MS(negative) m/z:1225.8 [M + Cl]$^-$;^{1}H – NMR(C_5D_5N,400 MHz)δ:5.40(1H,br s,12 – H),6.12(1 H,d,J = 8.0 Hz,Glc – 1),6.23(1H,br s,Rham – 1),6.51(1H,br s,Rham – 1′),4.87(1H,d,J = 7.2 Hz,Xyl – 1),5.07(1H,d,J = 6.0 Hz,Ara – 1),1.62(3H,d,J = 6.4 Hz,Rham – Me),1.73(3H,d,J = 6.0 Hz,Rham – Me′),0.83(3H,s,Me – 30),0.90(3H,s,Me – 29),0.99(3H,s,Me – 25),1.01(3H,s,Me – 24),1.10(3H,s,Me – 26),1.18(3H,s,Me – 27);^{13}C – NMR(C5D5N,100 MHz)δ:39.06(C – 1),26.21(C – 2),81.15(C – 3),43.49(C – 4),47.75(C – 5),18.54(C – 6),32.35(C – 7),39.95(C – 8),48.19(C – 9),36.88(C – 10),23.84(C – 11),122.76(C – 12),144.06(C – 13),42.25(C – 14),28.68(C – 15),23.34(C – 16),47.16(C – 17),41.92(C – 18),46.30(C – 19),30.71(C – 20),34.00(C – 21),32.94(C – 22),63.93(C – 23),13.97(C – 24),16.21(C – 25),17.50(C – 26),25.89(C – 27),176.53(C – 28),33.12(C – 29),23.84(C – 30),104.39(Ara – 1),75.85(Ara – 2),74.12(Ara – 3),69.32(Ara – 4),65.66(Ara – 5),101.67(Rha – 1),72.24(Rha – 2),72.51(Rha – 3),74.76(Rha – 4),69.82(Rha – 5),18.24(Rha – 6),94.70(Glc′ – 1),75.61(Glc′ – 2),79.58(Glc′ – 3),71.17(Glc′ – 4),77.97(Glc′ – 5),69.02(Glc′ – 6),101.52(Rha′ – 1),72.36(Rha′ – 2),72.51(Rha′ – 3),73.86(Rha′ – 4),69.69(Rha′ – 5),18.78(Rha′ – 6),105.55(Xyl – 1),74.76(Xyl – 2),77.57(Xyl – 3),71.03(Xyl – 4),66.99(Xyl – 5)。以上数据与文献报道基本一致,故推定化合物 35 为忍冬苷 B。

化合物 36:忍冬苷 C。

白色粉末,无明显紫外吸收,Liebermann – Burchard 和 Molish 反应阳性;酸水解检出葡萄糖、木糖、鼠李糖。ESI – MS(positive) m/z:1097.8 [M + Na] $^+$,ESI – MS(negative) m/z:1109.7 [M + Cl]$^-$;^{1}H – NMR(C_5D_5N,400 MHz)δ:4.86(1H,d,J = 7.2 Hz,Xyl – 1),5.08(1 H,d,J = 7.6 Hz,Glc – 1),6.11(1 H,d,J = 8.0 Hz,Glc – 1′),6.36(1H,br s,Rham – 1),1.81(3H,d,J = 6.0 Hz,Rham – Me),0.83(3H,s,Me – 30),0.90(3H,s,Me – 29),0.93(3H,s,Me – 25),0.97(3H,s,Me – 24),1.10(3H,s,Me – 26),1.18(3H,s,Me – 27),5.41(1H,br s,H – 12);^{13}C – NMR(C_5D_5N,100 MHz)δ:38.75(C – 1),25.91(C – 2),82.35(C – 3),43.37(C – 4),47.73(C – 5),18.27(C – 6),32.32(C – 7),39.95(C – 8),48.15(C – 9),36.94(C – 10),23.82(C – 11),122.70(C – 12),144.12(C – 13),42.26(C – 14),28.64(C – 15),23.37(C – 16),47.14(C – 17),41.93(C – 18),46.33(C – 19),30.70(C – 20),34.00(C – 21),32.97(C – 22)64.85(C – 23),13.60(C – 24),16.25(C – 25),17.52(C – 26),

25.91(C−27),176.52(C−28),33.11(C−29),23.82(C−30),105.79(Glc−1),75.82(Glc−2),78.66(Glc−3),71.55(Glc−4),78.30(Glc−5),62.74(Glc−6),94.70(Glc′−1),75.49(Glc′−2),79.56(Glc′−3),71.11(Glc′−4),77.97(Glc′−5),69.00(Glc′−6),101.45(Rha−1),72.20(Rha−2),72.52(Rha−3),73.83(Rha−4),69.79(Rha−5),18.76(Rha−6),105.54(Xyl−1),74.74(Xyl−2),77.55(Xyl−3),71.02(Xyl−4),66.97(Xyl−5)。以上数据与文献报道忍冬苷 C 基本一致。

化合物 37:肌醇。

无色片晶(甲醇),mp 224 ~ 225 ℃。^{1}H − NMR (300 MHz,DMSO − d$_6$)中,δ 2.89 ~ 3.69(6H,m)给出 6 个氢信号,在 4.33 ~ 4.55 给出了 6 个活泼羟基质子信号;在 ^{13}C NMR(75 MHz,DMSO − d$_6$)中,给出一组多元醇碳信号:δ 75.3,72.8,72.7,72.0 × 2;综合以上数据,经与文献中肌醇对照基本一致,故推定此化合物为肌醇。

(四)甾醇类类化合物

化合物 38:β − 谷甾醇。

无色针晶(石油醚 − 丙酮),mp 134 ~ 136 ℃,Liebermann − Burchard 反应呈阳性,提示有甾类化合物特征;体积分数为 10% 硫酸乙醇溶液显紫色。经与 β − 谷甾醇对照品共薄层,在三种溶剂系统中 R_f 值一致,混合测熔点不下降,故推定此化合物为 β − 谷甾醇。

化合物 39:胡萝卜苷。

白色粉末(氯仿 − 甲醇),mp 278.0 ~ 280.0 ℃,Liebermann − Burchard 反应呈阳性,Molish 反应阳性,体积分数为 10% 硫酸乙醇溶液显紫色。经与胡萝卜苷对照品共薄层,在三种溶剂系统中 R_f 值一致,混合测熔点不下降,故推定此化合物为胡萝卜苷。

三、忍冬叶化学成分的提取与分离

(一)原料来源

实验用药材来江西省金银花栽培基地,由沈阳药科大学中药学教研室孙启时教授鉴定为忍冬属植物忍冬的干燥叶。

(二)仪器与材料

熔点测定利用 Yanaco MP − S$_3$ 型显微熔点仪(温度未校正,日本芝山制作所);NMR 利用瑞士 Bruker − ARX − 300 型和 Bruker − AV − 600 型核磁共振波谱仪(瑞士布鲁克公司,TMS 内标);ESI − MS 利用 LCQ Advantage 型 LC − MS 质谱仪(美国菲尼根质谱公司);电子分析天平(上海精密科学仪器有限公司);

薄层用硅胶 GF$_{254}$ 和柱层层析硅胶(50 ~ 71 μm,青岛海洋化工厂);大孔树脂 HPD400 型由沧州宝恩化工有限公司生产;Sephadex LH − 20 为瑞士法玛西亚公司产品。柱层析所用的试剂均为 AR 级。氘代试剂(美国 CIL 产品)为北京市汉威士波谱公司分装;常规试剂均为天津康科德医药化工有限公司产品。

（三）化学成分的提取与分离

忍冬的干燥叶 5 kg,经 75% 乙醇加热回流提取三次,每次 2 小时,减压回收溶剂,得浸膏 2.1 kg。取 1 kg 浸膏混悬于水中,依次分别用等体积的石油醚、氯仿、乙酸乙酯、水饱和的正丁醇反复萃取三次,回收溶剂,得石油醚萃取物 200 g,氯仿萃取物 8.5 g,乙酸乙酯萃取层 32 g,正丁醇层 160 g。

氯仿萃取物经过反复硅胶柱色谱,石油醚/丙酮溶剂系统进行梯度洗脱;Sephadex LH - 20 柱色谱,以氯仿/甲醇梯度洗脱;经反复重结晶处理得到化合物 1～5,17。

乙酸乙酯萃取层经反复硅胶柱色谱,以氯仿/甲醇溶剂系统进行梯度洗脱;Sephadex LH - 20 柱色谱,以氯仿/甲醇梯度洗脱;重结晶处理得到化合物 6～11,13,16～18。

正丁醇萃取物经过反复硅胶柱色谱,以氯仿/甲醇梯度洗脱;Sephadex LH - 20 柱色谱,以氯仿/甲醇梯度洗脱;制备薄层色谱;重结晶处理得到化合物 19～39。

四、结果与讨论

（1）从忍冬的叶中,利用溶剂分步萃取和各种色谱分离纯化手段,分离得到 45 种化合物,根据化合物的理化性质分析、波谱解析(NMR、MS 等),鉴定了其中的 39 种化合物的化学结构,黄酮类:5,7,4′ - 三羟基 - 8 - 甲氧基黄酮、5,7,4′ - 三羟基 - 6 - 甲氧基黄酮、5,7,4′ - 三羟基黄酮、5,7,3′,4′ - 四羟基黄酮、5,4′ - 二羟基 - 6,7,3′,5′ - 四甲氧基黄酮、苜蓿素、苜蓿素 - 7 - O - β - D - 吡喃葡萄糖苷、苜蓿素 - 7 - O - 新橙皮糖苷、木犀草素、山奈酚 - 7 - O - β - D - 吡喃葡萄糖苷、木犀草素 - 7 - O - β - D - 吡喃葡萄糖苷、金连木双黄酮、金连木双黄酮 - 7 - O - β - D - 吡喃葡萄糖苷、芹菜素 - 7 - O - β - D - 吡喃葡萄糖苷、香叶木素 - 7 - O - β - D - 吡喃葡萄糖苷、忍冬苷、大风子素;有机酸类:3,4 - O - 二咖啡酰基奎宁酸甲酯、5 - O - 咖啡酰基奎宁酸甲酯、3,4 - O - 二咖啡酰奎宁酸、1,3 - O - 二咖啡酰奎宁酸、3,5 - 二咖啡酰基奎宁酸、4,5 - O - 一二咖啡酰奎宁酸、绿原酸、新绿原酸、隐绿原酸、咖啡酸、咖啡酸甲酯;环烯醚萜类:獐牙菜苷、裂环马钱子苷、裂环马钱子二甲基乙缩醛、裂环氧化马钱素、裂环马钱素;三萜皂苷:忍冬苷 A、忍冬苷 B、忍冬苷 C;其他类:肌醇、β - 谷甾醇、胡萝卜苷。其中,金连木双黄酮 - 7 - O - β - D - 吡喃葡萄糖苷为新化合物,5,7,4′ - 三羟基 - 8 - 甲氧基黄酮、5,7,3′,4′ - 四羟基黄酮、金连木双黄酮为首次从该属植物中分离得到,5,7,4′ - 三羟基黄酮、苜蓿素 - 7 - O - 新橙皮糖苷、木犀草素、木犀草素 - 7 - O - β - D - 吡喃葡萄糖苷为首次从该种植物中分离得到。

（2）从忍冬叶得到的化合物类型来看,与该植物的花蕾(中药金银花)比较十分相近,为黄酮类、环烯醚萜类和有机酸等,这与中医古籍记载“二者功用皆同”一致。但从得量上显示,叶中的忍冬苷和木犀草素 - 7 - O - β - D - 吡喃葡萄糖苷的含量较花蕾高,此亦提示该叶是制备上述二种黄酮的理想原料。

第七章　忍冬叶生物活性研究

第一节　忍冬叶保肝作用研究

肝脏为机体最大的解毒器官,其解毒和吞噬功能对机体有重要的保护作用,因此肝脏疾病一直是医学科学重点研究的对象之一。统计显示,乙肝是世界上三大顽症之一,全世界乙肝病毒携带者约3.5亿人,大约有20亿人感染过乙肝病毒。我国是世界上乙肝病毒感染最严重的国家,感染者多达7亿人,其中1.3亿是乙肝病毒携带者,许多携带者转化为慢性肝炎(超过2 000万人)、肝硬化、肝癌,每年约1 000万人死于肝病(其中50%为原发性肝癌),这对我国人民健康和经济危害严重。

肝损伤是指由各种有害因子和物质引起肝脏生理和病理异常的病变过程,为各种肝病的共同的病理基础,如病毒、酒精、四氯化碳、D-半乳糖胺、缺氧、免疫等均可引起肝脏急慢性损伤,某些寄生虫病如血吸虫病,可引起肝纤维化,因此防治肝损伤是临床肝病治疗的主要环节之一。无论何种病因引起的肝细胞损害均有一个细胞死亡的特异性反应阶段,大量肝细胞的坏死凋亡和肝细胞的缺失可使肝脏的功能衰竭,引起全身性的严重反应,另一方面使残存的肝细胞以过大的负荷进行代偿,结果是加速其死亡。肝细胞有强烈的再生能力,肝细胞的再生是肝细胞受损后肝功能恢复的重要机制,因此肝损伤治疗的主要目标之一是控制肝细胞坏死、促进损害肝细胞修复和促进肝细胞的再生,以改善肝脏功能、提高患者生存力的,同时改善肝脏的供血供氧亦是抗肝损伤的重要环节之一。

自20世纪90年代以来,随着现代医学的发展,对肝损伤的认识已进入到细胞分子学水平;对中医防治肝损伤作用机制的认识也由保护肝细胞膜、降低转氨酶等浅层面深入到细胞分子学水平,中医药对肝损伤的治疗作用机制是多靶点、多层次的。目前,随着西药抗肝炎日益出现副作用大的情况下,中草药治疗肝炎的作用逐渐引起了医学界的重视,研究亦表明中药具有较好的改善乙肝病人的临床症状、保护肝细胞、降酶退黄及一定程度的抗乙肝病毒的作用,而且副作用小,经济适用,极具开发价值。

在前期工作中,著者对其有效成分进行了系统的提取分离,发现忍冬叶主要含有黄酮类、有机酸类、环烯醚萜类等活性成分,其中黄酮类化合物含量较高,黄酮类化合物具有抗脂质过氧化、抗衰老、清除自由基、抗菌抑菌、增强免疫力等作用。研究还发现,忍冬叶中含有有机酸、黄酮和环烯醚萜苷等多类活性成分。与金银花相比,忍冬叶同样具有抗菌、抗炎、抗氧化等生物活性。因此,著者对忍冬叶总黄酮对CCl_4免疫性致小鼠肝损伤保护作用做了相关研究。

取小鼠60只,雌雄各半,随机分为6组,每组10只,即正常对照组、模型组、阳性对照组、忍冬总黄酮各剂量组(即高、中、低剂量组)。各组每天ig,连续10天。正常对照组和模型组给予蒸馏水,阳性对照组给予联苯双酯,忍冬总黄酮各剂量组分别给予不同剂量的忍冬总黄酮。末次给药后禁食不禁水,1 h后,除正常对照组外,其余各组均腹腔注射(ip)CCl_4花生油溶液,16 h后眼球取血,分离血清,检测 ALT、AST 的活性。取肝组织制备 10% 肝匀浆,离心后取上清液,检测肝组织中的 SOD 活性和 MDA 水平。将肝脏置于 10% 中性甲醛中固定做病理检查,然后对其进行评分。TFLJJ 对 CCl_4 致小鼠肝损伤血清 ALT、AST 活性的影响如表 7 - 1 所示,TLFJJ 对 CCl_4 致肝损伤小鼠肝组织中 SOD、MDA 和肝指数的影响如表 7 - 2 所示。

表 7 - 1　TFLJJ 对 CCl_4 致小鼠肝损伤血清 ALT、AST 活性的影响 $(\bar{x} \pm s, n = 10)$

	剂量/(mg·kg^{-1})	ALT/(U·L^{-1})	AST/(U·L^{-1})
正常组		59.23 ± 8.50	72.56 ± 3.48
模型组		252.15 ± 2.34**	175.20 ± 10.35**
联苯双酯	150	67.28 ± 4.05**#	69.78 ± 8.90##
TFLLJ 高剂量组	400	83.66 ± 3.64**##	89.43 ± 9.78##
中剂量组	200	129.47 ± 2.59##	96.56 ± 7.25##
低剂量组	100	195.79 ± 6.36##	124.56 ± 3.06##

注:与正常组比较,* 表示 $P < 0.05$,** 表示 $P < 0.01$;与模型组比较,# 表示 $P < 0.05$,## 表示 $P < 0.01$;

表 7 - 2　TLFJJ 对 CCl_4 致肝损伤小鼠肝组织中 SOD、MDA 和肝指数的影响 $(\bar{x} \pm s, n = 10)$

组别	剂量/(mg·kg^{-1})	SOD/(U·mg^{-1})	MDA/(μmol·g^{-1})	肝脏指数/%
正常组		124.50 ± 9.15	20.78 ± 9.42	1.13 ± 0.21
模型组		75.23 ± 4.73**	48.94 ± 6.24**	2.63 ± 0.46**
联苯双酯	150	102.06 ± 5.64#	19.26 ± 8.92##	1.44 ± 0.15##
TFLLJ 高剂量组	400	104.86 ± 8.65##	19.94 ± 5.71##	1.46 ± 0.24##
中剂量组	200	95.27 ± 3.27*##	26.52 ± 5.44*##	1.62 ± 0.23*##
低剂量组	100	88.65 ± 7.32*#	37.96 ± 2.27*#	1.96 ± 0.34*#

注:与正常组比较,* 表示 $P < 0.05$,** 表示 $P < 0.01$;与模型组比较,# 表示 $P < 0.05$,## 表示 $P < 0.01$;

忍冬叶总黄酮对肝脏组织病理学的影响如图 7 - 1 所示。实验结果表明,忍冬叶总黄酮不同剂量组均能显著降低 CCl_4 引起的急性肝损伤后血清中 ALT 和 AST 的水平,明显降低了肝组织 MDA 的含量,提高了 SOD 的活性,同时明显减轻了肝细胞的变性坏死和炎性浸润等病理改变。这些结果提示忍冬叶总黄酮对 CCl_4 所致小鼠急性肝损伤的保护作用可能与其通过提高机体抗氧化酶的生物合成而增加酶活力、清除自由基抑制脂质过氧反应、降低脂质过氧化主要产物 MDA 的产生、提高肝细胞抗氧化能力从而拮抗 CCl_4 引起的膜脂质过氧化作用、促进肝细胞的再生和修复有关。但对其含有的主要药效成分和分子作用机制尚不清楚。故鉴定忍冬叶的主要成分与作用靶点对阐释其药效物质基础和分子作用机制具有重要意义。

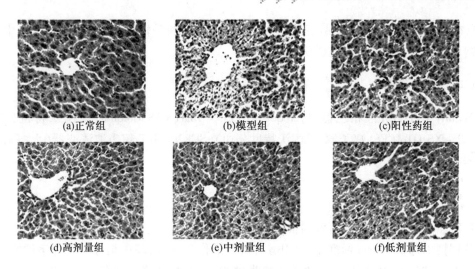

(a)正常组　　　　　　　　(b)模型组　　　　　　　　(c)阳性药组

(d)高剂量组　　　　　　　(e)中剂量组　　　　　　　(f)低剂量组

图7-1　忍冬叶总黄酮对肝脏组织病理学的影响(HE,×20)

第二节　忍冬叶保肝活性成分研究

超高效液相色谱-飞行时间质谱(UPLC-Q-TOF-MS)联用技术目前已被广泛应用于中药化学成分的快速鉴定,将液质联用技术扫描的碎片离子信息和化合物裂解规律与对照品或文献比对,可快速、准确地分析中药中所含化学成分。网络药理学利用复杂的网络模型构建药物、靶点与疾病间的相互作用关系网,阐述中药的多成分-多靶点-多途径作用关系,可预测化学成分作用的靶点,并揭示中药成分复杂的作用机制。整合化学物质组学和网络药理学,可为中药质量标志物的发现提供更有效的研究方法和路径。

因此,本研究拟利用 UPLC-Q-TOF-MS 快速解析和鉴别忍冬叶中的化学成分,同时结合网络药理学和生物信息学手段发现其主要作用节点和通路,预测忍冬叶保肝作用的潜在靶点。从化学物质组学和网络药理学角度探究忍冬叶的多成分、多靶点、多途径保肝作用机制,为寻找忍冬叶的质量标志物,有效控制中药质量奠定基础。

一、材料与方法

(一)药材及化学试剂

忍冬叶采自江西金银花种植基地。无水乙醇(AR,天津市富宇精细化工有限公司);乙腈、甲醇(GR,阿拉丁试剂有限公司);乙酸(GR,北京迈瑞达科技有限公司);芦丁(纯度≥97%)、绿原酸(纯度≥98%)、新绿原酸(纯度≥98%)、隐绿原酸(纯度≥98%)、异绿原酸 A(纯度≥98%)、异绿原酸 B(纯度≥98%)、异绿原酸 C(纯度≥98%)、咖啡酸(纯度≥98.5%),上述标准品购自成都普思生物科技股份有限公司;α-常春藤皂苷(纯度≥98%)、灰毡毛忍冬皂苷甲(纯度≥98%)、灰毡毛忍冬皂苷乙(纯度≥98%)、断氧化马钱子苷(纯度≥

98%）、木犀草苷（纯度≥97%）、异槲皮苷（纯度≥98%）、断马钱子酸（纯度≥99%），上述标准品购自成都瑞芬思生物科技股份有限公司。

（二）主要仪器

Acquity UPLCTM 液相色谱仪，Acquity UPLC = BEH C18 Column（美国沃特世公司），Xevo G2 - XS QTof（ESI 离子源，美国沃特世公司），SG8200HPT 超声波清洗器（上海冠特超声仪器有限公司）。

（三）方法

1. 对照品溶液和供试品溶液制备

分别精确称量 10 mg 标准品，以甲醇有机溶液作为溶媒，超声至标品全部溶解完全，配置成标准品储备液，用 0.22 μm 的微孔滤膜过滤，于 4 ℃ 冰箱中储存备用。取忍冬叶干品适量，蒸馏水回流提取，以料液比 1∶20,1.5 h/次，提取 3 次，趁热抽滤，合并 3 次提取的滤液，水浴蒸干得供试品浸膏，于 4 ℃ 冰箱中储存备用；取适量浸膏加甲醇超声溶解，置于 10 mL 容量瓶中加甲醇至刻度，摇匀，制备成 1 g/mL（相当于每毫升含 1 g 生药的溶液）的药液，进样前用 0.22 μm 的微孔滤膜滤过。

2. 色谱条件

色谱仪：Acquity UPLCTM 液相色谱仪（四元梯度泵，自动进样器，柱温箱，二极管阵列检测器，在线真空脱气机）；色谱柱：Acquity UP - LC = BEH C18 Column（1.7 μm, 2.1 mm × 100 mm）；柱温：40 ℃；流动相：A 相为乙腈溶液，B 相为 0.4% 乙酸水溶液；洗脱梯度条件：流速 0.4 mL/min；进样量 2 μL；色谱仪流出液不经分流直接注入质谱仪进行检测。梯度洗脱程序：0~1 min,5%A, 95%B;1~18 min, 98%A, 2%B; 18~20 min,5%A, 95%B。

3. 质谱条件

采用 ESI 电喷雾源，分别在正、负离子模式下采集数据，数据扫描范围质子数/电荷数（m/z）：50~1 500。离子源参数：喷雾电压 1 500 V，锥孔采样电压：40 V；离子源温度：110 ℃；气帘气流量：50 L/h；去溶剂气温度：112 ℃；去溶剂气流量（N_2）：800 L/h；碰撞能量：20~30 V；用 Masslynx 4.1 工作站进行数据的采集和后续分析处理。

4. 药物成分的吸收

根据 Lipinski 类药五原则，将鉴定出的化合物导入 Molinspiration 网站，依据其油水分配系数的对数值（log P）、相对分子质量（MW）、拓扑极性表面积（TPSA）、氢键给体数（n_{ON}）、氢键受体数（n_{OHNH}）与旋转键数（n_{rotb}）等性质预测药物分子的吸收情况。符合以下规则：（1）$n_{ON} \leq 5$;（2）$n_{OHNH} \leq 10$;（3）MW < 500;（4）log P 为 -2~5;（5）$n_{rotb} \leq 10$ 的化合物会有更好的药动学性质，在生物体内代谢过程中会有更高的生物利用度。如果一个化合物违反了其中两个规则将可能有水溶性或透膜性差的问题。

5. 有效成分作用靶标和疾病相关靶点的收集

利用 ALOGPS 2.1 平台，将忍冬叶化合物结构图转化为标准的 Canonical SMILES 格式。将 Canonical SMILES 格式文件导入 Swiss Target Prediction 平台和 Similarity ensemble approach（SEA）数据库，将其属性设置为"homo sapiens"，预测化学成分的潜在靶点，利用

Uni Prot 数据库将这些靶蛋白转换成对应的基因名称。通过 Gene Cards 数据库,以"acute liver injury"为关键词检索与肝损伤相关的基因,筛选并删除重复靶点基因,与化合物作用的靶点基因进行交集比对,最终获得化合物–疾病靶点。

6.有效成分–靶点和蛋白与蛋白相互作用网络图构建

将化学成分与候选靶点导入 Cytoscape 3.7.1 软件,建立成分–靶点网络。为了分析靶点间的相互作用,将候选靶点导入 STRING 数据库,获得靶点间相互作用关系,保存为 TSV 格式,把条目 node1 和 node2 数据导入 Cytoscape 3.7.1 软件,计算度值,将靶点大小和颜色设置用于反映节点数的大小,颜色的深浅设置用于反映结合分数的大小,从而获得最终的蛋白互作网络。应用 KOBAS 3.0 工具对化合物–靶点交集蛋白靶标进行 KEGG 通路富集分析($P < 0.05$),筛选忍冬叶主要化学成分参与的生物学通路。

二、结果

(一)忍冬叶的化学成分鉴定及吸收预测

采用 UPLC – Q – TOF – MS 技术对忍冬叶中的化学成分进行定性分析,通过一级和二级质谱信息分析并结合相关文献,忍冬叶水提物样品图谱中共鉴定和表征出 57 种化学成分,主要为黄酮、有机酸、生物碱、环烯醚萜、皂苷等类型的化合物(图7-2)。根据 Lipinski 类药五原则,利用 Molinspiration 网站对所鉴定的化合物进一步进行生物利用度预测,结果发现 24 种成分均可能被吸收,包括奎尼酸、獐牙菜苷、新绿原酸、4,6 – O – 亚乙基 – α – D – 葡萄糖、绿原酸、隐绿原酸、断氧化马钱苷酸、断马钱子酸、5 – 对香豆酰基奎宁酸、桃叶珊瑚苷元、木犀草苷、栀子苷、甲氧基香豆素、3 – O – 阿魏酰奎尼酸、幼枝含断氧化马钱子苷、断马钱子苷半缩醛内酯、幼枝含断氧化马钱子苷甲酯、异槲皮苷、槲皮素、山奈酚 – 7 – 葡萄糖苷、山奈酚、忍冬苷、槲皮素 – 7 – O – 葡萄糖苷、齐墩果酸。

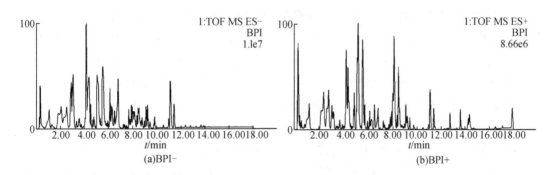

图7-2 正、负模式下忍冬叶提取物的色谱图

(二)忍冬叶主要化学成分靶点预测及筛选

利用 Swiss Target Prediction 数据库筛选到 329 个靶点,利用 SEA 数据库筛选到 279 个靶点,删除重复共得到 551 个靶点。在 Gene Cards 数据库检索与急性肝损伤相关的基因共

6 089 个。将此网络与忍冬叶对应靶点功能相映射,筛选得到 319 个忍冬叶潜在的靶点。

(三)候选化合物-靶点网络分析

将化合物和靶点导入 Cytoscape 分析软件,构建忍冬叶化学成分-靶点作用网络(图 7-3)。其中化学成分、靶点用节点表示,化学成分与靶点的相互关系用边(edge)表示,有 16 种成分作用于同一靶点碳酸酐酶 2(CA2),138 个靶点仅与一个成分链接,存在一种化学成分与多个靶点相互作用和不同化学成分作用于同一个靶点的现象,表现出了中药的多成分、多靶点相互作用的特点。每种化合物作用于多个靶点,每个靶点也可由多个化合物产生作用。从靶点角度来看,较为重要的靶点有 CA2(degree = 16),醛糖还原酶 1(AKR1B1,degree = 15)、碳酸酐酶 1(CA1,degree = 14)、碳酸酐酶 9(CA9,degree = 14)、血管内皮生长因子 A(VEGFA,degree = 14)、白介素 2(IL-2,degree = 13)、内质网氨肽酶基因 1(ERAP1,degree = 12)、成纤维细胞生长因子 1(FGF1,degree = 11)、成纤维细胞生长因子 2(FGF2,degree = 11)、醛氧化酶 5(ALOX5,degree = 10)、腺苷受体 A1(ADORA1,degree = 10)、碳酸酐酶 4(CA4,degree = 10)等。从化合物角度来看,较为重要的化合物为山奈酚(degree = 98)、槲皮苷(degree = 93)、齐墩果酸(degree = 78)、甲氧基香豆素(degree = 73)、栀子苷(degree = 47)、隐绿原酸(degree = 39)、木犀草苷(degree = 39)、4,6-O-亚乙基-α-D-葡萄糖(degree = 38)、山奈酚-7-葡萄糖苷(degree = 38)、断马钱子苷半缩醛内酯(degree = 35)、绿原酸(degree = 34)、新绿原酸(degree = 34)、奎尼酸(degree = 30)、3-O-阿魏酰奎尼酸(degree = 30)、异槲皮苷(degree = 30)等。

(四)靶点 PPI 网络构建

将忍冬叶预防急性肝损伤的靶点导入 STRING 数据库中,设定打分值为高置信度 0.900,获得蛋白相互作用关系,将其保存为 TSV 文件,导入 Cytoscape 中构建蛋白互作网络,得到 254 个节点和 1 268 条边,选取 degree > 10 作图,得到蛋白互作网络(图 7-4)。靶点两两之间的互作作用各不相同,其中颜色深浅反映该靶点连接其他靶点个数的多少,用 degree 体现,degree 值越高,颜色越深表明该靶点的作用越关键。对其进行拓扑分析,依据相关参数度、介度(betweenness)、紧密度(closeness)的大小,确定了网络中的 11 个关键核心靶标:磷脂酰肌醇 3-激酶(PIK3R1,degree = 54),淀粉样前体蛋白(APP,degree = 48),丝裂原活化蛋白激酶 3(MAPK3,degree = 46),原癌基因(SRC,degree = 39),热休克蛋白 90α(HSP90AA1,degree = 36),丝/苏氨酸蛋白激酶 1(AKT1,degree = 36),转录激活因子 3(STAT3,degree = 33),血管内皮生长因子(VEGFA,degree = 29),表皮生长因子受体(EGFR,degree = 29),B 细胞 κ 轻肽基因增强子核因子 1(NFKB1,degree = 28),pp Gpp 合成酶基因(RELA,degree = 27)。忍冬叶水提物化学成分鉴定分析如表 7-3 所示。

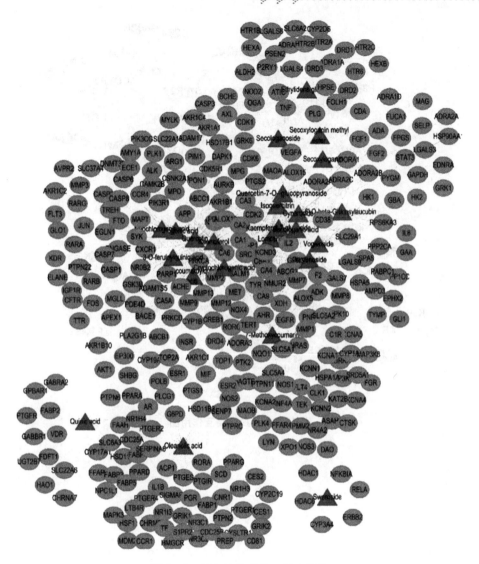

图7-3　忍冬叶化合物-靶点网络

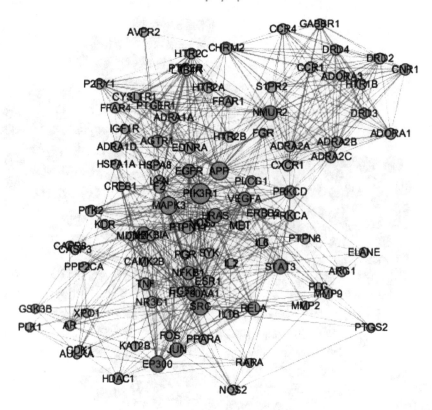

图 7 - 4　蛋白网络互作用图

表 7-3 忍冬叶水提物化学成分鉴定分析

序号	保留时间/min	分子式	相对分子质量/Da	MS/MS 二级质谱	油水分配系数对数值	拓扑极性表面积	氢键给体数	氢键受体数	旋转键数	化合物名称
1	0.337	$C_7H_{12}O_6$	191.056 6 [M − H]$^-$	173.009 6[M − H − H$_2$O]$^-$，128.035 8[M − H − H$_2$O − CO − OH]$^-$，115.004 2[M − H − CO$_2$ − 2H$_2$O]$^-$，96.962 5	− 2.33	118.21	6	5	1	奎尼酸
2	0.348	$C_{16}H_{22}O_9$	381.068 [M + Na]$^+$	354.094 9[M + Na − C$_2$H$_3$]$^+$，331.049 1[M + H − H$_2$O]$^+$，324.051 0[M + H − H$_2$O − OH]$^+$，219.007 8[M + Na − Glc]$^+$，149.047 5	0.99	55.77	7	1	1	獐牙菜苷
3	1.101	$C_{16}H_{18}O_9$	353.087 7 [M − H]$^-$	191.056 1[QA − H]$^-$，179.034 7[CA − H]$^-$，135.045 3[CA − H$_2$O − C$_2$H$_2$]$^-$，96.960 9	0.45	164.74	9	6	5	新绿原酸
4	1.308	$C_8H_{14}O_6$	205.071 8 [M − H]$^-$	191.019 5[M − H − CH$_2$]$^-$，187.061 4[M − H − H$_2$O]$^-$，177.019 0[M − H − CHCH$_3$]$^-$，137.024 8[M − H − CH$_3$ − 2H$_2$O − OH]$^-$	− 1.42	88.39	6	3	0	4,6 − O − 亚乙基 − α − D − 葡萄糖

表 7 - 3（续 1）

序号	保留时间/min	分子式	相对分子质量/Da	MS/MS 二级质谱	油水分配系数对数值	拓扑极性表面积	氢键给体数	氢键受体数	旋转键数	化合物名称
5	2.092	$C_{16}H_{18}O_9$	353.087 9 $[M-H]^-$	707.181 2$[2M-H]^-$，191.056 7$[QA-H]^-$，179.034 7$[CA-H]^-$，135.045 3$[CA-H-H_2O-C_2H_2]^-$，96.961	-0.45	164.74	9	6	5	绿原酸
6	2.557	$C_{16}H_{18}O_9$	353.087 9 $[M-H]^-$	707.180 7$[2M-H]^-$，191.056 1$[QA-H]^-$，179.035 1$[CA-H]^-$，173.045 8$[CA-H-H_2O]^-$，135.045 4$[CA-H-H_2O-C_2H_2]^-$，96.960 8	-0.10	144.52	8	5	5	隐绿原酸
7	2.94	$C_{16}H_{22}O_{11}$	389.109 1 $[M-H]^-$	779.224 6$[2M-H]^-$，373.114 0$[M-H-O]^-$，353.087 1$[M-H-2H_2O]^-$，345.119 1$[M-H-CO_2]^-$，191.019 3$[M-H-Glc-2H_2O]^-$，116.929，96.960 8	1.94	183.21	11	6	7	断氧化马钱苷酸

表 7 - 3(续 2)

序号	保留时间/min	分子式	相对分子质量/Da	MS/MS 二级质谱	油水分配系数对数值	拓扑极性表面积	氢键给体数	氢键受体数	旋转键数	化合物名称
8	3.197	$C_{16}H_{22}O_{10}$	375.1168 [M + H]$^+$	749.2652[2M + H]$^+$, 731.2531[2M + H − H2O]$^+$, 397.0998[M + Na]$^+$, 195.0459[M + H − Glc − H$_2$O]$^+$, 177.0349[M + H − Glc − 2H$_2$O]$^+$, 151.0191[M + H − Glc − CO$_2$ − H$_2$O]$^+$, 107.0296	1.37	155.15	10	5	4	断马钱子酸
9	3.152	$C_{16}H_{18}O_{8}$	337.0932 [M − H]$^-$	191.0563[M − H − QA]$^-$, 165.0556	0.04	44.52	8	5	5	5 - 对香豆酰基奎宁酸
10	3.373	$C_{21}H_{32}O_{14}$	507.1717 [M − H]$^-$	464.1406[M − H − CO − CH$_3$]$^-$, 447.1507[M − H − CO − CH$_3$ − OH]$^-$, 401.1452[M − H − 2CO − CH$_3$ − OH − H$_2$O]$^-$, 373.1138[M − H − 3CO − CH$_3$ − OH − H2O]$^-$, 337.0927[M − H − 3CO$_2$H$_2$ − CH$_3$ − OH]$^-$, 190.0506[M − H − Glc − 2CO − 3CH$_5$O]$^-$	4.17	228.22	14	9	6	桃叶珊瑚苷元
11	3.543	$C_{21}H_{20}O_{11}$	447.1509 [M − H]$^-$	401.1454[M − H − CO − H$_2$O]$^-$, 373.1140[M − H − 2CO − H$_2$O]$^-$, 239.0591[M − H − Glc − CO − H$_2$O]$^-$	0.19	190.28	11	7	4	木犀草苷

表 7-3(续3)

序号	保留时间/min	分子式	相对分子质量/Da	MS/MS 二级质谱	油水分配系数对数值	拓扑极性表面积	氢键给体数	氢键受体数	旋转键数	化合物名称
12	3.622	$C_{17}H_{24}O_{11}$	403.124 6 $[M-H]^-$	385.186 0$[M-H-H2O]^-$, 367.102 7$[M-H-2H2O]^-$, 357.118 6$[M-H-CO-H2O]^-$, 241.885 7$[M-H-Glc]^-$,	-0.77	155.15	10	5	6	栀子苷
13	3.688	$C_{10}H_8O_3$	177.034 9 $[M+H]^+$	149.039 5$[M+H-CO]^+$, 134.016 3$[M+H-CO-CH3]^+$, 127.079 5$[M+H-OH-CH3-H2O]^+$	2.05	39.45	3	0	1	甲氧基香豆素
14	3.653	$C_{17}H_{20}O_9$	367.103 9 $[M-H]^-$	349.185 1$[M-H-H2O]^-$, 335.077 1$[M-H-CH3-OH]^-$, 192.060 1$[M-H-C7H11O5]^-$, 173.045 5$[M-H-C10H10O]^-$, 134.037 9$[M-H-C9H13O7]^-$,	-0.14	153.75	9	5	6	3-O-阿魏酰奎宁酸
15	4.144	$C_{17}H_{24}O_{11}$	403.124 5 $[M-H]^-$	807.255 1$[2M-H]^-$, 371.098 3$[M-H-CH3OH]^-$, 223.061 2$[M-H-Glc-H2O]^-$, 179.057 1$[M-H-Glc-H_2O-CO_2]^-$, 121.029 9	1.33	172.22	11	5	8	断氧化马钱子苷
16	4.386	$C_{17}H_{24}O_{10}$	411.116 3 $[M+Na]^+$	799.283 0$[2M+Na]^+$, 759.286 7$[2M+H-H2O]^+$, 389.133 0$[M+H]^+$, 338.110 1$[M+H-CO-CH3-OH]^+$,	0.75	144.15	10	4	5	断马钱子苷半缩醛内酯

表 7-3（续 4）

序号	保留时间/min	分子式	相对分子质量/Da	MS/MS 二级质谱	油水分配系数对数值	拓扑极性表面积	氢键给体数	氢键受体数	旋转键数	化合物名称
17	4.448	$C_{18}H_{26}O_{11}$	417.139 3 $[M-H]^-$	377.180 8$[M-H-2CH_3]^-$	-1.02	161.22	11	4	9	断氧马钱子苷甲酯
18	4.742	$C_{21}H_{20}O_{12}$	463.087 2 $[M-H]^-$	301.033 4$[M-H-Glc]^-$	-0.36	210.50	12	8	4	异槲皮苷
19	4.758	$C_{15}H_{10}O_7$	303.035 2 $[M+H]^+$	141.938 6$[M+H-Glc]^+$	1.68	131.35	7	5	1	槲皮素
20	4.855	$C_{21}H_{20}O_{11}$	447.093 9 $[M-H]^-$	285.040 4$[M-H-Glc]^-$	0.39	190.28	11	7	4	山柰酚-7-葡萄糖苷
21	6.508	$C_{15}H_{10}O_6$	285.041 1 $[M-H]^-$	255.029 8$[M-OCH_3]^-$，191 019 5$[M-H-C_6H_6O]^-$	2.17	111.12	6	4	1	山柰酚
22	6.742	$C_{27}H_{30}O_{15}$	593.146 2 $[M-H]^-$	549.161 6$[M-H-CO_2]^-$，447.093 4$[M-H-Rha]^-$，285.038 7$[M-H-Rha-Glc]^-$	-0.35	249.20	15	9	7	忍冬苷
23	6.896	$C_{21}H_{20}O_{12}$	463.254 5 $[M-H]^-$	435.108 6$[M-H-CO]^-$，417.248 2$[M-H-CO-H_2O]^-$，285.040 6$[M-H-Glc-O-H_2O]^-$	-0.10	210.50	12	8	4	槲皮素-7-O-葡萄糖苷
24	16.53	$C_{30}H_{48}O_3$	455.355 3 $[M-H]^-$	411.090 0$[M-H-COOH]^-$，371.316 1$[M-H-C_6H_{12}]^-$，116.929 4	6.72	57.53	3	2	1	齐墩果酸

（五）靶标功能富集分析及成分－靶标－通路－功能网络的构建

利用 KOBAS 3.0 在线软件进行 KEGG 生物通路分析结果表明,319 个靶点主要富集在 242 个信号通路($P < 0.05$),得到急性肝损伤相关的 26 个功能条目,涉及 PI3K－Akt 信号通路、MAPK 信号通路、cAMP 信号通路、TNF 信号通路、钙信号通路、Toll 样受体信号通路、PPAR 信号通路、AMPK 信号通路、Wnt 信号通路、Notch 信号通路、Hippo 信号通路、Hedgehog 信号通路等。富集分析得到的 26 个主要通路对应忍冬叶主要成分及靶点,构建化学成分－靶点－通路网络模型。此网络中图 7 － 5(a)中节点代表忍冬叶中的活性成分,图 7 － 5(b)中节点代表潜在靶点,图 7 － 5(c)中节点代表调控通路,边代表三者之间的相互作用。从富集通路的多少来看,较为重要的通路为 PI3K－Akt 信号通路、MAPK 信号通路、cAMP信号通路、钙信号通路、TNF 信号通路、Relaxin 信号通路等,较为重要的靶点为 AKT1、PIK3R1、PRKCA、丝裂原活化蛋白激酶 10(MAPK10)、JUN、EGFR、NFKB1、糖原合成酶激酶 3(GSK3B)、RELA、TNF、HRAS、IL－6、磷酸酶 C(PLCG1)、FOS、NFKBIA、VEGFA、环磷腺苷效应元件结合蛋白 1(CREB1)、钙/钙调素依赖性蛋白激酶 2β(CAMK2B)、胰岛素受体(INSR)和 IL－1B 等。AKT1 富集到 13 个相关的通路,PIK3R1 富集到 13 个相关的通路,PRKCA 富集到 10 个相关的通路,MAPK10 和 JUN 富集到 9 个相关的通路,EGFR、NFKB1、GSK3B 和 RELA 富集到 8 个相关的通路,TNF 和 HRAS 富集到 7 个相关通路,IL－6、PLCG1、FOS 和 NFKBIA 富集到 6 个相关通路,VEGFA、CREB1、CAMK2B、INSR 和 IL－1B 富集到 5 个相关通路。多条通路之间是通过共有靶点连接,表明各条通路之间可能协同作用于忍冬叶的预防急性肝损伤作用。忍冬叶作用靶点的 KEGG 富集分析如表 7 － 4 所示。

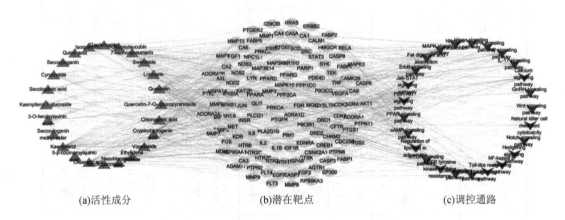

(a)活性成分　　　　　　(b)潜在靶点　　　　　　(c)调控通路

图 7 -5　忍冬叶主要化学成分 -靶点 -信号通路网络

表 7 -4　忍冬叶作用靶点的 KEGG 富集分析

通路名称	ID 号	基因数量	P 值
PI3K－Akt 信号通路	hsa04151	33	1.31E－28
MAPK 信号通路	hsa04010	31	2.17E－28
cAMP 信号通路	hsa04024	28	3.82E－28

表 7 - 4(续)

通路名称	ID 号	基因数量	P 值
TNF 信号通路	hsa04668	22	7.95E - 26
钙信号通路	hsa04020	25	3.77E - 25
Relaxin 信号通路	hsa04926	21	4.01E - 23
IL - 17 信号通路	hsa04657	19	9.28E - 23
雌激素信号通路	hsa04915	21	1.23E - 22
EGFR 酪氨酸激酶抑制剂抗性	hsa01521	18	2.24E - 22
Toll 样受体信号通路	hsa04620	15	3.18E - 16
ErbB 信号通路	hsa04012	14	5.98E - 16
VEGF 信号通路	hsa04370	12	7.85E - 15
NF - κB 信号通路	hsa04064	12	2.21E - 12
PPAR 信号通路	hsa03320	11	2.90E - 12
GnRH 信号通路	hsa04912	11	2.13E - 11
氮代谢	hsa00910	7	5.35E - 11
Jak - STAT 信号通路	hsa04630	12	3.99E - 10
脂肪细胞脂解作用调控	hsa04923	8	2.74E - 09
AMPK 信号通路	hsa04152	10	4.08E - 09
自然杀伤细胞介导的细胞毒性	hsa04650	10	8.96E - 09
mTOR 信号通路	hsa04150	10	3.58E - 08
Wnt 信号通路	hsa04310	9	5.76E - 07
Notch 信号通路	hsa04330	5	1.26E - 05
脂肪消化吸收	hsa04975	4	0.000 122
Hippo 信号通路	hsa04390	5	0.002 151

三、讨论

本实验采用 UPLC - Q - TOF - MS 对忍冬叶水提物的化学成分进行了定性研究,结果显示忍冬叶水提物主要含有 57 种成分,其中 24 种化学成分可能被吸收,包括酚酸类、黄酮类、三萜皂苷类等。通过化学成分 - 靶点 - 通路关系网络的搭建、拓扑参数的分析及生物通路的信息挖掘,对忍冬叶保肝的化学成分、潜在作用靶点及其分子机制进行了分析,结果显示忍冬叶中隐绿原酸、木犀草苷、绿原酸、新绿原酸、山柰酚、槲皮苷、齐墩果酸、栀子苷、断马钱子苷半缩醛内酯等可能作用于 CA2、AKR1B1、CA1、CA9、VEGFA、IL - 2、ERAP1、FGF1、FGF2、ALOX、ADORA1、CA4 等靶点发挥保肝作用。

基于拓扑参数分析,较为重要的化合物为山柰酚、槲皮苷、异槲皮苷、木犀草苷、栀子苷、隐绿原酸、绿原酸、新绿原酸、齐墩果酸、奎尼酸、3 - O - 阿魏酰奎尼酸等。山柰酚能够通过抑制 JNK 磷酸化,降低肝细胞氧化应激,保护线粒体功能,抵抗 DNA 断裂诱发细胞凋亡,从而达到保护过量对乙酰氨基酚导致的肝细胞损伤。异槲皮苷能够通过激活 Wnt/β - catenin 信号通路抑制脂肪细胞分化,调控 AMPK 信号通路改善肝细胞脂质代谢。木犀草苷能够减少非酒精性脂肪肝脂质的沉积,减轻氧化应激及炎症反应程度,提高脂联素受体 2 的表达,对非酒精性脂肪肝具有较好的保护作用。绿原酸能够通过 JNK 途径抑制非酒精性脂肪性肝病大鼠模型中的自噬和胰岛素抵抗,减轻高脂饮食诱导的肝损伤。这些化学成分可能是忍冬叶预防急性肝损伤的关键成分。

通过网络药理学方法对其化学成分 - 靶点相互关系进行构建,其保肝活性主要与 CA1、CA2、CA4、CA9、AKR1B1、ERAP1、ALOX5、FGF1、FGF2、VEG - FA、IL - 2 密切相关。肝癌组织中,下调 CA1 和 CA2 的表达可促进肿瘤细胞的生长和转移。人醛氧化酶是活性氧产生的来源,其表达反映了机体产生活性氧的水平并决定了肝细胞对药物的易感性,脂联素可以下调醛氧化酶水平从而避免脂肪肝的形成。FGF1 是一种具有多种生理功能的代谢调节因子,能够通过抑制氧化和内质网应激,保护对乙酰氨基酚诱导的肝损伤。FGF2 与创伤修复和细胞增殖密切相关,通过 ERK1/2 和 JNK 信号协同调节肝细胞的有丝分裂。

进一步分析忍冬叶急性肝损伤靶点所涉及的信号通路,通路富集分析结果显示主要涉及 PI3K - Akt 信号通路、MAPK 信号通路、cAMP 信号通路、TNF 信号通路、钙信号通路、Toll 样受体信号通路、PPAR 信号通路、AMPK 信号通路、Wnt/β - catenin 信号通路、Notch 信号通路、Hippo 信号通路、Hedgehog 信号通路等。Hedgehog 信号通路通过调节效应细胞的增殖和活化,并抑制细胞的凋亡,在损伤肝脏的再生修复进程中发挥重要的作用。Hippo 信号通路能够影响肝星状细胞的转分化、增殖和凋亡,进而影响药物及胆汁淤积引起的肝纤维化的发生。在成熟的健康肝脏中,Wnt/β - catenin 信号通路途径几乎是无活性的,但在肝脏肿瘤的发生和发展、肝脏炎症、肝硬化、肝脏局灶性结节性增生等肝脏疾病的发生中扮演重要的角色。Wnt 信号通路能够与 Hippo/YAP 信号通路、NF - κB 信号通路以及 Notch 信号通路等存在多位点的交叉联系,在机体生理病理过程中的功能性关联具有牵一发而动全身的联动效应。忍冬叶作用于急性肝损伤是多靶点、多通路、多功能的复杂网络结构机制,多条通路协同发挥作用。

综上所述,本研究基于 UPLC - Q - TOF - MS 分析技术对忍冬叶水提物中化学成分进行了鉴定,并利用化学物质组学与网络药理学方法初步分析了忍冬叶预防急性肝损伤的主要化学成分,探讨了其预防急性肝损伤可能的分子机制,为忍冬叶质量标志物的确定奠定了研究基础。

第八章　忍冬叶质量控制研究

第一节　概　述

忍冬为我国传统的药用植物,有花(金银花)和藤(忍冬藤)两大药用部位,含有有机酸类、黄酮类、环烯醚萜类等多种成分。金银花具有清热解毒、保肝利胆、抗菌、抗炎等功效,在临床上应用广泛,对多种疾病均有良好的治疗作用。忍冬藤也具有清热、解毒、通络的功效。忍冬叶作为忍冬药材在生长阶段的副产物,产量为花的 10 倍左右,却一直未得到开发利用。与金银花相比,忍冬叶同样具有抗菌、抗炎、抗氧化等生物活性。研究还发现,忍冬叶中含有有机酸、黄酮和环烯醚萜苷等多类活性成分,并且其绿原酸含量接近金银花,有时甚至高于金银花,忍冬叶中的黄酮含量则明显高于金银花和忍冬藤。结合忍冬叶高产量、低价格的特点,合理的开发利用忍冬叶有巨大的经济意义和社会效益。

《中国药典》中规定,绿原酸和木犀草苷为金银花的含量控制指标,可以参照此标准对忍冬叶进行质量控制,但是由于指标成分略显单一,难以全面衡量忍冬叶的质量。

目前,忍冬叶的多成分含量检测的研究报道较多。钱正明等应用 HPLC—DAD 多波长同时检测的方法对 7 个不同产地忍冬的藤和叶中的绿原酸、咖啡酸、马钱子苷、当药苷、断氧化马钱苷、木犀草苷、芦丁和异绿原酸 8 种化学成分进行了比较分析,研究结果表明,忍冬藤和叶中的成分差异较大,有机酸类化合物中,绿原酸和异绿原酸均以叶中的含量较高,而藤中咖啡酸含量较高。环烯醚萜类化合物中,当药苷在藤和叶中的含量基本相同,马钱子苷以藤占优,断氧化马钱苷在叶中的含量高。黄酮类化合物则以叶中的含量占绝对优势,这与文献报道的一致。现代药理研究表明以上化合物均为活性化合物,其中绿原酸、异绿原酸、咖啡酸、木犀草苷、芦丁具有抗氧化、抗菌等活性,马钱子苷、当药苷和断氧化马钱苷具有保肝、免疫促进等作用。从整体上看叶中的有机酸类和黄酮类化合物的总量占有绝对优势,因此从化合物含量的角度推测,叶比藤应该具有更好的抗氧化、抗菌活性。

朱金花等建立了同时检测忍冬叶中新绿原酸、绿原酸、咖啡酸、芦丁、木犀草苷、金丝桃苷、异绿原酸 C、木犀草素和槲皮素 9 种活性成分含量的 HPLC 分析方法。从测定结果来看,忍冬叶中 9 种物质的含量差异较大,异绿原酸 C 和绿原酸的含量相对较高,其次是木犀草苷和芦丁,木犀草素和咖啡酸的含量相对较低,在该实验条件下,未检出槲皮素。

甄亚钦等采用 UPLC 法建立金银花、忍冬叶和忍冬藤指纹图谱,对忍冬不同部位采用指纹图谱相似度评价及聚类分析和主成分分析等化学模式识别技术进行研究,采用 ACQUITY UPLC BEH C18(100 mm×2.1 mm,1.7 μm)色谱柱,以乙腈 –0.1% 磷酸溶液为流动相梯度洗脱,体积流量 0.3 mL/min,柱温 30 ℃,样品室温度 8 ℃,检测波长 326 nm、238 nm、350 nm,进样量 1 μL,结果显示 28 批样品有 14 个共有峰,与对照品色谱峰比对,指认了 10 个色谱峰,分别为新绿原酸、绿原酸、隐绿原酸、咖啡酸、马钱苷、芦丁、木犀草苷、异绿原酸 B、异绿原酸

A 和异绿原酸 C,金银花(10 批)、忍冬叶(9 批)和忍冬藤(9 批)化学成分组成及量均存在一定差异,采用聚类分析及主成分分析从化学成分上揭示了忍冬不同部位 28 批样品的相似性及差异性。研究结果显示,金银花与忍冬叶化学成分较为相似,而与忍冬藤间存在差异,所建立的指纹图谱方法可为金银花、忍冬叶、忍冬藤的质量控制提供参考。

田伟等以 UPLC 建立的多组分定量分析方法,可同时检测金银花、忍冬藤和忍冬叶中新绿原酸、绿原酸、咖啡酸、隐绿原酸、洋蓟素、异绿原酸 A、异绿原酸 B、异绿原酸 C、芦丁、木犀草苷和马钱苷 11 种活性成分含量测定,并比较金银花、忍冬藤、忍冬叶在酚酸类、黄酮类和环烯醚萜苷类成分含量上的差异。采用 ACQUITY UPLC BEH C18 色谱柱(2.1 mm × 100 mm, 1.7 μm),乙腈 - 0.1% 磷酸溶液为流动相,梯度洗脱,流速为 0.3 mL/min;柱温 30 ℃;样品室温度 8℃;检测波长新绿原酸、绿原酸、咖啡酸、隐绿原酸、洋蓟素、异绿原酸 A、异绿原酸 B 和异绿原酸 C 为 326 nm,芦丁和木犀草苷为 352 nm,马钱苷为 238 nm;进样量 1 μL。11 种成分分离良好,各成分均有较宽的线性范围和良好的线性关系($r \geqslant 0.999\ 6$),平均回收率($n = 9$)分别为 98.96%、100.7%、97.24%、97.06%、99.53%、96.78%、98.12%、95.20%、95.12%、100.2%、98.61%;RSD 分别为 2.5%、1.4%、1.9%、2.1%、1.7%、1.9%、1.6%、2.0%、1.4%、2.2%、2.0%。基于含量测定结果,采用聚类分析和主成分分析等化学计量学方法对金银花、忍冬藤和忍冬叶药材进行了比较。结果表明,金银花与忍冬叶化学成分较为相似,而与忍冬藤间存在差异。

马子力等采用 HPLC - DAD 法,建立了 10 批忍冬叶指纹图谱检测方法,在研究前期考察了水浴回流、超声等提取方法,80% 甲醇、80% 乙醇等提取溶剂及超声提取时间,得到 80% 甲醇,超声提取 60 min 所呈现的色谱峰信息较丰富,且各峰的分离度较好。此外,本研究同时对液相色谱条件进行考察,通过考察乙腈 - 0.5% 甲酸、乙腈 - 0.5% 冰醋酸、乙腈 - 0.5% 磷酸等三种流动相得出,乙腈 - 0.5% 甲酸、乙腈 - 0.5% 冰醋酸所呈现出的色谱峰信息较丰富,且分离度较好,但乙腈 - 0.5% 甲酸所呈现出峰形较好,故最终选择乙腈 - 0.5% 甲酸作为流动相。最后,在其他色谱条件固定的条件下,对特征图谱的柱温(30 ℃、35 ℃、40 ℃)进行考察。结果显示,在不同的柱温下,除了各色谱峰的保留时间和分离度有差异以外,其峰面积无明显区别,而 35℃ 情况下各色谱峰分离度较好,故选择柱温为 35 ℃。综上所述,本研究通过供试品溶液制备方法及色谱条件的考察,且对比不同波长下色谱峰的出峰情况及分离度,最终建立了忍冬叶的特征图谱,并经方法学验证,结果该方法精密性、稳定性、重复性均良好,表明该方法稳定可靠。以中药色谱指纹图谱相似度评价系统软件对不同产地的 10 个批次的样品进行分析,确定了忍冬叶成分共 16 个共有峰,并且用对照品指认了 2 个共有峰,确定 3 号峰为绿原酸、10 号峰为木犀草苷。绿原酸、木犀草苷为忍冬叶的主要指标成分,且出峰时间较稳定,分离度较好。从忍冬叶指纹图谱相似度结果分析,10 批忍冬叶指纹图谱的相似度大于 0.9,指纹图谱全貌基本一致,说明不同批次忍冬叶化学组成一致,可为忍冬叶药材质量标准的建立及该药材质量的客观评价提供实验依据。

第二节 利用 UPLC – QE – Qrbitrap – MS 同时测定忍冬叶中 10 个活性成分

单一的 HPLC 分析方法、耗时长、灵敏度差,UPLC – QE – Qrbitrap – MS 技术具有分析速度快、灵敏度高、专属性强等特点,被广泛运用到中药材及复方制剂的多组分快速分析中。本研究采用 UPLC – QE – Orbitrap – MS 技术,对 6 批不同产地忍冬叶中新绿原酸、断马钱子酸、绿原酸、断氧化马钱苷、芦丁、忍冬苷、木犀草苷、异绿原酸 A、异绿原酸 C,木犀草素等 3 类 10 个活性成分进行定量分析,以期为忍冬叶的多指标质量控制提供新方法,为忍冬叶的开发利用提供参考。

一、材料

(一)仪器

Thermo Fisher Ultimate 3000 超高效液相色谱仪(赛默飞世尔科技公司);Q Exactive 型高分辨质谱(赛默飞世尔科技公司);十万分之一天平(METTLERAE240 型,梅特勒 – 托利多(上海)仪器有限公司);数控超声波清洗器(SB – 5200DT 型,宁波新芝生物科技股份有限公司)。对照品新绿原酸(批号 wkq19021413)、绿原酸(批号 wkq16052705)、断马钱子酸、断氧化马钱苷(批号 wkq19011108)、芦丁(批号 wkq16031602)均购自四川维克奇生物科技有限公司,纯度均大于 98%。忍冬苷(批号 ps190510 – 04)、异绿原酸 A(批号 ps001052)、异绿原酸 C(批号 ps001057)、木犀草素(批号 ps1032 – 0025),均购自成都普思生物科技有限公司,纯度均大于 98%。葛根素(批号 drk97 – 910906)购自成都德锐可生物科技有限公司,纯度大于 98%。甲醇、乙腈均为色谱纯,购自赛默飞世尔科技有限公司;水为超纯水。

二、方法与结果

(一)色谱条件及质谱条件

1. 色谱条件

采用 Phenomenex Luna Omega C18(2.1 mm × 100 mm, 1.6 μm)色谱柱,流动相为乙腈(A) – 0.1% 甲酸水(B),梯度洗脱(0 ~ 3 min,10% A→20% A; 3 ~ 9 min,20% A→35% A;9 ~ 15 min,35% A →90% A;15 ~ 18 min,90% A;18 ~ 18.1 min,90% A→10% A;18.1 ~ 22 min,10% A)。流速 0.2 ml·min^{-1},柱温 30 ℃,进样量 2 μL。

2. 质谱条件

采用电喷雾离子源,扫描方式采用正、负离子全扫模式(Full MS/dd – MS2),分辨率 7 万 FWHM,离子源温度 350 ℃,喷雾电压 2.80 kV,离子传输管温度 320 ℃,鞘气体积流量 40 arb,碰撞能梯度 30 eV、50 eV、70 eV,扫描范围 m/z 100 ~ 700。忍冬叶样品和混合对照品负离子总离子流图如图 8 – 1 所示,10 个成分的提取离子流图如图 8 – 2 所示。

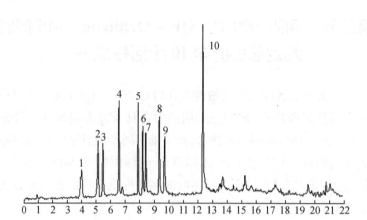

(a)

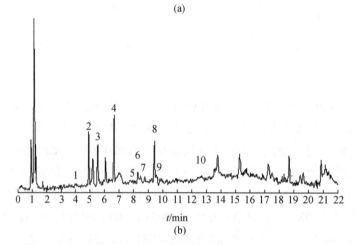

t/min

(b)

1—新绿原酸;2—断马钱子酸;3—绿原酸;

4—断氧化马钱苷;5—芦丁;6—忍冬苷;7—木犀草苷;

8—异绿原酸 A;9—异绿原酸 C;10—木犀草素。

图 8 −1　混合对照品(A)和忍冬叶(Y1)(B)UPLC − QE − Orbitrap − MS 负离子总离子流图

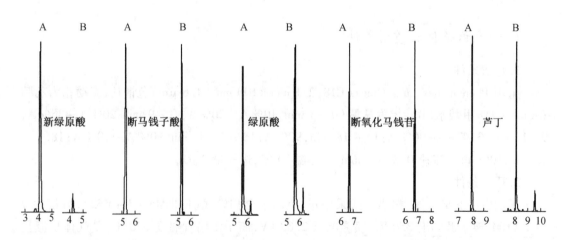

图 8 −2　混合对照品(A)和忍冬叶样品(B)中 10 个化学成分的提取离子流图

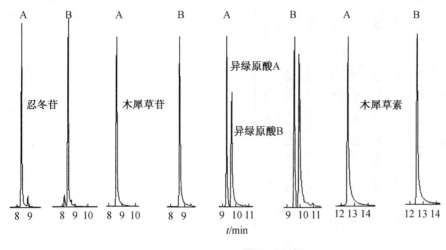

图 8 - 2 (续)

(二)混合对照品溶液的制备

取新绿原酸、断马钱子酸、绿原酸、断氧化马钱苷、芦丁、忍冬苷、木犀草苷、异绿原酸 A、异绿原酸 C,木犀草素对照品适量,精密称定,加 75% 甲醇制成质量浓度分别为 10.07 μg/mL、8.82 μg/mL、9.23 μg/mL、11.64 μg/mL、13.31 μg/mL、8.05 μg/mL、10.66 μg/mL、9.54μg/mL、10.28 μg/mL、9.59 μg/mL 的混合对照品溶液储备液。分别精密量取适量的混合对照品储备液,用 75% 甲醇定容,配制成一系列浓度的混合对照品溶液。

(三)内标溶液的制备

精密称取葛根素对照品适量,加 75% 甲醇制成 80.55 μg/mL 的内标溶液。

(四)供试品的制备

取忍冬叶样品粉末(过 4 号筛)0.1 g,精密称定,置 100 mL 具塞锥形瓶中,称定重量,加 75% 甲醇 100 mL,超声处理 30 min, 冷却至室温,用 75% 甲醇补足减失的重量,摇匀,静置,用 0.22 μm 滤膜滤过,作为供试品溶液。

(五)线性和范围

取适量(二)下的混合对照品溶液,测定前按 5∶1(500 μL∶100 μL)加入内标。在(一)的条件下测定峰面积,以分析物峰面积与内标物峰面积的比值(Y)与分析物质量浓度(X)作线性回归,绘制标准曲线,10 个检测成分的回归方程、相关系数、线性范围及质谱信息如表 8 - 1 所示。

表 8 - 1 10 个检测成分的回归方程、相关系数、线性范围及质谱信息

化合物	回归方程	R	线性范围 /(mg·L^{-1})	LOQ /(μg·L^{-1})	LOD /(μg·L^{-1})	结构式	分子离子峰	理论相对分子质量	测定分子质量	误差 (×10^6)
新绿原酸	$Y = 23.34 \times 10^{-2} X - 46.01 \times 10^{-4}$	0.999 1	0.313 ~ 10.07	11.20	3.40	$C_{16}H_{18}O_9$	$[M-H]^-$	353.087 80	353.088 64	2.379
绿原酸	$Y = 24.05 \times 10^{-2} X - 64.33 \times 10^{-4}$	0.997 7	0.275 ~ 8.82	5.60	1.70	$C_{16}H_{18}O_9$	$[M-H]^-$	353.087 80	353.087 16	-1.813
断马钱子酸	$Y = 39.52 \times 10^{-2} X + 33.20 \times 10^{-4}$	0.998 3	0.288 ~ 9.23	9.00	2.72	$C_{16}H_{22}O_{10}$	$[M-H]^-$	373.114 02	373.115 74	4.609
断氧化马钱苷	$Y = 41.07 \times 10^{-2} X + 80.49 \times 10^{-4}$	0.993 2	0.364 ~ 11.64	7.50	2.28	$C_{17}H_{24}O_{11}$	$[M-H]^-$	403.124 58	403.123 66	-2.282
木犀草苷	$Y = 41.64 \times 10^{-2} X - 10.01 \times 10^{-3}$	0.993 6	0.416 ~ 13.31	10.50	3.18	$C_{21}H_{20}O_{11}$	$[M-H]^-$	447.093 28	447.092 07	-2.706
忍冬苷	$Y = 63.90 \times 10^{-2} X - 16.56 \times 10^{-3}$	0.997 4	0.25 ~ 8.05	9.25	2.80	$C_{27}H_{30}O_{15}$	$[M-H]^-$	593.151 19	593.149 66	-2.579
异绿原酸 A	$Y = 39.71 \times 10^{-2} X - 3.82 \times 10^{-3}$	0.996 9	0.331 ~ 10.66	12.5	3.79	$C_{25}H_{24}O_{12}$	$[M-H]^-$	515.119 49	515.117 92	-3.047
异绿原酸 C	$Y = 38.21 \times 10^{-2} X - 3.66 \times 10^{-3}$	0.995 5	0.297 ~ 9.54	15.60	4.73	$C_{25}H_{24}O_{12}$	$[M-H]^-$	515.119 49	515.118 04	-2.815
芦丁	$Y = 44.04 \times 10^{-2} X - 35.46 \times 10^{-4}$	0.995 6	0.319 ~ 10.28	18.20	5.52	$C_{27}H_{30}O_{16}$	$[M-H]^-$	609.146 10	609.144 65	-2.380
木犀草素	$Y = 1.18X - 13.1 \times 10^{-3}$	0.995 1	0.293 ~ 9.59	21.60	6.55	C15H10O6	$[M-H]^-$	285.040 46	285.040 99	1.860

（六）精密度试验

取同一份混合对照品溶液,精密吸取 500 μL,加入 100 μL 内标溶液,混匀,按照（一）下的条件连续平行进样 6 次,测定新绿原酸、断马钱子酸、绿原酸、断氧化马钱苷、芦丁、忍冬苷、木犀草苷、异绿原酸 A,异绿原酸 C,木犀草素的峰面积。结果显示,上述 10 个检测成分的峰面积 RSD 值分别为 1.65%、1.98%、0.99%、2.54%、1.33%、1.36%、1.87%、2.13%、1.15%、2.30%,表明仪器精密度良好。

（七）重复性试验

取同一批忍冬叶样品（编号 Y1）0.1 g,共 6 份,精密称定,按（四）下方法制备供试品溶液,精密吸取 500 μL,加入 100 μL 内标溶液,混匀,测定峰面积,分别计算新绿原酸、断马钱子酸、绿原酸、断氧化马钱苷、芦丁、忍冬苷、木犀草苷、异绿原酸 A、异绿原酸 C、木犀草素的含量,其质量比值分别为 1.66 mg/g、5.87 mg/g、23.98 mg/g、8.65 mg/g、1.14 mg/g、9.99 mg/g、4.86 mg/g、13.24 mg/g、1.77 mg/g、0.44 mg/g,RSD 分别为 1.57%、1.78%、0.85%、2.36%、1.38%、1.26%、1.97%、2.15%、1.55%、2.10%。

（八）稳定性试验

精密吸取同一份供试品溶液 500 μL,加入 100 μL 内标溶液,混匀,室温放置,分别在制备后 0 h、2 h、6 h、12 h、24 h 按（一）下条件进样,计算各检测成分峰面积的 RSD。新绿原酸、断马钱子酸、绿原酸、断氧化马钱苷、芦丁、忍冬苷、木犀草苷、异绿原酸 A,异绿原酸 C,木犀草素峰面积的 RSD 分别为 1.95%、2.18%、1.34%、2.04%、1.53%、1.66%、2.07%、2.19%、2.15%、2.60%,表明忍冬叶样品溶液在 24 h 基本稳定。

（九）回收率试验

取已知含量的忍冬叶样品（编号 Y1）0.1 g,共 6 份,精密称定,置 100 mL 具塞锥形瓶中,分别加入混合对照品溶液,按（四）下条件制备供试品溶液,按（一）下色谱条件和质谱条件进行测定,计算各检测成分的回收率。结果显示,新绿原酸、断马钱子酸、绿原酸、断氧化马钱苷、芦丁、忍冬苷、木犀草苷、异绿原酸 A,异绿原酸 C,木犀草素的平均加样回收率分别是 96.1%、95.7%、98.2%、94.7%、100.1%、97.6%、96.7%、98.8%、94.3%、101.5%,RSD 分别是 2.91%、2.52%、3.34%、2.14%、1.93%、1.86%、2.37%、2.09%、1.95%、2.19%。

（十）样品测定

精密称取 10 个批次的忍冬叶样品粉末,按（四）下条件制备供试品溶液,每批次的样品平行制备 3 份,精密吸取供试品溶液 500 μL,加入 100 μL 内标溶液,混匀,按（一）下色谱条件和质谱条件进行测定,根据标准曲线计算 10 个检测成分的含量,结果如表 8-2 所示。

表 8-2 10 个检测成分的定量测定($n=3$)

成分	Y1	Y2	Y3	Y4	Y5	Y6	Y7	Y8	Y9	Y10
新绿原酸	1.50	2.16	2.61	2.10	2.71	1.50	3.92	1.35	1.65	1.96
断马钱子酸	5.81	16.66	8.68	6.59	8.10	5.49	12.48	12.49	16.35	4.01
绿原酸	23.98	26.93	23.73	22.62	21.73	10.91	20.49	13.60	15.64	21.17
断氧化马钱苷	8.55	9.91	22.73	18.47	22.46	14.33	16.37	13.77	5.43	3.52
芦丁	1.08	0.83	0.62	1.07	0.66	0.68	0.02	0.72	0.07	0.54
忍冬苷	9.87	7.60	6.99	8.19	5.90	7.27	8.97	2.48	10.57	5.45
木犀草苷	4.97	4.36	3.10	4.02	2.23	2.85	2.71	6.57	4.65	13.06
异绿原酸 A	13.15	14.73	20.21	24.16	13.43	9.70	9.96	4.63	2.80	29.89
异绿原酸 C	1.79	5.62	2.98	2.78	2.65	7.00	4.19	3.29	2.34	4.33
木犀草素	0.40	0.41	0.26	0.57	0.39	0.25	0.29	0.18	0.36	0.61

三、讨论

为综合开发利用忍冬叶,本研究选择忍冬叶中 5 个酚酸(新绿原酸、绿原酸、断马钱子酸、异绿原酸 A 和异绿原酸 C)、4 个黄酮(芦丁、忍冬苷、木犀草苷和木犀草素)、1 个环烯迷帖苷(断氧化马钱苷)共 3 类 10 个活性成分进行含量测定,建立了忍冬叶 UPLC - QE - Orbitrap - MS 定量分析方法,采用所建立的方法对不同产地 10 个批次忍冬叶样品进行了含量测定。由结果可知,忍冬叶中新绿原酸 1.35 ~ 3.92 mg/g、断马钱子酸 4.00 ~ 16.66 mg/g、绿原酸 10.91 ~ 26.93 mg/g、断氧化马钱 苷 3.52 ~ 22.73 mg/g、芦丁 0.019 ~ 1.082 mg/g、忍冬苷 2.48 ~ 10.57 mg/g、木犀草苷 2.71 ~ 13.06 mg/g、异绿原酸 A2.80 ~ 29.89 mg/g、异绿原酸 C1.78 ~ 6.99 mg/g、木犀草素 0.18 ~ 0.61 mg/g。酚酸中绿原酸和异绿原酸 A 的含量较高,断马钱子酸、新绿原酸和异绿原酸 C 的含量较低。黄酮类中忍冬苷和木犀草苷含量较高,芦丁和木犀草素含量较低。测定的 10 个成分在 10 个批次的忍冬叶样品中的含量相差数倍至数几十倍,说明不同产地忍冬叶的质量差异显著,故对忍冬叶中的多种成分进行同步测定可以全面反映忍冬叶的内在质量。

本实验先后考察了甲醇 - 水、甲醇 - 0.15% 甲酸水、乙腈 - 水、乙腈 - 0.1% 甲酸水、乙腈 - 0.1% 醋酸水等 5 种流动相体系,结果表明,乙腈 - 0.1% 甲酸水为流动相时,色谱峰峰型和分离效果较好,10 个成分在 22 min 内洗脱,且得到良好的分离。以 10 个成分的提取率为指标,对提取溶剂(甲醇、50% 甲醇、75% 甲醇)进行了考察。结果表明,用 75% 甲醇超声提取 30 min,各待测成分的色谱峰响应值较大。

UPLC - QE - Orbitrap - MS 技术结合了液相色谱仪分离能力与质谱仪很强的组分鉴定能力,是一种分离分析复杂有机混合物的有效手段。目前, 有文献采用 HPLC 方法检测出忍冬叶含有少量的槲皮素。如朱金花等采用 HPLC 分析方法同时检测忍冬叶中新绿原酸、绿原酸、咖啡酸、芦丁、木犀草苷、金丝桃苷、异绿原酸 C、木犀草素和槲皮素 9 种有机酸和黄酮类活性成分,未检测出槲皮素。在本实验条件下,对 6 批忍冬叶样品进行槲皮素的分析,也未检出,进一步验证了忍冬叶中不含槲皮素的结论。

本实验建立了 UPLC – MS/MS 法同时测定 5 个酚酸(新绿原酸、绿原酸、断马钱子酸、异绿原酸 A 和异绿原酸 C)、4 个黄酮(芦丁、忍冬苷、木犀草苷和木犀草素)、1 个环烯迷帖苷(断氧化马钱苷)共 3 类 10 个活性成分的含量,分析时间短、分离效果好、干扰少,可在 22 分钟内将 10 个成分完全分离,为忍冬叶多指标质量控制提供了方法参考。

参 考 文 献

[1] 林国通. 中药学[M]. 长沙: 湖南科学技术出版社,1985.

[2] 肖培根. 新编中药志[M]. 北京: 化学工业出版社,2002.

[3] 中国科学院中国植物志编辑委员会. 中国植物志[M]. 北京: 科学出版社,2005.

[4] 黄丽瑛,吕植桢,李继彪,等. 中药金银花化学成分的研究[J]. 中草药,1996,27(11): 645 - 646.

[5] 高玉敏,王名洲,王建平,等. 金银花化学成分研究[J]. 中草药,1995,26(11): 568 - 569.

[6] 刘佳川,于丽丽. 金银花的化学成分研究[J]. 渤海大学学报(自然科学版),2006,27 (2):109 - 110.

[7] CHOI C W,JUNG H A,KAN S S,et al. Antioxidant constituents and a new triterpenoid glycoside from *Flos Lonicerae* [J]. Arch Pharm Res,2007,30(1):1 - 7.

[8] KUMAR N,SINGH B,BHANDARI P,et al. Biflavonoids from *Lonicera japonica* [J]. Phytochemistry,2005,66:2740 - 2744.

[9] 邢俊波,李会军,李萍,等. 忍冬花蕾化学成分研究[J]. 中国新药杂志,2002,11(11): 856 - 859.

[10] HIDEAKI K,MASANORI K,KAORU U,et al. Studies on the saponins of *Lonicera japonica* Thunb. [J]. Chem. Pharm. Bull. ,1988,36(12):4769 - 4775.

[11] LAMBERTO T M,FRANCESCA C,MAURO S,et al. Isolation of secoiridoid artifacts from *Lonicera japonica* [J]. J. Nat. Prod. ,1995,58(11):1756 - 1758.

[12] RIE K,MIO I,YASUNORI Y,et al. Secoiridoid glycosides from the flower buds of *Lonicera japonica* [J]. Phytochemistry,2000,55:879 - 881.

[13] KOICHI M,HIROMI S,TAKEYOSHI I,et al. Studies on the constituents of *Lonicera* species. ⅩⅦ. New iridoid glycosides of the stems and leaves of *Lonicera japonica* Thunb. [J]. Chem. Pharm. Bull. ,2002,50(8):1041.

[14] KWAK WJ,HAN CK,CHANG HW,et al. Loniceroside C,an anti-inflammatory saponin from *Lonicera japonica* [J]. Chem. Pharm. Bull. ,2003,51(3):333 - 335.

[15] 娄红祥,郎伟君,吕木坚. 金银花中水溶性化合物的分离与结构确定[J]. 中草药, 1996,27(4):195 - 199.

[16] 陈昌祥,王薇薇,倪伟,等. 金银花花蕾中的新三萜皂苷[J]. 云南植物研究,2000,22 (2):201 - 208.

[17] LEE S J. Anti-inflammatory activity of the major constituents of *Lonicera japonica* [J]. Arch Pharm Res,1995,18(2):133 - 136.

[18] 贺清辉,田艳艳,李会军,等. 红腺忍冬藤茎中环烯醚萜苷类化合物的研究[J]. 中国

药学杂志,2006,41(9):656 – 658.

[19] 柴兴云,王林,宋越,等. 山银花中黄酮成分的研究[J]. 中国药科大学学报,2004,35(4):299 – 302.

[20] 柴兴云,李萍,窦静,等. 山银花中皂苷成分研究[J]. 中国天然药物,2004,2(2):83 – 86.

[21] 柴兴云,李萍,唐力英. 山银花化学成分研究[J]. 中国中药杂志,2004,29(9):865 – 867.

[22] 柴兴云. 山银花中酚酸类成分研究[J]. 中国天然药物,2004,2(6):339 – 340.

[23] 柴兴云. 山银花化学成分研究[J]. 中国中药杂志,2004,29(9):865 – 867.

[24] MASAO K,NORIKO M. Flavone glycosides from *Lonicera gracilipes var. glandulosa* [J]. J. Nat. Prod. ,1996,59:314 – 315.

[25] TING X,YASUHIRO T,LI J W,et al. Saponins from *Lonicera bournei* [J]. Phytochemisty,2000,54:795 – 799.

[26] 相婷,吴立军,郑璐,等. 西南忍冬花蕾中的两个新三萜皂苷[J]. 中国药物化学杂志,2000,10(3):215.

[27] 茅青,贾宪生. 黄褐毛忍冬化学成分的研究[J]. 药学学报,1989,24(4):269 – 274.

[28] 茅青,曹东,贾宪生. 灰毡毛忍冬化学成分的研究[J]. 药学学报,1993,28(4):273 – 281.

[29] 李永梅,王天志,王志霄. 细毡毛忍冬花蕾化学成分研究[J]. 中国中药杂志,2001,26(1):45 – 47.

[30] YAHARA S,KOBAYASHI N,NOHARA T. Studies on the triterpenoid glycosides in *Lonicerae Caulis* et Folium [J]. Shoyakugaku Zasshi,1990,44(4):339 – 341.

[31] IHSAN C,MOHAMED F L,OTTO S. Loganin,loganic acid and periclymenoside,a new biosidic ester iridoid glucoside from *Lonicera periclymenum* L. (*caprifoliaceae*)[J]. Helv. Chim. Acta,1984,67(1):160 – 165.

[32] KOICHI M,UNKKO A,MASAO K. Caeruleosides A and B,bis – iridoid glucosides from *Lonicera caerulea* [J]. Phytochemistry,1995,39(1):111 – 114.

[33] MASAO K,NORIKO K,YASUNORI Y. Studies on the constituents of *Lonicera* species. Ⅷ. 1)new fernane type triterpenoids from the leaves of *Lonicera gracilipes var. glandulosa* MAXIM [J]. Chem. Pharm. Bull. ,1999,47(5)663 – 666.

[34] MASAO K,NORIKO M. Flavone glycosides from *Lonicera gracilipes var. glandulosa* [J]. J. Nat. Prod. ,1996,59(3):314 – 315.

[35] KUNAR S,SATI O P,SEMWAL V D,et al. Iridoid glycosides from *Lonicera quinquelocularis*[J]. Photochemistry,2000,53(4):499 – 501.

[36] MASAKI K,HIDEO K,DAISUKE U. Isolation and structure of korolkoside,a bis – iridoid glucoside from *Lonicera korolkovii*[J]. J. Nat. Prod. ,2001,64:1090 – 1092.

[37] BRUNO D,KURT H. Saponins with molluscicidal properties from *Lonicera nigra*. L[J]. Helv. Chim. Acta,1983,66(2):422 – 428.

[38] GUIDO F,ALESSANDRA B,PIER L C,et al. Three new flavonoids and other constituents from *Lonicera implex* [J]. J. Nat. Prod. ,1997,60(5):449 – 452.

[39] CALIS I, STICHER O. Secoiridoid glucosides from *Lonicera peridymenum* [J]. Phytochemistry,1984,23(11):2539 – 2540.

[40] RATAN K C H,OTTO S. Structures of two monoterpene alkaloid glucosides from *Lonicera xyloteum* L. [J]. Tetrahedron letters,1981,22(6):559 – 561.

[41] RATAN K C H,OTTO S. Xylostosidine:the first of a new class of monoterpene alkaloid glycosides from *Lonicera xyloteum* L. [J]. Helv. Chim. Acta,1980,63(4):1045 – 1047.

[42] WIE J K,CHANG K H,HYEUN W C H,et al. Loniceroside C,an anti-inflammatory saponin from *Lonicera japonica*[J]. Chem. Pharm. Bull. ,2003,51(3):333 – 335.

[43] KUN H S,KEUN Y J,HYEUN W C,et al. Triterpenoid saponins from the aerial parts of *Lonicera japonica*[J]. Phytochemistry,1994,35(4):1005 – 1007.

[44] DEVI P,VIJAY J,RAJDEV S,et al. A new secoiridoid glycoside from *Lonicera angustifolia*[J]. Fitoterpia,2000,71(4):420 – 424.

[45] NORIO A,HIDEO S,SHIN – ICHIRO S,et al. Kinginoside,a new acyl group carrying iridoid bioside from *Lonicera morrowii*[J]. Chem. Pharm. Bull. ,1993,41(10):1882.

[46] 马双成,刘燕,毕培曦,等.金银花药材中抗呼吸道病毒感染的环烯醚萜苷类成分的定量研究[J].药物分析杂志,2006,26(8):1039 – 1042.

[47] 马春辉.柳叶忍冬的化学成分研究[J].应用与环境生物学报,2006,12(4):487 – 495.

[48] 钱正明.红花忍冬的三萜类成分研究[J].林产化学与工业, 2006,26(4):23 – 26.

[49] 钱正明.红花忍冬的黄酮类成分研究[J].林产化学与工业, 2006,26(3):6 – 8.

[50] 陈雨,冯煦,贾晓东.灰毡毛忍冬花蕾的化学成分研究[J].中草药,2008.39(6)823 – 825.

[51] 许小方,李会军,李萍.灰毡毛忍冬花蕾中的化学成分[J].中国天然药物,2006,4(1):45 – 48.

[52] 汤丹,李会军,钱正明,等.黄褐毛忍冬花蕾咖啡酰奎宁酸类成分研究[J].中国药学杂志,2007,42(20):1357 – 1359.

[53] PENG L Y,MEI S X,JIANG B,et al. Constituents from *Lonicera japonica* [J]. Fitoterapia,2000,71(6):713 – 715.

[54] 陈敏,吴威巍.灰毡毛忍冬化学成分研究[J].药学学报,1994,29(8):617 – 620.

[55] 陈晨华.4 种中草药抗病毒研究[J].山东中医学院学报,1993,17(4): 46 – 48.

[56] 武雪芬,白雁.金银花叶药用成分的提取及抑菌试验研究[J].中成药,2001,23(6):448 – 450.

[57] KANG O H,CHOI Y A,PARK H J,et al. Inhibition of trypsin-induced mast cellactivation by water fraction of *Lonicera japonica*[J]. Arch Pharm Res,2004,27(11):1141 – 1146.

[58] JIN X H,OHGAMI K,SATORI K,et,al. Effects of blue honeysuckle (*Lonicera caerulea* L.)extract on lipopolysaccharide-induced inflammation in vitro and in vivo[J]. Exp Eye Res,2006,82(5):860 – 862.

[59] TAE J,HAN S W,YOO J Y,et al. Anti-inflammatory effect of *Lonicera japonica* in proteinase-activated receptor 2-mediated paw edema[J]. Clinica chimica acta,2003,330

(1):165 – 171.

[60] 刘华,张丽宏,王红平.川产金银花主流品种细毡毛忍冬解热抗炎作用与急性毒性作用初探[J].海峡药学,2008,20(9):28 – 31.

[61] 王林青,崔保安,张红英,等.中药金银花提取物抗炎作用研究[J].中国畜牧兽医,2008,35(8):28 – 31.

[62] 常秀春,冯磊,王巧萍,等.金银花抗 VSV 诱导的细胞凋亡及机制研究[C].第十次浙江省中西医结合肝病学术会议论文汇编,2008.

[63] 潘塑塑,王雪峰,闫丽娟,等.金银花提取物体外抗甲型流感病毒 FM1 株的研究[J].中国中医药信息杂,2007,14(6):37 – 38.

[64] 李永梅,李莉,柏川,等.金银花的抗腺病毒作用研究[J].华西药学杂志,2001,16(5):372 – 329.

[65] 胡成穆,姜辉,刘洪峰,等.金银花总黄酮对免疫性肝损伤小鼠的影响[J].安徽医药,2008,12(4):592 – 594.

[66] XING T,XIONG Q B,KETUT ADNYANA I,et al. Studies on the hepatocyte protective activity and the structure-activity relationships of quinic acid and caffeic acid derivatives from the flower buds of *Lonicera bournei* [J]. Planta Med,2001,67(4):322 – 325.

[67] 孟明利,宫璀璀,郑玉霞,等.金银花抗氧化作用的分子学机理研究[J].实用医药杂志,2008,25(9):1104 – 1106.

[68] 张小光.金银花水溶性化学成分研究[D].咸阳:陕西中医学院,2007.

[69] 崔晓燕.金银花提取物含药血清对正常及 LPS 刺激的大鼠腹腔巨噬细胞释放 NO 的影响[J].河北医科大学学报,2008,29(6):861 – 864.

[70] 侯会娜,曾耀英,黄秀艳,等.金银花提取物对小鼠淋巴细胞体外活化与增殖的影响[J].免疫学杂志,2008,24(2):178 – 180.

[71] 许凤鸣.半枝莲化学的研究[J].中国现代应用药学,1997,14(6):8 – 9.

[72] 肖海涛,李铣.半枝莲的化学成分[J].沈阳药科大学学报,2006,23(10):637 – 639.

[73] 任玉琳,杨峻山.西藏雪莲花化学成分的研究 Ⅱ[J].中国药学杂志,2001,36(9):590 – 593.

[74] 于德全.分析化学手册:第七分册[M].北京:化学工业出版社,1999.

[75] 凌云,何板作,鲍燕燕,等.浮萍的化学成分研究[J].中草药,1999,(2):88 – 90.

[76] SONG K H,PARK J O. Flavonoids from aerial parts of *Lonicera japonica* [J]. Archives of Pharmacal Research,1992,15(4):365 – 370.

[77] MARKHAM K R. Carbon – 13 NMR spectroscopy of flavonoid in the flavonoids:advancein research[M]. London:Chapman and Hall,1982.

[78] 刘金旗,沈其权,刘劲松,等,贡菊化学成分的研究[J].中国中药杂志,2001,26(8),547 – 548.

[79] PARIS R,TZAKOU O,COULADI M,et al. Polyphenolic constituents of aerial parts of galium heldreiehii[J].Plantes Medicinals et Phytotherapie,1988,22(3):203 – 208.

[80] BORISOV M I. Flavonoids of galium mollugo[J]. Rastitel'nye Resursy,1974,10(1):

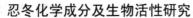

66 - 71.

[81] 中国科学院上海药物所植物化学研究室.黄酮体化合物鉴定手册[M].北京:科学出版社,1981.

[82] 宋志宏,赵玉英.黄花铁线莲的化学成分研究[J].中国中药杂志,1995,20(10):613 - 615.